◎全国高等学校教材

供基础、临床、眼视光、预防、口腔医学类专业使用

临床免疫学

孙艳丽　丁晓艳　成海恩　主编

山东大学出版社
SHANDONG UNIVERSITY PRESS
·济南·

图书在版编目(CIP)数据

临床免疫学 / 孙艳丽,丁晓艳,成海恩主编.

济南:山东大学出版社,2024.7. -- ISBN 978-7-5607-8366-6

Ⅰ. R392

中国国家版本馆 CIP 数据核字第 2024T4V446 号

策划编辑　徐　翔
责任编辑　毕玉璇
封面设计　王秋忆

临床免疫学

LINCHUANG MIANYIXUE

出版发行	山东大学出版社
社　　址	山东省济南市山大南路 20 号
邮政编码	250100
发行热线	(0531)88363008
经　　销	新华书店
印　　刷	山东新华印务有限公司
规　　格	787 毫米×1092 毫米　1/16 16.5 印张　372 千字
版　　次	2024 年 7 月第 1 版
印　　次	2024 年 7 月第 1 次印刷
定　　价	76.00 元

《临床免疫学》
编委会

主　编　孙艳丽　丁晓艳　成海恩

副主编　孙艳花　刘志军　王　颖　姜广东

编　委　(以姓氏笔画为序)

　　　　丁晓艳（山东第二医科大学）

　　　　王　颖（山东第二医科大学）

　　　　王洪省（山东第二医科大学附属医院）

　　　　王海花（山东第二医科大学）

　　　　成海恩（山东第二医科大学）

　　　　刘永萍（山东第二医科大学）

　　　　刘志军（山东第二医科大学）

　　　　孙艳花（潍坊市人民医院）

　　　　孙艳丽（山东第二医科大学）

　　　　李昊颖（浙江中医药大学附属杭州市中医院）

　　　　杨桂茂（山东第二医科大学附属医院）

　　　　姜广东（山东第二医科大学）

　　　　葛安山（北京众驰伟业科技发展有限公司）

　　　　董　苹（济南金域医学检验中心有限公司）

　　　　惠丽霞（山东第二医科大学）

制　图　李昊颖

秘　书　孙艳花

前言 PREFACE

临床免疫学是将基础免疫学、临床医学与免疫学检测技术相结合的一门交叉学科。伴随着免疫学的迅猛发展，免疫学在临床多种疾病发病机制、诊断及治疗中的研究获得突破性进展，越来越多的以往病因不明的疾病被发现属于免疫疾病，且免疫疗法在临床中取得显著成效。立足新医科提出的培养高素质创新型、应用型医学人才的要求，以及临床免疫学在临床诊疗中的重要性以及该学科自身飞速发展的现状，我们有必要为临床医学、预防医学、口腔医学、眼视光医学、医学影像学等专业本科生，免疫学研究人员和临床医务工作者编写一本内容与临床结合紧密的，系统、完整、详实、应用性强的教材。

本教材共包括十一个章节，其中，根据疾病发病的免疫学机制，将临床免疫学拆分出八个章节，包括超敏反应、感染免疫、免疫缺陷病、免疫增殖性疾病、自身免疫病、肿瘤免疫、移植免疫以及生殖免疫，侧重阐明每种免疫性疾病的病因、免疫学发病机制、免疫诊断思路与指标及其临床意义、免疫预防与免疫治疗原则及措施；同时，本教材中还涵盖免疫学检测技术以及免疫预防与治疗两个章节，侧重介绍临床诊断常用的免疫学技术以及常用的免疫预防与治疗策略。与其他教材相比，本教材具有以下四个突出的特点：①体现"三基"（基础知识、基本理论、基础技能）与"五性"（思想性、科学性、先进性、启发性、适用性），对于晦涩难懂的基本原理和基本理论，结合临床案例，用深入浅出的语言阐述，便于本科生理解与接受；②免疫学理论具有很强的系统性和实用性，考虑到学习者主要是临床医学相关专业本科生，临床实践知识与技能匮乏，本书内容与临床诊疗紧密结合，更有助于提升学生的临床实际应用能力；③鉴于临床免疫学发展迅速，本教材并不局限于现有教材的基础理论与基本技能，而是侧重融入本学科的最新诊疗指南与研究进展，强化学生临床实践与临床思维能力的培养，从而提升学生的学习兴趣及科研探究能力；④本教材还特别注重培养临床相关专业学生的"三个转化"能力；通过每个章节的真实临床案例及思考题，培养学生把基本理论转化为临床实践、基本知识转化为临床思维、基本技能转化为临床技能的能力。此外,本教材还依托"智慧树"平台建立了丰富的线上学习资源,供教师与学生教学或学习使用。

本教材是国内长期从事免疫学研究和临床医学工作的资深专家集体智慧的结晶。在肩负繁重的科研、教学和医疗工作的同时,他们查阅了大量的文献,收集了大量临床资料,汇聚了国内外最新的诊疗理念与研究成果,并融入了自己的教学心得与诊疗经验,为本教材的顺利出版付出了艰辛的劳动。赵玉莹、王靖菲、张雪娣三位研究生在绘制插图、校对、编辑中也做了大量认真细致的工作。此外,本教材的顺利付梓亦是出版社各位老师辛勤工作的成果。在此,我们谨向为本书作出过贡献的所有同仁表示最诚挚的感谢!

衷心感谢 2023 年山东省本科教学改革研究项目(M2023343)、中华医学会医学教育分会和全国医学教育发展中心 2023 年医学教育研究立项课题(2023A35)、2023 年山东省教育科学研究课题(2023JXQ005、2023JXY017)、山东第二医科大学教育教学改革与研究课题(2023YBA004、2023YBD015、2023YBD016)等对本书出版给予大力资助。真诚希望各位前辈及同行对本书予以批评指正或提出宝贵的意见,以便在修订时进一步完善与提高。

孙艳丽

2024 年 5 月

目录 CONTENTS

绪 论

1.识记:免疫学、临床免疫学的概念,免疫系统的组成,免疫细胞的分类,免疫应答的种类,免疫相关疾病的种类及免疫学技术的类型。

2.理解:免疫应答过程、免疫系统的功能。

3.应用:免疫学基础知识与技术,分析免疫相关疾病的机制,建立初步诊疗思路。

免疫学(immunology)是研究免疫系统的结构与功能,并通过研究其在免疫应答过程中所产生的免疫保护与免疫损伤机制,探讨有效的免疫措施,实现防病、治病目的的一门现代医学学科,根据内容可拆分成基础免疫学、免疫学技术与临床免疫学三个部分。应用免疫学基础理论与技术研究疾病的发生机制、诊断、治疗和预防,不但加快了免疫学基础理论与技术研究的临床转化,也促进了免疫学基础理论研究的深入、免疫学技术的发展以及临床免疫学疾病诊疗水平的提高。其中,免疫学基础理论是免疫学技术建立的基础,同时也是解决临床免疫学问题的基石,免疫学技术是基础免疫学与临床免疫学发展的技术保障,临床免疫学是基础免疫学与免疫学技术研究与发展的最终目的。学好免疫学的基本理论,掌握免疫学技术的原理,是精通临床免疫学的重要前提和保障。

第一节　基础免疫学简介

免疫系统(immune system)是指机体发挥免疫功能的物质基础,由免疫器官、免疫细胞和免疫分子构成。它在机体内负责执行免疫防御(immunological defence)、免疫自稳(immunological homeostasis)和免疫监视(immunological surveillance)三大功能,这对维持机体内环境正常的生理功能及动态平衡具有重要意义。

一、免疫器官

免疫器官按功能不同,分为中枢免疫器官和外周免疫器官。中枢免疫器官包括骨髓(bone marrow)与胸腺(thymus),是免疫细胞产生、分化和成熟的场所,并对外周免疫器官的发育和免疫功能的强弱起调节作用。骨髓中的多能造血干细胞(hemopoietic stem cell,HSC)可分化为红细胞、血小板、T 淋巴细胞(T 细胞)、B 淋巴细胞(B 细胞)、自然杀伤淋巴细胞(natural killer cell,NK 细胞)、巨噬细胞、中性粒细胞、树突状细胞等血细胞。

外周免疫器官由淋巴结、脾脏及黏膜相关淋巴组织(包括扁桃体、小肠派尔集合淋巴结和阑尾)等组成,是淋巴细胞的定居地,也是免疫应答的场所;同时,在淋巴细胞再循环和归巢中,也是再循环的起点、中途站和归巢的终点。单核细胞和淋巴细胞经血液循环及淋巴循环,进出于外周淋巴组织及淋巴器官,形成机体免疫系统的免疫网络。

二、免疫细胞

执行免疫应答效应或调控免疫应答的细胞统称为免疫细胞,按其在体内的作用不同可分为两大类,即淋巴细胞(lymphocyte)和免疫辅助细胞。前者是免疫系统的主要细胞,包括 T 细胞、B 细胞和 NK 细胞;后者包括单核吞噬细胞、树突状细胞和其他免疫应答相关细胞(如中性粒细胞、嗜酸性粒细胞、嗜碱性粒细胞和肥大细胞等)。

三、免疫分子

免疫分子是由一些免疫活性细胞或相关细胞合成的蛋白质及小分子多肽物质,主要包括免疫球蛋白、补体、细胞因子、细胞黏附分子和人类白细胞分化抗原等,参与机体的免疫应答或免疫调节。

(一)免疫球蛋白

免疫球蛋白(immunoglobulin,Ig)是 B 细胞经抗原刺激后增殖分化为浆细胞所产生的一种蛋白质,主要存在于血液中,约占血浆蛋白总量的 20%。根据重链抗原特异性不同,可将 Ig 分为五类,即 IgM、IgG、IgA、IgE 和 IgD。IgG 能与相应抗原特异性结合,执行体液免疫功能。Ig 可分为分泌型(secreted Ig,sIg)和膜型(membrance Ig,mIg)两类:sIg 主要存在于体液中,具有抗体的各种功能;mIg 是 B 细胞膜上的抗原受体。

(二)补体系统

补体(complement)是存在于人和脊椎动物血清与组织液中的一组经活化后有酶活性的蛋白质,包括 30 余种可溶性蛋白和膜结合蛋白,故统称为补体系统。补体系统广泛参与抗体的抗微生物防御反应及免疫调节,也可与抗原抗体复合物结合,介导免疫病理性损伤,是免疫反应过程中重要的效应及效应放大系统。体内多种组织细胞均能合成补体蛋白,主要由肝细胞和巨噬细胞合成。

(三)细胞因子

细胞因子(cytokine)是由细胞分泌的具有生物活性的多为低分子量蛋白或糖蛋白物

质的总称。多种免疫细胞间的相互作用是通过细胞因子介导的,细胞因子发挥其效应须与其相应的受体结合,并以非特异性方式发挥作用,即细胞因子可以通过自分泌、旁分泌、内分泌等方式发挥作用。天然的细胞因子由抗原、丝裂原或其他刺激物激活后的细胞分泌。一种细胞或不同类型的细胞可产生一种或多种细胞因子。细胞因子的生物学活性常表现为多效性、重叠性、拮抗效应和协同效应。细胞因子在介导天然免疫、调节特异性免疫、诱导细胞凋亡和刺激造血等方面起重要作用。

(四)黏附分子

细胞黏附分子(cell adhesion molecules,CAM)是介导细胞间或细胞与细胞外基质(extra-cellular matrix,ECM)间相互结合和黏附作用的小分子多肽或糖蛋白的总称。黏附分子以受体-配体的结合形式发挥作用,与细胞的识别、活化与信号转导、增殖与分化、伸展与运动密切相关,是机体免疫应答、炎症发生、凝血、创伤愈合和肿瘤转移等一系列重要的病理生理过程的分子基础。细胞黏附分子的配体有膜分子、细胞外基质、血清和体液中的可溶性因子和补体 C3 片段。细胞黏附分子广泛参与机体的免疫应答调节、炎症发生、自身免疫性疾病的免疫炎性损伤和引导淋巴细胞归巢等一系列生理病理过程,检测其在血清及组织液中的浓度水平,对临床了解机体免疫状况、免疫病理研究和免疫治疗具有重要的指导意义。

四、免疫与免疫应答

免疫(immunity)是机体识别和排斥抗原性异物的一种生理功能。免疫应答(immune response)是指机体免疫系统接受抗原刺激发生一系列反应,专以排出或分解该抗原为目的的过程。免疫应答分为先天性免疫(固有免疫或非特异性免疫)与获得性免疫(适应性免疫或特异性免疫),其中获得性免疫又包括体液免疫与细胞免疫。

免疫应答是一个复杂的连续过程,分为识别阶段(recognition phase)、活化阶段(activation phase)和效应阶段(effect phase)。识别阶段是巨噬细胞等抗原提呈细胞对外来抗原或自身变性抗原进行识别、摄取、降解和提呈抗原信息给 T 辅助细胞(T helper cell,Th)及相关淋巴细胞的阶段。活化阶段是 T 淋巴细胞、B 淋巴细胞在接受抗原信号后,在一系列免疫分子的参与下,发生活化、增殖、分化的阶段。B 细胞接受抗原刺激后,活化、增殖、分化为浆细胞(plasma cell);T 细胞在接受抗原刺激和协同刺激双信号后,活化、增殖、分化为效应细胞。效应阶段包括浆细胞分泌特异性抗体(antibody,Ab),执行体液免疫功能;T 细胞中的 Th 细胞分泌细胞因子等效应分子,细胞毒性 T 细胞(cytotoxic T cell)执行细胞毒效应功能;另有少量 T 细胞和 B 细胞在增殖、分化后不直接执行效应功能,而作为记忆细胞(memory cell),当其再次遇到相同抗原时,迅速活化、增殖、分化为效应细胞,执行高效而持久的特异性免疫效应功能。

免疫应答效应多为生理性的,是机体对外来抗原或自身变性抗原的清除效应。但当机体的内环境平衡被破坏,免疫应答的调节紊乱时,可导致机体组织或器官发生病理性损伤,出现临床疾病,如自身免疫性疾病、超敏反应性疾病等。因此,了解机体免疫应答的基本原理以及参与免疫应答效应分子的来源、种类、特性及检测方法,可为探讨正常与异常的免疫应答结果对机体的影响打下坚实的基础。

第二节　免疫学技术简介

以抗原与抗体间的特异结合反应为基础的各种免疫学技术的出现,使得人们可以用其检测临床标本中相应抗原或抗体物质的存在与否以及其量的变化,而用于疾病的诊断和治疗。

一、免疫学技术的发展历程

免疫学技术是随着各种免疫物质的发现而逐步发展起来的。如果根据发展阶段划分,免疫学技术可大致分为经典、现代和自动化三个基本阶段。经典的免疫学技术主要有免疫凝集试验、免疫沉淀试验和补体结合试验等,目前,免疫凝集试验和免疫沉淀试验仍是临床常用的免疫检验技术。现代免疫学技术主要有荧光免疫试验、放射免疫试验、酶免疫试验、化学发光免疫试验等。

进入 20 世纪 90 年代,基于上述不同测定原理的各种自动化免疫分析仪不断应用于临床检验,不仅提高了检测效率,而且与人工操作相比,其测定结果更为稳定和准确。目前,这种建立在抗原和抗体特异性相互作用基础上的临床免疫学检验技术已成为我们认识和了解生命未知物质的一个难以替代的手段。从理论上来讲,任何一种物质,只要有其相应的抗体,均可建立相应的免疫测定方法,用于临床检验。

二、临床免疫学检验技术与临床免疫学检验

免疫学检验是研究免疫学技术在临床检验领域中应用的一门学科。临床免疫学检验根据其检测靶物质的不同可分为两部分:一部分是检测免疫活性细胞、抗原、抗体、补体、细胞因子和细胞黏附分子等免疫相关物质;另一部分则是检测体液中微量物质,如激素、酶、血浆微量蛋白、血液药物浓度和微量元素等。检测结果可为临床诊断、治疗和判断预后等提供有效的实验依据。根据其结果报告方式,可分为定性和定量两类。免疫检验技术根据其应用目的,又可分为筛查试验、诊断试验和确认试验。酶联免疫吸附试验(enzyme-linked immunosorbent assay,ELISA)、化学发光免疫试验等如果用于临床无症状被检者的丙型肝炎病毒、人类免疫缺陷病毒等感染的筛查,因其阳性预测值低,是筛查试验;但如果是用于有特定临床症状的患者的疾病诊断,则阳性预测值高,属于诊断试验。确认试验通常为免疫印迹试验(western blot,WB),亦可采用非免疫学方法,如病原体培养和核酸检测等。

免疫学技术多种多样,现在临床上最常用的不外乎非标记免疫学技术(包括免疫比浊试验、免疫凝集试验、免疫电泳技术)和标记免疫学技术(酶免疫技术、荧光免疫技术、

化学发光免疫技术、胶体金免疫技术等），不同的技术用在不同的标志物或不同的测定情况下。

免疫学检验技术的发展与各种新型标记物的出现、基因工程技术、合成多肽技术、各种新型抗体、自动化仪器设备和信息化紧密联系在一起，技术的合力使得免疫学检验技术在特异性、敏感性、操作简便性、快速和稳定上取得了质的飞跃，从而成为临床疾病诊断、治疗、预防和研究中的重要工具。

第三节　临床免疫学简介

临床免疫学（clinical immunology）是将免疫学基础理论、临床疾病与免疫学技术相结合，用于疾病的免疫病理机制研究、诊断与鉴别诊断、治疗效果评价和预后判断的多个分支学科的总称。临床免疫学发展的主要方向是将基础免疫学研究所取得的理论成果应用于临床疾病的诊治，探讨新的免疫现象与临床疾病的关系，进一步推动临床免疫学与各相关学科的发展，为人类的生命健康作出重要贡献。

伴随着技术的进步与研究的深入，越来越多的疾病被发现属于免疫相关疾病，主要有超敏反应、感染、免疫缺陷病、免疫增殖性疾病、自身免疫病、肿瘤、移植排斥反应、部分生殖系统疾病等。

（孙艳丽　葛安山）

第一章

超敏反应

1.识记：超敏反应的概念、常见疾病及常用的免疫学检测指标。

2.理解：超敏反应的发生机制、临床表现与防治手段。

3.应用：用超敏反应知识建立初步的临床诊疗思路。

超敏反应(hypersensitivity)又称变态反应(allergy)，是指机体受到某些抗原，如食物、吸入性颗粒、药物、酶类物质和血液等刺激时，出现生理功能紊乱或组织细胞损伤的异常适应性免疫应答。根据超敏反应发生机制和临床特点，将其分为Ⅰ型、Ⅱ型、Ⅲ型、Ⅳ型。Ⅰ～Ⅲ型由抗体介导，可经血清被动转移。Ⅳ型由T细胞介导，可经细胞被动转移。

同一疾病可由多种超敏反应引起，如链球菌感染引起的肾小球肾炎涉及Ⅱ型、Ⅲ型超敏反应，其中Ⅲ型占80%以上；而同一抗原在不同条件下也可以引起不同类型的超敏反应，如青霉素可以引起Ⅰ型、Ⅱ型、Ⅲ型、Ⅳ型超敏反应。

第一节　Ⅰ型超敏反应

Ⅰ型超敏反应又称过敏反应(anaphylaxis)，是被IgE致敏的肥大细胞和嗜碱性粒细胞与相应变应原作用后，脱颗粒释放生物活性介质而引发的以局部或全身生理功能紊乱为主的病理性免疫反应。在四种类型的超敏反应中，Ⅰ型超敏反应发生速度最快，一般在第二次接触抗原后数分钟内即出现临床反应，故称为速发型超敏反应(immediate hypersensitivity)。Ⅰ型超敏反应可发生于局部，亦可发生于全身。

"过敏"发现者

　　夏尔·罗贝尔·里歇(Charles Robert Richet,1850～1935 年),法国生理学家,因为对过敏反应的研究而获得了 1913 年的诺贝尔生理学或医学奖,他阐明了过敏性鼻炎、哮喘与其他过敏症状的成因与作用。此外,他还是神经化学、消化作用、恒温动物的体温调控以及呼吸作用等许多研究的早期开创者。

　　Ⅰ型超敏反应的主要特征是:①由特异性 IgE 抗体介导;②反应发生快、消退亦快;③肥大细胞、嗜碱性粒细胞、嗜酸性粒细胞等释放生物活性介质引起的局部或全身反应,无补体参与;④以引起生理功能紊乱为主,少数可发生组织细胞损伤;⑤具有明显的个体差异和遗传倾向。对相应抗原易产生 IgE 型抗体的患者称为特应性个体或过敏体质个体。

一、参与Ⅰ型超敏反应的主要成分

(一)变应原

　　变应原(allergen)是指能选择性地激活 Th2 型细胞(T helper 2 cell,辅助性 T 细胞 2)及B 细胞,诱导机体产生特异性 IgE 抗体,引起Ⅰ型超敏反应的抗原物质。变应原可以是完全抗原(如微生物、螨虫、寄生虫、花粉、异种动物血清等),也可以是半抗原(如药物、化学小分子等)。

　　临床常见的变应原包括:①吸入性变应原,如花粉、尘螨、真菌菌丝及孢子、动物皮毛等;②食入性变应原,如奶、蛋、鱼虾、蟹贝、花生、菇类等;③注入性变应原,如昆虫叮咬的毒液和药物;④某些药物或化学性变应原,如青霉素、磺胺、普鲁卡因、有机碘化合物等分子及其降解产物,多为半抗原,进入机体与某种蛋白结合后获得免疫原性,成为变应原,这一类变应原是引起过敏性休克的主要原因;⑤某些酶类物质如尘螨中的半胱氨酸蛋白可引起呼吸道过敏反应,细菌酶类物质(如枯草菌溶素)可引起支气管哮喘。

(二)变应素及 IgE 受体

　　1.变应素　变应素(allergin)是指能引起Ⅰ型超敏反应的特异性 IgE 类抗体。IgE 主要由鼻咽、扁桃体、气管和胃肠道黏膜等处固有层淋巴组织中的浆细胞产生,这些部位也是变应原易于入侵并引发超敏反应的部位。正常人血清中 IgE 含量甚微。哮喘、湿疹、季节性鼻炎、严重的食物过敏症者、寄生虫病等过敏患者血清中 IgE 含量高出正常人数倍到数十倍,重症患者可升高上千倍。变应原激活特异性 Th2 可产生白细胞介素-4(interleukin 4,IL-4)和 IL-5 等细胞因子,诱导特异性 B 细胞发生 IgE 类别转换并增殖分化为浆细胞,产生特异性 IgE。IgE 类抗体的重要特点是具有同种组织细胞的亲嗜性,可在不结合抗原的情况下,通过其 Fc 段与肥大细胞和嗜碱性粒细胞表面相应的高亲和力

IgE 受体(FcεR I)结合,而使机体处于致敏状态。

2.IgE 受体　与 IgE Fc 段特异性结合的受体有两种,即 FcεR I 和 FcεR II。FcεR I 为高亲和力受体,为免疫球蛋白超家族成员,以 $\alpha\beta\gamma_2$ 四聚体的形式存在,在肥大细胞与嗜碱性粒细胞表面高表达,每个细胞表面约 200000 个。IgE 在与这些细胞表面的 FcεR I 结合后可激活细胞,导致变态反应发生,同时,IgE 可通过稳定该受体增强该受体的表达,并通过与该受体结合延长肥大细胞的寿命,但不能延长嗜碱性粒细胞的寿命。有些 FcεR I 缺乏 β 链,以 $\alpha\gamma_2$ 三聚体的形式存在,在单核细胞、外周血树突状细胞(dendritic cell, DC)、朗格汉斯细胞、嗜酸性粒细胞、血小板以及平滑肌细胞表面表达,可辅助过敏原向 CD4+ T 细胞提呈。FcεR II 为低亲和力受体,又称 CD23,为 C 型凝集素超家族成员,包括 CD23a 和 CD23b 两种亚型,其中 CD23a 主要组成性地在抗原激活的 B 细胞表面表达, CD23b 主要在单核细胞起源的树突状细胞表面表达,同时 IL-4 可诱导 B 细胞与上皮细胞表面的 CD23b 表达。CD23 调节 IgE 的合成,并在抗原递呈中发挥作用。临床上,特应性个体的淋巴细胞和巨噬细胞高水平表达 FcεR II,同时血清中存在高水平分泌型 FcεR II。

(三)效应细胞

1.肥大细胞　不成熟的肥大细胞(mast cell)由骨髓多能干细胞分化、发育而成,经血流进入不同组织后,进一步发育成熟并定居于这些组织中,而外周血中不存在成熟的肥大细胞。肥大细胞广泛分布于呼吸道、消化道和泌尿生殖道部位的黏膜下、皮肤下的结缔组织内微血管周围以及内脏器官的被膜下。超敏反应发生部位的肥大细胞数量明显高于正常组织,反复发作的局部组织变化尤为明显。肥大细胞活化后,主要通过合成和释放多种生物活性物质,包括组胺、肝素、前列腺素(prostaglandin, PG)、5-羟色胺、白三烯(leukotriene, LT)以及多种细胞因子如肿瘤坏死因子-α(tumor necrosis factor-α, TNF-α),引起过敏性炎症反应,造成靶器官和组织的病理改变。

2.嗜碱性粒细胞　嗜碱性粒细胞(basophil)由骨髓多能干细胞分化发育产生,在骨髓内成熟后进入血液。嗜碱性粒细胞与肥大细胞在形态上非常类似,主要分布于外周血中,数量极少,仅占循环中白细胞总数的 0～2%,但当 I 型超敏反应发生时,可通过募集作用造成反应局部组织中嗜碱性粒细胞浸润。嗜碱性粒细胞受刺激时可释放颗粒中储存的各种生物活性物质,如组胺、白三烯、血小板活化因子(platelet activating factor, PAF),以及 IL-4 等细胞因子,在 I 型超敏反应中发挥重要作用。这些物质主要引起平滑肌收缩、毛细血管扩张与通透性增加等反应,还可造成组织损伤。

3.嗜酸性粒细胞　嗜酸性粒细胞(eosinophil)来源于骨髓髓样前体细胞,主要分布于呼吸道、消化道和泌尿生殖道黏膜上皮下的结缔组织中,外周血中的嗜酸性粒细胞数量很少,仅为结缔组织的 0.3%～1%。在 I 型超敏反应发生时,嗜酸性粒细胞可被趋化至炎症部位,造成局部组织细胞数量的明显增加,活化后表达 FcεR I 受体,在 I 型超敏反应中发挥双重生物学效应:一方面通过释放胞浆中所含的嗜酸颗粒,促进过敏性炎症作用,包括:①颗粒蛋白,如主要碱性蛋白(major basic protein, MBP)、嗜酸性粒细胞阳离子蛋白(eosinophil cationic protein,ECP)、嗜酸性粒细胞过氧化物酶(eosinophil peroxidase, EPX)、嗜酸性粒细胞源性神经毒素(eosinophil-derived neurotoxin,EDN)等;②脂类介质,如血小板活化因子;③细胞因子,如 IL-1、转化生长因子-β(transforming growth factor-β,TGF-β)、TNF 等对反应部位组织细胞造成损伤,同时激活其他炎症细胞,加重过敏反应。另一方面,嗜酸性粒细胞可直接吞噬肥大细胞所释放颗粒,并释放组胺酶、芳基硫酸酯酶和磷酸酯酶 D,分别灭活组胺、白三烯和血小板活化因子,破坏肥大细胞和嗜碱性粒细胞释放的炎症介质,从而对Ⅰ型超敏反应产生负反馈调节作用。

(四)参与Ⅰ型超敏反应的生物活性介质

可根据参与Ⅰ型超敏反应细胞产生的介质在细胞内合成时间的先后将其分为两类,即细胞颗粒内预先贮备的介质和受刺激后新合成的介质。下文主要讨论肥大细胞和嗜碱性粒细胞产生的介质。

1.颗粒内预先储备的介质　这类介质通常以复合物的形式存在于颗粒内,当颗粒排至胞外后,即可通过与颗粒外离子交换而释放。

(1)组胺:是肥大细胞和嗜碱性粒细胞颗粒的主要成分,通常与肝素、蛋白质等分子结合为复合物,呈无活性状态,以呼吸道、消化道、皮肤含量较高。颗粒中组胺在胞外条件下可通过与颗粒外钠离子交换而与颗粒基质解离。组胺具有多种生物学活性:①使小静脉和毛细血管扩张,通透性增高;②刺激支气管、子宫和膀胱等处的平滑肌收缩;③促进黏膜、腺体分泌增多。组胺在体内作用十分短暂,释放后迅即被血浆中及嗜酸性粒细胞释出的组胺酶破坏。因此,少量的组胺主要作用于局部组织,当组胺大量释放时,可造成全身毛细血管通透性增高、血压下降,进而引起过敏性休克。

(2)激肽释放酶:亦称激肽原酶。可使血液中的激肽原裂解,生成缓激肽(bradykinin),成为具有生物学活性的激肽分子。缓激肽在急性炎症中起重要作用,其主要生物学效应包括:①刺激平滑肌收缩,使支气管痉挛;②使血管扩张,毛细血管通透性增强,其作用强度超过组胺;③对嗜酸性粒细胞、中性粒细胞等有趋化作用;④刺激痛觉神经纤维,引起疼痛。

2.细胞内新合成的介质　这类介质主要是细胞膜磷脂代谢产物,主要有白三烯(leukotriene,LT)、前列腺素(prostaglandin,PG)、血小板活化因子(platelet activating factor,PAF)。

(1)白三烯:LT 是花生四烯酸经脂氧化酶途径代谢生成的介质,包括 LTB_4、LTC_4、LTD_4、LTE_4。LT 是一种含硫的酸性脂类,其特点是能使支气管平滑肌强烈而持久地收缩,是引起支气管哮喘的主要生物活性介质。此外,LT 还有增强毛细血管通透性、促进黏膜分泌等功能。

(2)前列腺素:PG 是花生四烯酸经环氧化酶途径代谢生成的介质。PG 有多达十余种类型,其中与Ⅰ型超敏反应有关的主要有 PGE_2、PGH_2、PGI_2、PGD_2 和 PGF_2。PGD_2 和 PGF_2 能使支气管平滑肌收缩,而 PGE_2 使支气管平滑肌舒张。此外,PG 还能调节某些介质的释放,通常高浓度 PG 抑制组胺释放,而低浓度则促进组胺释放。

（3）血小板活化因子：PAF 是花生四烯酸衍生物，具有募集和活化血小板的作用，能使之释放组胺、5-羟色胺等血管活性介质，引起毛细血管扩张、通透性增高。

3.细胞因子　多种细胞因子在Ⅰ型超敏反应的不同环节上发挥重要作用。IL-1、IL-6、集落刺激因子（colony stimulating factor,CSF）、TGF-β、TNF 参与迟发相反应，造成组织细胞损伤，并且激活其他炎症细胞，加重过敏反应。IL-3 是肥大细胞、嗜碱性粒细胞和嗜酸性粒细胞的生长因子，促进上述细胞生长和成熟。IL-4、IL-6 和 GM-CSF 除能够促进上述细胞生长外，还具有募集嗜酸性粒细胞的作用。IL-4 和 IL-13 能通过诱导 B 细胞增殖而促进 IgE 产生，并诱导 Ig 基因发生 IgE 类别转换。IL-9 可促进肥大细胞和嗜酸性粒细胞的生长和分化。

二、Ⅰ型超敏反应的发生机制

Ⅰ型超敏反应的发生包括致敏与效应两个阶段（见图 1-1）。

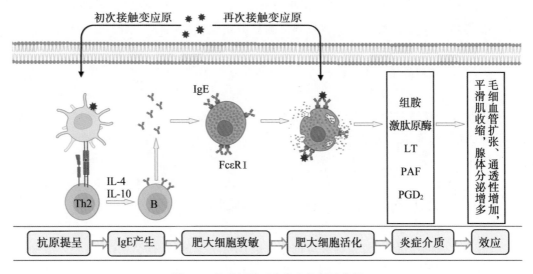

图 1-1　Ⅰ型超敏反应发生机制示意图

（一）变应原使机体致敏

变应原第一次进入机体，诱导变应原特异性 B 细胞增殖、分化，产生特异性 IgE 类抗体应答。IgE 类抗体与 IgG 类抗体不同，它们可在不结合抗原的情况下，以其 Fc 段与肥大细胞和嗜碱性粒细胞表面的 FcεRⅠ结合，形成致敏的肥大细胞和嗜碱性粒细胞（简称致敏靶细胞），从而使机体处于对该变应原的致敏状态。致敏状态通常无任何临床症状，可维持数月甚至更长。如果长期不接触相应变应原，致敏状态可逐渐消失。通常将变应原进入机体后，诱发机体产生 IgE 并结合到靶细胞上的过程称作致敏阶段。

（二）IgE 受体交联激活致敏靶细胞释放介质

处于致敏状态的机体再次接触相同变应原时，变应原与致敏的肥大细胞或嗜碱性粒细胞表面 IgE 特异性结合。单个 IgE 结合 FcεR I 并不能刺激细胞活化，只有双价或多价变应原（一个变应原分子含 2 个以上表位）与靶细胞上两个以上相邻 IgE 结合，使多个 FcεR I 发生交联和构型改变，才能启动后续细胞活化信号，从而激活致敏靶细胞，使之脱颗粒（degranulation），释放多种生物活性介质。

除变应原外，能使 IgE 桥联的其他刺激信号，如抗 IgE 抗体、抗 FcεR I 抗体、丝裂原（如刀豆蛋白）、IgE 双聚体或抗 IgE 独特型抗体等均可作为刺激信号，引起脱颗粒和活性介质的释放（见图 1-2）。

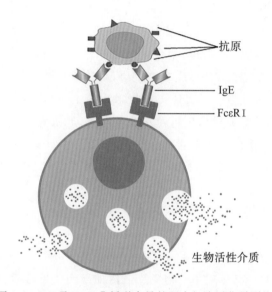

图 1-2　IgE 及 FcεR I 桥联介导的肥大细胞活化脱颗粒

（三）局部或全身 I 型超敏反应的发生

超敏反应的临床表现都是由介质的生理效应直接引起的。活化的肥大细胞和嗜碱性粒细胞释放的生物活性介质作用于效应组织和器官，可引起毛细血管扩张、通透性增加、平滑肌收缩、腺体分泌增加等，从而产生皮肤、黏膜、呼吸道和消化道等一系列局部或全身性的超敏反应。根据反应发生的速度和持续时间，可分为速发相反应（immediate reaction）和迟发相反应（late-phase reaction）两种类型。

1.速发相反应　通常，速发相反应在接触变应原后数秒钟内发生，可持续数小时，主要由组胺、前列腺素等引起，表现为毛细血管扩张、血管通透性增强、平滑肌收缩、腺体分泌增加等。速发相反应中肥大细胞等释放的嗜酸性粒细胞趋化因子（eotaxin）、IL-3、IL-5 和粒细胞-巨噬细胞集落刺激因子（granulocyte-macrophage colony stimulating factor，GM-CSF）等多种细胞因子可吸引大量嗜酸性粒细胞到达反应部位，又可促进嗜酸性粒细胞的增殖和活化。由此引起呼吸道症状（如哮喘）、消化道症状（如腹痛、腹泻）以及全身性反应（如血压下降、过敏性休克）。

2.迟发相反应　迟发相反应是在经典的速发型超敏反应后一个更长的反应过程，在刺激后 2～8 小时内发生,持续 1～2 天或更长,主要由新合成的介质如淋巴毒素(lymphotoxin,LT)、血小板活化因子和某些细胞因子引起,表现为局部以嗜酸性粒细胞、中性粒细胞、巨噬细胞、Th2 细胞和嗜碱性粒细胞浸润为特征的炎症反应,易发组织主要有皮肤、支气管黏膜、鼻黏膜和胃肠黏膜等。其共同点是早期以渗出性炎症为主,长期反复发作后可导致增生性炎症,并造成不可逆的组织损伤。

三、临床常见 I 型超敏反应性疾病

(一)全身性超敏反应

1.药物过敏性休克　青霉素过敏最为常见,头孢菌素、链霉素、普鲁卡因等也可引起过敏性休克。青霉素具有抗原表位,本身无免疫原性,但其降解产物青霉噻唑醛酸或青霉烯酸与体内组织蛋白共价结合形成完全抗原,可诱导机体产生特异性 IgE 抗体,使肥大细胞和嗜碱性粒细胞致敏。当机体再次接触青霉素时,青霉噻唑醛酸或青霉烯酸蛋白可通过交联结合靶细胞表面 IgE 而触发过敏反应,严重者可发生过敏性休克甚至死亡。临床发现,少数人在初次注射青霉素时也可能发生过敏性休克,这可能与其曾经吸入空气中青霉菌孢子或使用过被青霉素污染的医疗器械而使机体处于致敏状态有关。

青霉素制剂在弱碱性溶液中易形成青霉烯酸,因此,使用青霉素时应新鲜配制,放置 2 小时后不宜使用。临床上应用青霉素前、更换药物批号及间断用药超过 24 小时后均需做皮肤过敏试验,以免导致过敏。

2.血清过敏性休克　临床应用动物免疫血清如破伤风抗毒素、白喉抗毒素和狂犬病抗毒素等进行治疗或紧急预防时,有些患者可因曾经注射过相同血清制剂已被致敏而发生过敏性休克,症状严重者可在短时间内死亡。因此,临床应用动物免疫血清制剂进行治疗或紧急预防时,必须做皮肤过敏试验。若皮试阳性,应尽量避免使用。必要时可采取脱敏疗法进行注射。

(二)局部超敏反应

1.呼吸道过敏反应　吸入花粉、尘螨、真菌、动物羽毛或皮屑等变应原或呼吸道病原微生物感染均可引起呼吸道过敏反应,临床常见支气管哮喘和过敏性鼻炎。

(1)支气管哮喘:支气管哮喘是一种慢性气道疾病,以气道出现慢性炎症反应为特征。由于支气管平滑肌痉挛,肺部毛细血管扩张,通透性增强,黏膜腺体分泌增多而引起。组胺等生物活性介质对早期哮喘发作起主要作用,而白三烯及细胞释放的酶类则在哮喘持续发作和导致疾病延续的炎症反应过程中起重要作用。支气管哮喘临床表现为反复发作的喘息、气急、胸闷和咳嗽等症状,常在夜间及凌晨发作或加重,多数患者的症状可自行缓解或经治疗缓解。支气管哮喘有速发相反应和迟发相反应两种类型,前者发生快,消失也快;后者发生慢,持续时间长,同时局部出现以嗜酸性粒细胞和中性粒细胞浸润为主的炎症。

(2)过敏性鼻炎:过敏性鼻炎是指易感个体接触致敏原后,主要由 IgE 介导的介质(主要是组胺)释放,并有多种免疫活性细胞和细胞因子等参与的鼻黏膜非感染性炎性疾病。病理变化主要是眼结膜充血、鼻黏膜水肿和分泌物增多,发作时的典型症状主要为阵发性喷嚏、清水样鼻涕、鼻塞和鼻痒。常见于儿童期或青春期。

2.消化道过敏反应　少数人进食鱼、虾、蟹、蛋、乳等食物或服用某些药物后可发生过敏性胃肠炎,出现恶心、呕吐、腹痛和腹泻等消化道超敏反应症状,严重者也可发生过敏性休克。患者肠道菌群失调、肠道天然免疫耐受被打破、胃肠道黏膜表面分泌型 IgA 含量明显减少和蛋白水解酶缺乏等均与消化道过敏反应发生有关。

3.皮肤过敏反应　药物、食物、肠道寄生虫或冷热刺激等均可引起皮肤过敏反应,主要包括荨麻疹、特应性皮炎(湿疹)和血管神经性水肿。口服青霉素在已被青霉素致敏的患者中也可引发湿疹。

值得注意的是,荨麻疹多数为Ⅰ型超敏反应,少数为Ⅱ型或Ⅲ型超敏反应。Ⅰ型超敏反应是由特异性 IgE 与肥大细胞、嗜碱性粒细胞表面受体结合,引起两种细胞脱颗粒释放组胺等介质,导致毛细血管扩张和血管通透性增加,平滑肌收缩产生皮肤黏膜、消化道和呼吸道的症状。Ⅱ型超敏反应多见于 IgA 缺乏的患者,可以发生输血性反应,引起过敏性休克。Ⅲ型超敏反应主要是荨麻疹性血管炎,是由于抗原较多,抗原抗体的免疫复合物沉积于血管壁,激活补体,使肥大细胞、嗜碱性粒细胞和中性粒细胞释放组胺等炎症介质,引起血管壁通透性增加和水肿。

四、Ⅰ型超敏反应的免疫学检测

查明变应原、避免与之接触是防止Ⅰ型超敏反应发生的最有效方法。变应原检测可分为体内检测和体外检测两种。

(一)体内检测方法

Ⅰ型超敏反应体内检测方法包括过敏原皮肤试验和激发试验。体内过敏原检测存在诱发严重过敏反应的风险,因此需要在专业人员的指导下,做好抢救准备后进行。

1.皮肤试验　皮肤试验是Ⅰ型超敏反应的体内检测方法之一。其原理是:当变应原通过皮肤挑刺、划痕、皮内注射等方法进入致敏者皮肤,与吸附在肥大细胞或嗜碱性粒细胞上的特异性 IgE 结合,导致肥大细胞或嗜碱性粒细胞脱颗粒,释放生物活性介质。20～30 分钟内局部皮肤出现红晕、红斑、风团以及瘙痒感,数小时后消失。若患者出现此现象,判断为皮试阳性,即对该变应原过敏;未出现上述现象者判断为皮试阴性,即对该变应原不过敏。

2.激发试验(provocation test)　激发试验是模拟自然发病条件,以少量致敏原引起一次较轻的变态反应发作,用以确定变应原的试验。激发试验可分为非特异性激发试验和特异性激发试验。非特异性激发试验是用组胺或甲基胆碱做雾化吸入,以观察患者对Ⅰ型超敏反应的敏感性,从而进行病因分析或疗效判定。特异性激发试验是用特定抗原做试验,根据患者发病部位的不同,可分为支气管激发试验、鼻黏膜激发试验、结膜激发试验、食物激发试验、药物激发试验和现场激发试验等。

激发试验主要用于Ⅰ型超敏反应,有时也用于Ⅳ型超敏反应的检查,尤其在皮肤试验或其他试验不能获得肯定结果时,此法可排除皮肤试验中的假阳性和假阴性反应。在激发试验中,保证患者的安全是最重要的。虽然激发试验是确定过敏原最准确的方法之一,但存在诱发严重过敏反应的风险,故临床应用受到一定限制,多数情况下仅用于实验研究。

（二）体外检测方法

1.血清总IgE抗体测定　血清总IgE(total IgE,tIgE)是血清中各种抗原特异性IgE的总和。正常成人血清tIgE含量极微,临床上用于检测血清总IgE的方法较多,如免疫比浊法和化学发光法等,但由于过敏性疾病、寄生虫感染、免疫性疾病以及其他一些因素等均可使总IgE水平增加,故测定血清总IgE对诊断过敏性疾病的价值有限。血清总IgE随年龄的变化有一定的波动,不同实验方法检测的总IgE参考值也有所不同。目前,血清总IgE检测主要用于变应性支气管肺曲霉病的诊断和随访监测,以及奥马珠单抗治疗剂量选择等。

2.特异性IgE抗体测定　特异性IgE(specific IgE,sIgE)是指能与某种变应原特异结合的IgE。检测时用纯化的特异变应原替代抗IgE进行检测,常用的检测方法是酶联免疫吸附试验、荧光酶免疫试验和免疫印迹法。血清sIgE的检测不受药物和食物的影响,在过敏性疾病的诊断中有重要作用。

目前,国内可用于检测血清sIgE的产品种类较多,不同实验方法检测的结果应参考相应的参考值。通常,血清sIgE水平越高,对相应过敏原发生过敏反应的可能性越大,但血清sIgE阳性仅代表致敏状态而不一定出现过敏的临床表现,也并不能反映症状的严重程度,需要结合临床病史和体征进行全面的诊断评估。血清sIgE检测与变应原皮试和支气管激发试验之间的符合率高达80%左右。因此,sIgE检测可以与变应原皮肤试验和过敏原激发试验互为补充,但不能完全代替后两种试验,因为后两种试验更能反映机体的整体情况。

3.IgG4抗体测定　变应原也可刺激IgG发生亚类转换,产生大量IgG4。检测方法包括酶联免疫吸附试验和免疫比浊法等。IgG4异常增高可见于Ⅰ型超敏反应性疾病和IgG4相关性疾病。此外,类风湿关节炎、系统性红斑狼疮等自身免疫病患者血清中IgG4亦可升高。

4.细胞脱颗粒测定　细胞脱颗粒测定能够更加直观地反映过敏患者体内情况,有助于判断病情和调整治疗方案。肥大细胞和嗜碱性粒细胞参与Ⅰ型超敏反应的早期相,嗜酸性粒细胞参与Ⅰ型超敏反应的晚期相。

（1）类胰蛋白酶测定:类胰蛋白酶是肥大细胞活化、脱颗粒的指标,一般采用双抗体夹心酶联免疫吸附试验法。

（2）嗜碱性粒细胞脱颗粒测定:嗜碱性粒细胞是肥大细胞外周血中的同源细胞,其脱颗粒试验阳性能够证实有功能的sIgE的存在,较单纯皮肤试验或sIgE阳性结果更有临床意义。

(3)嗜酸性粒细胞阳离子蛋白测定：嗜酸性粒细胞阳离子蛋白(eosinophil cationic protein，ECP)是嗜酸性粒细胞活化、脱颗粒的指标。ECP测定方法包括酶联免疫吸附试验、荧光免疫试验、化学发光免疫试验等。ECP测定常应用于变态反应性疾病的辅助诊断、再发风险评估、指导用药和疗效评估等方面。

5.嗜碱性粒细胞活化试验(basophil activation test，BAT)　嗜碱性粒细胞是速发型超敏反应中重要的效应细胞之一，BAT可在体外模拟体内Ⅰ型超敏反应过程，被认为是一种基于细胞功能的体外激发试验，用于过敏原的体外检测和过敏原特异性免疫治疗的疗效评估，常以CD63、CD203c和CD69作为嗜碱性粒细胞活化的特异性标志物，以流式细胞术进行检测。BAT已被用于药物过敏、食物过敏、过敏性输血反应和昆虫毒液过敏等的诊断。

五、Ⅰ型超敏反应的防治原则

(一)查明变应原，避免接触

通过询问过敏史和皮肤试验查明变应原、避免与之接触是预防Ⅰ型超敏反应发生的最有效的方法。皮肤试验通常是将可能引起过敏反应的药物、生物制品或其他可疑变应原稀释后，取0.1 mL在受试者前臂内侧做皮内注射，15～20分钟后观察结果。若局部皮肤出现红晕、风团直径大于1 cm，表示皮试阳性。

(二)脱敏治疗

脱敏治疗是一种过敏性疾病特异性的免疫防治方法。

1.异种免疫血清脱敏疗法　异种免疫血清脱敏疗法适用于抗毒素皮试阳性，但又必须使用者。可采用小剂量(0.2～0.3 mL)、短间隔(20～30 min)、多次注射抗毒素血清的方法(24 h内，将治疗剂量的抗毒素全部注入体内)进行脱敏治疗。其机制可能是小剂量变应原进入体内与有限数量致敏靶细胞作用后，释放的生物活性介质较少，介质作用时间短，无累积效应，不足以引起明显临床症状。因此，短时间内小剂量多次注射异种免疫血清可使体内致敏靶细胞分期分批脱敏，以致最终全部解除致敏状态。此时，大剂量注射抗毒素血清就不会发生过敏反应，但此种脱敏是暂时的，经过一定时间后机体又可重新致敏。

2.特异性变应原脱敏疗法　特异性变应原脱敏疗法适用于已查明而难以避免接触的变应原如植物花粉、尘螨等，可采用小剂量、长间隔、反复多次皮下注射变应原的方法进行脱敏治疗。其作用机制包括：①通过改变抗原进入途径，诱导机体产生特异性IgG或IgA类抗体，降低IgE抗体应答；②通过IgG类抗体与相应变应原结合，阻断变应原与致敏靶细胞上的IgE结合；③诱导特异性调节性T细胞(regulatory T cells，Treg细胞)产生免疫耐受；④诱导Th2型应答向Th1型应答转化，减少IgE类抗体产生。

(三)药物防治

1.抑制生物活性介质合成并释放的药物　抑制生物活性介质合成并释放的药物包

括：①阿司匹林为环氧合酶抑制剂，可抑制前列腺素等介质生成；②色甘酸二钠可稳定肥大细胞的细胞膜，阻止致敏靶细胞脱颗粒释放生物活性介质；③肾上腺素、异丙肾上腺素和前列腺素 E 可通过激活腺苷酸环化酶促进 cAMP 合成，甲基黄嘌呤和氨茶碱则可通过抑制磷酸二酯酶阻止 cAMP 分解。两者均可升高细胞内 cAMP 水平，进而抑制靶细胞脱颗粒和生物活性介质的释放。

2.拮抗生物活性介质的药物　苯海拉明、氯苯那敏、异丙嗪等抗组胺药物可通过与组胺竞争结合效应细胞细胞膜上组胺受体而发挥抗组胺作用；阿司匹林为缓激肽拮抗剂；孟鲁司特、扎鲁司特作为白三烯受体拮抗剂，可通过阻断白三烯与其受体的结合而发挥拮抗作用。

3.改善效应器官反应性的药物　肾上腺素不仅可解除支气管平滑肌痉挛，还可使外周毛细血管收缩而升高血压，因此在抢救过敏性休克时具有重要作用。葡萄糖酸钙、氯化钙、维生素 C 等除了可解痉外，还可降低毛细血管通透性并减轻皮肤与黏膜的炎症反应。

（四）免疫疗法

根据细胞因子调控 IgE 产生和 IgE 介导 I 型超敏反应的机制，治疗 I 型超敏反应的免疫疗法包括：①用人源化抗 IgE 单克隆抗体，抑制肥大细胞和嗜碱性粒细胞释放介质，治疗持续性哮喘；②应用抗 IL-5 抗体抑制 IL-5 的活性，用于治疗高嗜酸性粒细胞综合征，也用于哮喘的治疗；③将 IL-12 等 Th1 型细胞因子与变应原共同免疫，使 Th2 型免疫应答向 Th1 型转换，下调 IgE 产生；④将编码变应原的基因插入 DNA 载体（含非甲基化 CpG）制成 DNA 疫苗进行接种，有助于诱导 Th1 型应答。后两者目前处于动物实验阶段。

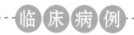

临床病例

患者，男性，35 岁。咳嗽、发热 2 周，喘息 5 天。患者 2 周前受凉后出现咽痛、咳嗽、发热，以干咳为主，最高体温 37.8 ℃。口服"感冒药"后发热症状明显改善，但咳嗽症状改善不明显。5 天前出现喘息，凌晨明显，自觉呼吸时有"喘鸣音"，常常于夜间憋醒。接触冷空气或烟味后症状可加重。既往患"过敏性鼻炎"5 年，经常使用"抗过敏药物"。其父患湿疹多年。

查体：T 36.2 ℃，P 80 次/分，R 24 次/分，BP 120/80 mmHg，意识清楚，口唇无发绀，颈静脉无充盈。双肺可闻及散在哮鸣音。心界不大，律齐，未闻及杂音。腹软，肝、脾肋下未触及，双下肢无水肿，未见杵状指。实验室检查：血常规正常。

【问题 1】可能引起呼吸困难的疾病有哪些？

思路：除应询问是否曾有哮喘、慢阻肺、肺间质病、肺栓塞等呼吸系统疾病外，还应在问诊中询问是否有心血管疾病病史、是否有糖尿病以及胸部外伤或活动后出现的呼吸困难等。此外，应询问呼吸困难的类型，是呼气性、吸气性还是混合性呼吸困难。肺功能检查可以提示是否存在气流受限及可逆程度。

【问题2】病史和发作诱因有何提示作用？

思路：从发病年龄看，支气管哮喘多在青少年时期发病，且多发生在有过敏体质的患者，应询问有无幼年湿疹、荨麻疹、过敏性鼻炎、春秋季花粉症等病史及特殊职业接触史。本例中患者父亲患湿疹多年，患者本人曾患过敏性鼻炎，经常使用抗过敏药物，接触冷空气或烟味可以作为哮喘发作或加重的诱因，因此，本病例应考虑支气管哮喘。

支气管哮喘为多种因素引起的呼吸道过敏疾病，变应原在其发生中扮演重要角色。变应原为一类可刺激机体产生抗体或致敏淋巴细胞的大分子，其化学结构包括脂质、多糖及蛋白质等，广泛存在于空气、食物中，并能够与抗体或致敏淋巴细胞进行结合，引起机体免疫应答，进一步造成支气管哮喘的发生及发展。故明确支气管哮喘患者的变应原对疾病的防治至关重要。常见的变应原如室内变应原（尘螨、家养宠物、蟑螂）、室外变应原（花粉、草粉）、职业性变应原（油漆、活性染料）、食物（鱼、虾、蛋类、牛奶）、药物（阿司匹林、抗生素）和非变应原性因素（如大气污染、吸烟、运动、肥胖等）。

> **知识点**
>
> ## 支气管哮喘诊断标准
>
> 1.反复发作喘息、气急、胸闷或咳嗽等症状，多与接触变应原、冷空气、物理性或化学性物质，病毒性上呼吸道感染，运动等有关。
>
> 2.发作时在双肺可闻及散在或弥漫性、以呼气相为主的哮鸣音，呼气相延长。
>
> 3.上述症状可经平喘药物治疗后缓解或自行缓解。
>
> 4.排除其他疾病所引起的喘息、气急、胸闷或咳嗽。
>
> 5.临床表现不典型者（如无明显喘息或体征）下列三项中至少有一项阳性：①支气管激发试验或运动试验阳性；②支气管舒张试验阳性；③昼夜PEF变异率大于等于20%。

【问题3】通过上述临床表现、查体等资料，该患者可能的诊断是什么？

思路：在变应原引起的急性哮喘发作前，往往有鼻和黏膜的前驱症状，如打喷嚏、流涕、眼痒、干咳或胸闷等。喘息是哮喘的典型症状。喘息的发作往往较突然，呼吸困难呈呼气性，表现为吸气时间短、呼气时间长，患者感到呼气费力，但部分患者感到呼气和吸气都费力。咳嗽是哮喘的常见症状，干咳常为哮喘的前兆或不典型表现，哮喘急性发作期或合并支气管感染可有咳痰表现。在临床表现中，呼气性呼吸困难对哮喘具有提示意义，但尚需辅助检查来寻找更多证据支持支气管哮喘的临床诊断。

【问题4】欲确诊该疾病，下一步应做什么？

思路：医师应仔细评估每例哮喘患者的病情。评估内容包括患者的临床控制水平、有无急性发作的危险因素、过敏状况与触发因素、平时药物的使用、有无并发症（如过敏性鼻炎等）。评估方法主要有肺功能检查、哮喘控制测试问卷评估、呼出气一氧化氮、痰和血嗜酸性粒细胞计数、血清总 IgE、血清过敏原特异性 IgE、过敏原检测等。临床上寄生虫、真菌、病毒感染等可使血清总 IgE 水平增高，故该指标缺乏特异性，但血清总 IgE 可以作为使用抗 IgE 单克隆抗体(单抗)治疗时选择剂量的依据。过敏原特异性 IgE 升高是诊断过敏性哮喘的重要依据之一，其水平高低可以反映哮喘患者过敏状态的严重程度。

【问题5】临床表现为哮喘样症状的疾病有哪些？应如何鉴别过敏性疾病与非过敏性疾病？

思路：临床表现为哮喘样症状的疾病主要有左心功能不全、慢性阻塞性肺疾病(chronic obstructive pulmonary disease, COPD)和上气道阻塞性病变等。在临床上，对表现为哮喘样症状的患者，医生要详细询问其病史(如心脏病、COPD 等)，当患者使用糖皮质激素和支气管舒张剂治疗后症状不能明显缓解时，要想到可能由其他疾病所致。同样，对表现为哮喘反复发作的重度哮喘患者，医师诊断时需排除嗜酸性肉芽肿性多血管炎和变应性支气管肺曲霉病，应及时进行相应的临床和实验室检查。

根据过敏性疾病诊治和预防专家共识，过敏性与非过敏性疾病的鉴别诊断可以参考以下几点：①过敏性疾病是由过敏原诱发的Ⅰ型超敏反应性疾病，有明确的过敏原，皮肤点刺试验(skin prick test, SPT)阳性，sIgE 阳性，过敏原激发试验阳性，总 IgE 可升高，外周血嗜酸性粒细胞计数可升高；非过敏性疾病没有明确的过敏原，SPT 阴性，sIgE 阴性，过敏原激发试验阴性，总 IgE 不高，外周血嗜酸性粒细胞计数正常。②过敏性疾病抗 IgE 治疗通常有效，非过敏性疾病抗 IgE 治疗通常无效。③过敏性疾病多发生在有家族过敏史的特应性个体；非过敏性疾病多无家族过敏史。

📖 知识点

支气管哮喘的鉴别诊断

1.左心功能不全：该病与重症哮喘症状相似，患者多有高血压、冠状动脉粥样硬化性心脏病、风湿性心脏病病史和体征，突发气急、端坐呼吸，常咳出粉红色泡沫痰，左心界扩大，心率增快等，胸部 X 线片可见心脏增大、肺淤血征象。

2.慢性阻塞性肺疾病：多见于中老年人，有慢性咳嗽史，喘息长期存在，有加重期。患者多有长期吸烟或接触有害气体病史，有肺气肿体征，两肺或可闻及啰音。临床上严格将慢性阻塞性肺疾病和哮喘区分时有困难，肺功能检查及支气管激发试验或支气管舒张试验有助于鉴别。

3.上气道阻塞：可见于中央型支气管肺癌、支气管结核及复发性多软骨炎等气道疾病，导致支气管狭窄或伴发感染时，可出现喘鸣或类似哮喘样呼吸困难，肺部可闻及哮鸣音。根据临床病史(如吸气性呼吸困难)以及病理细胞学或细菌学检查，常可明确诊断。

4.嗜酸性肉芽肿性多血管炎:一种可累及全身多系统的、少见的自身免疫性疾病,主要表现为外周血及组织中嗜酸性粒细胞增多、浸润及中小血管坏死性肉芽肿性炎症,属于中性粒细胞胞质抗体相关性血管炎,最早且最易累及呼吸道和肺部,绝大多数首发症状为喘息性发作,常误诊为难治性支气管哮喘。通过抗中性粒细胞胞浆抗体检测以及组织病理学检查可与哮喘鉴别。

5.变应性支气管肺曲霉病:常以反复哮喘发作为特征,咳嗽,咳痰,肺部可闻及哮鸣音或干啰音,X线片检查可见浸润性阴影、牙膏征或指套征,曲霉变应原皮肤点刺可出现双向皮肤反应。

【问题6】过敏性疾病的防治有哪些原则?

思路:过敏性疾病的治疗需要防治结合、四位一体。第一是环境控制,避免或减少过敏原;第二是用过敏原疫苗脱敏治疗;第三是用靶向药物阻断过敏或用抗过敏药物控制症状;第四是患者健康教育。第一条具有预防作用且为对因治疗,故为首选。第二条也是对因治疗,故为次选,脱敏治疗是一线治疗方法。第三条是对症治疗,目的是良好控制症状、改善生活质量。第四条可改变大众对过敏性疾病的错误认识,提高患者依从性,是慢病管理的重要内容。应同时采用四位一体方法,而不应该仅仅用抗过敏药物治疗。

第二节 Ⅱ型超敏反应

Ⅱ型超敏反应又称细胞毒型(cytotoxic type)或细胞溶解型(cytolytic type)超敏反应,是由抗细胞表面和细胞外基质抗原的特异性 IgG 或 IgM 类抗体与相应抗原结合后,在补体、吞噬细胞和 NK 细胞参与下,引起的以细胞溶解或组织损伤为主的病理性免疫反应,发生较快。

Ⅱ型超敏反应又可以分为Ⅱa 和Ⅱb 两个亚型。Ⅱa 型超敏反应的主要特征是抗体介导的细胞裂解反应,常见疾病为自身免疫性溶血性贫血。Ⅱb 型超敏反应的主要特征是抗体介导的细胞刺激反应,如针对促甲状腺激素(thyroid-stimulating hormone,TSH)受体的自身抗体引起的格雷夫斯病(Graves disease)、针对肥大细胞表面 $Fc\varepsilon R I \alpha$ 链或 IgE 的 IgG 自身抗体引起的慢性特发性荨麻疹。

Ⅱ型超敏反应的特点是:①抗原在细胞膜上,可有两种情况:一种是细胞本身抗原,如血型抗原;另一种是外来抗原或半抗原吸附在细胞膜上。②以体液免疫为基础,靶细胞表面和细胞外基质抗原的 IgG 或 IgM 类抗体与相应抗原发生特异性结合。③不仅有补体参与,还有巨噬细胞、NK 细胞等协同作用。④常导致靶细胞溶解破坏或组织损伤。

Ⅱ型超敏反应比较多见,应以预防为主,如在输血前进行输血配型,减少输血反应的发生,或应用糖皮质激素、免疫抑制剂治疗超敏反应。

一、参与Ⅱ型超敏反应的主要成分

(一)靶细胞及其表面抗原

Ⅱ型超敏反应的靶细胞包括正常的组织细胞,改变的自身组织细胞和被抗原或抗原表位结合修饰的自身组织细胞,如血液细胞,包括白细胞、红细胞和血小板等,均可成为Ⅱ型超敏反应的攻击目标。某些组织特别是肺基底膜和肾小球毛细血管基底膜也是该型反应中的常见抗原。

靶细胞表面抗原主要包括:①同种异型抗原:属于细胞表面固有的抗原,如正常存在于血细胞表面的同种异型物质,主要包括 ABO 血型抗原、Rh 抗原和 HLA 抗原。②交叉反应性抗原:外源性抗原与正常组织细胞之间具有的共同抗原,如乙型溶血性链球菌细胞壁的成分与心脏瓣膜、关节组织之间的共同抗原。③改变的分子成为自身抗原:在外界因素影响下,某些自身分子可发生构象或结构改变,以至被免疫系统视为"非己"成分而成为抗原,刺激自身抗体产生,引发Ⅱ型超敏反应。各种理化因素,如辐射、化学制剂、温度等,都可能引起体内细胞自身分子的改变,成为自身抗原。④吸附在组织细胞上的外来抗原或半抗原:某些化学制剂可作为载体或半抗原进入机体,体内的细胞或血清中的某些成分(如血细胞碎片、变性 DNA 等)可作为半抗原或载体,二者构成完全抗原,刺激机体产生抗体,从而诱发Ⅱ型超敏反应。

(二)抗体

介导Ⅱ型超敏反应的抗体主要为 IgG(IgG1、IgG2 或 IgG3)和 IgM 类,是针对自身细胞或组织抗原的,因此多为自身抗体。

1.IgG   IgG 是血清免疫球蛋白的主要成分,它占总免疫球蛋白的 75%,是初级免疫应答中最持久、最重要的抗体,仅以单体形式存在。大多数抗菌性、抗毒性和抗病毒抗体属于 IgG,在抗感染中起到"主力军"作用,体现在以下方面:促进单核吞噬细胞的吞噬作用(调理作用);中和细菌毒素;与病毒结合使病毒失去感染宿主细胞的能力(中和病毒)。IgG 在机体合成的年龄要晚于 IgM,在出生后第 3 个月开始合成,3~5 岁接近成人水平。它是唯一能穿过胎盘屏障的免疫球蛋白,在自然被动免疫中起重要作用。

2.IgM   IgM 是抗原刺激诱导免疫应答中最先产生的 Ig,可结合补体,主要分布于血清中。IgM 为五聚体,能最有效地结合抗原、激活补体和介导吞噬作用,在机体的早期防御中起重要作用。

二、Ⅱ型超敏反应的发生机制

(一)参与细胞损伤的成分

参与损伤的成分主要包括补体、巨噬细胞、中性粒细胞和自然杀伤细胞等。IgG(主要是 IgG1 和 IgG3)的 CH2 和 IgM 的 CH4 功能区均具有补体 C1q 结合点,与靶细胞表面相应抗原结合后,可通过激活补体经典途径或通过补体裂解产物 C3b、C4b、iC3b 介导的调理作用,使靶细胞溶解破坏。IgG 抗体与靶细胞表面相应抗原结合后,可通过其 Fc 段与效应细胞(巨噬细胞、中性粒细胞和 NK 细胞)表面相应受体(FcγR)结合,对靶细胞产生调理作用和(或)抗体依赖性细胞介导的细胞毒(antibody dependent cell mediated cytotoxicity,ADCC)作用,使靶细胞溶解破坏。

(二)引起靶细胞或组织损伤的主要机制

自身组织抗原特异性抗体可通过细胞溶解、吞噬作用、ADCC 作用以及刺激或抑制靶细胞等多种方式引起病理损伤(见图 1-3)。

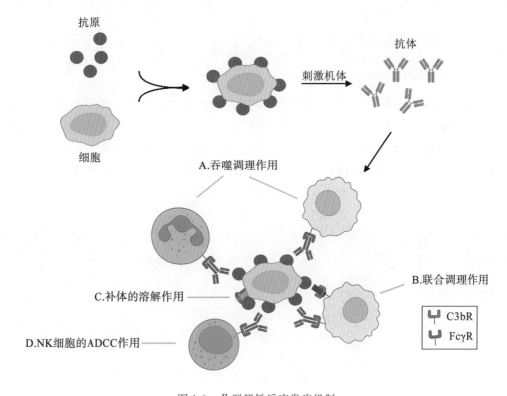

图 1-3 Ⅱ型超敏反应发病机制

1.补体介导的细胞溶解作用 IgG 或 IgM 类自身抗体与靶细胞上的表面抗原特异性结合后,通过经典途径激活补体系统,最后形成膜攻击复合物,直接引起膜损伤,导致靶细胞溶解死亡。

2.吞噬作用 结合靶细胞抗原的抗体激活补体产生的 C3a 和 C5a,可募集中性粒细胞和巨噬细胞,并分别与细胞表面表达的 IgG 的 Fc 受体、C3a 受体和 C5a 受体特异性结合,使吞噬细胞活化并释放溶酶体酶和反应性活性氧等生物活性物质,引起细胞或组织损伤。以自身免疫性溶血性贫血为例,机体产生抗自身红细胞的抗体,被自身抗体结合和调理的红细胞易于被肝、脾中的巨噬细胞所吞噬,致红细胞减少,进而引起贫血。

3.ADCC 作用　抗体依赖的细胞介导的细胞毒作用是指 IgG 抗体的 Fab 段与靶细胞(病毒感染的细胞或肿瘤细胞的抗原表位)表面抗原特异性结合后,其 Fc 段可与 NK 细胞、单核吞噬细胞和中性粒细胞等效应细胞表面的 FcγR 结合,触发效应细胞脱颗粒、分泌细胞因子等,介导对靶细胞的杀伤作用。吞噬的和非吞噬的髓样细胞以及 NK 细胞均有 ADCC 活性,如人单核细胞和干扰素 γ(interferon-γ,IFN-γ)活化的中性粒细胞借助其 FcγRⅠ和 FcγRⅡ杀伤表面有抗体的瘤细胞,而 NK 细胞则通过 FcγRⅢ杀伤靶细胞。

4.刺激或抑制靶细胞　抗细胞表面受体的自身抗体与细胞表面受体结合,可导致靶细胞功能亢进或功能低下。如抗促甲状腺激素受体的抗体与促甲状腺激素受体结合可激活腺苷酸环化酶信号通路,导致甲状腺滤泡上皮细胞增生、甲状腺激素合成和分泌增加,进而引起甲亢和甲状腺肿。

三、临床常见Ⅱ型超敏反应性疾病

(一)同种不同个体间的Ⅱ型超敏反应

1.输血反应　输血反应多发生于 ABO 血型不符的输血。ABO 血型是人类最早认识也是最为重要的血型系统。AB 型血的人携带 A 基因和 B 基因,其红细胞表面表达 A 抗原和 B 抗原,而 O 型血的人不携带 A 基因和 B 基因,故只合成 H 物质。A 型血的人血清中有天然抗 B 抗体,B 型血的人则有抗 A 抗体,而 O 型血的人有抗 A 和抗 B 两种抗体。供血者红细胞表面的血型抗原与受血者血清中的天然抗体(IgM)结合后,激活补体溶解红细胞,引起溶血反应。例如,将 A 型供血者的血误输给 B 型受血者,由于 A 型血红细胞表面有 A 抗原,受血者血清中有抗 A 抗体,两者结合后激活补体,可使红细胞溶解破坏,从而引起溶血反应,亦可被吞噬细胞吞噬消灭。反复输血还可以诱导机体产生抗血小板抗体或抗白细胞抗体,引起其他输血反应。

"血型之父"

卡尔·兰德斯坦纳(Karl Landsteiner,1868～1943 年),美籍奥地利医生、生理学家,因研究人体血型分类、发现 ABO 血型获得 1930 年的诺贝尔生理学或医学奖。此外,他还发现了 MN 血型、P 血型、Rh 血型,揭开了输血反应发生的谜底。

临床上常见的输血反应症状包括以发热、寒战、血红蛋白尿、肾衰竭为主要表现的溶血反应;以皮肤瘙痒、荨麻疹、支气管痉挛等为主要表现的过敏反应;以呼吸困难为主要表现的肺水肿,表现为循环超负荷、心力衰竭、休克等症状。

目前,临床上因血型不合引起的溶血现象已经非常少见,抗血细胞抗体是引起输血反应或溶血性疾病的主要原因,ABO 血型一致的输血中,如贫血现象始终得不到缓解或原无溶血征象,输血后出现溶血,以及在原有溶血的基础上溶血有所加重等,均应监测患者血清中有无 Rh 抗体。

2.新生儿溶血病　新生儿溶血病是由于母亲与胎儿血型不合,母亲体内产生与胎儿血型抗原不匹配的血型抗体,造成胎儿红细胞被破坏而引起的新生儿免疫性溶血性疾病。新生儿溶血病以 ABO 血型不合引起的溶血病最常见,约占 85.3%;Rh 血型不合引起的溶血病较少见,约占 14.6%,MN(少见血型)溶血病仅占 0.1%。

ABO 溶血,主要发生在母亲是 O 型血,胎儿是 A 型或者 B 型血的情况。40%～50%的 ABO 溶血发生在第一胎,在血型不合的母婴中,只有 1/5 的孩子发生 ABO 溶血,其原因为胎儿红细胞抗原性的强弱不同,导致抗体产生量不同,溶血程度不一。

Rh 血型为另一重要血型系统,其中 RhD 抗原最重要。Rh 血型不合主要见于母亲为 Rh 阴性,胎儿为 Rh 阳性的情况。在首次分娩时,胎儿血进入母体内,母亲被胎儿的 Rh 阳性红细胞致敏,产生以 IgG 类为主的抗 Rh 抗体。当再次妊娠且胎儿血型为 Rh 阳性时,抗 Rh 抗体经胎盘进入胎儿体内,并与胎儿红细胞膜上的 RhD 抗原结合,红细胞被溶解破坏,引起流产、死胎或新生儿溶血病。Rh 溶血一般不发生在第一胎,分娩后 72 小时内给母体注射抗 RhD 血清能成功预防 Rh 血型不符所引起的新生儿溶血病。此外,为防止因 Rh 血型不合导致新生儿溶血病的发生,应对 Rh 阴性的孕妇尽早进行 Rh 抗体监测。

(二)自身免疫性Ⅱ型超敏反应

1.自身免疫性溶血性贫血(autoimmune hemolytic anemia,AIHA)　AIHA 是机体 B 细胞免疫调节功能发生异常,产生抗红细胞的自身抗体,该抗体与红细胞膜表面抗原结合,活化补体或激活巨噬细胞,使红细胞被过早破坏,从而引起获得性溶血性贫血的一组疾病。服用甲基多巴类药物或感染某些病毒(如流感病毒、EB 病毒)后,能使红细胞膜表面成分发生改变,从而刺激机体产生抗红细胞的自身抗体。这种抗体与自身改变的红细胞特异性结合,可引起自身免疫性溶血性贫血。

根据有无病因,AIHA 分为原发性和继发性;根据致病抗体最佳活性温度,分为温抗体型和冷抗体型。温抗体型 AIHA 占 80%～90%,抗体主要为 IgG,其次为 C3,少数为 IgA 和 IgM,37 ℃时最活跃,为不完全抗体,吸附于红细胞表面。致敏的红细胞主要在单核吞噬细胞系统内被破坏,发生血管外溶血。本病起病缓慢,成年女性多见,以贫血、黄疸和脾大为特征。患者应及早就医明确诊断,迅速脱离接触病因,控制原发病。

2.肺出血-肾炎综合征(Goodpasture's syndrome,GPS)　GPS 是一组以肺出血、急性肾小球肾炎及抗基底膜抗体阳性为特征的自身免疫性疾病,罕见且死亡率较高。其机制是病毒、药物、有机溶剂等因素诱导患者机体产生针对肺泡和肾小球基底膜(glomerular basement membrane,GBM)的非胶原球形区 NC1 蛋白的 IgG 类抗体,抗体产生后沉积在肺泡基底膜和肾小球基底膜,激活补体或通过调理吞噬破坏组织细胞,导致肺出血和急进型肾炎。GPS 的临床特征为反复咯血、肺部浸润、血尿和肾小球肾炎,多见于青壮年男性,病情凶险,常因窒息、呼吸衰竭或肾衰竭死亡。临床表现为 GPS 的患者应急诊检测血清抗 GBM 及抗中性粒细胞胞浆抗体(antineutrophil cytoplasmic antibodies,ANCA)等特异性抗体以明确 GPS 的诊断。伴有严重肺出血的 GPS 需给予大剂量糖皮质激素联合血浆置换或免疫吸附治疗以控制肺出血,改善肾脏功能,并加强对肺和肾功能的支持治疗,预防感染。

3.自身免疫性受体病 抗细胞表面受体的自身抗体与相应受体结合导致细胞功能紊乱,但无炎症现象和组织损伤。细胞功能的异常可以表现为受体介导对靶细胞的刺激作用,也可表现为抑制作用。

(1)Graves病:是一种特殊的Ⅱb型超敏反应,即抗体刺激型超敏反应。Roiitt称这种刺激型超敏反应为Ⅴ型超敏反应,但多数人认为它是Ⅱ型超敏反应的一种特殊表现形式。Graves病的特征是患者体内产生了针对甲状腺滤泡上皮细胞表面促甲状腺激素受体的特异性自身抗体,称为TSH受体抗体(TSH receptor antibody,TRAb)。TRAb有两种类型,其中包括甲状腺刺激性抗体(thyroid stimulating antibody,TSAb)和甲状腺刺激阻断性抗体(thyroid stimulating blocking antibody,TSBAb)。TSH的生理功能是刺激甲状腺滤泡上皮细胞产生甲状腺素。TSAb与TSH竞争性结合TSH受体,激活腺苷酸环化酶信号通路,导致甲状腺滤泡上皮细胞增生,甚至在无TSH存在的情况下也能持续分泌大量甲状腺激素,引起甲状腺功能亢进症和甲状腺肿(见图1-4)。TSBAb的作用与TSAb相反,通过阻断TSH与TSH受体的结合,引起甲状腺功能减退症。

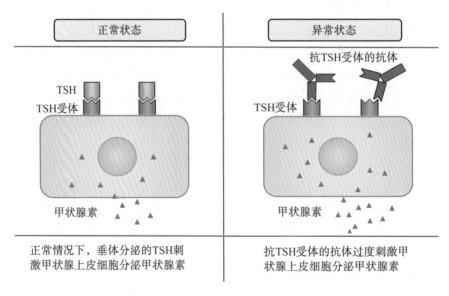

图1-4 Graves病发病机制

(2)重症肌无力(myasthenia gravis,MG):是一种抗受体抗体介导的细胞功能被抑制的疾病。由于机体产生了抗乙酰胆碱受体的自身抗体,与乙酰胆碱竞争性结合突触后膜的乙酰胆碱受体,干扰乙酰胆碱的作用,导致神经肌肉接头处的信号传导阻滞,从而导致患者出现肌无力的症状。80%以上的重症肌无力患者有针对神经肌肉接头处突触后膜上乙酰胆碱受体的抗体,补体参与该病发病过程。

(3)胰岛素抵抗性糖尿病:有些对胰岛素无反应的糖尿病患者体内产生了抗胰岛素受

体的自身抗体,受体与自身抗体结合后,胰岛素不能与其受体结合,从而导致糖尿病的发生。

4.抗激素自身抗体所致的疾病　某些恶性贫血患者体内产生针对胃组织不同组分的自身抗体,如抗内因子抗体(致维生素 B_{12} 吸收障碍)、抗壁细胞抗体(破坏分泌胃酸的壁细胞,引起胃黏膜萎缩),造成血细胞生成异常和巨幼细胞贫血。

(三)抗交叉反应性抗原的抗体所致的疾病

急性风湿热是该类疾病的典型代表。链球菌感染后,抗链球菌细胞壁蛋白质的抗体与心肌细胞上的交叉抗原结合而引起心肌损伤,其特征是关节炎、心脏瓣膜损伤引起的心内膜炎和心肌炎。

(四)药物过敏性血细胞减少症

药物为半抗原,可以与血细胞膜蛋白或血浆蛋白结合而获得免疫原性,从而刺激机体产生药物抗原表位特异性抗体。抗体一方面与药物抗原表位结合形成抗原抗体复合物;另一方面与具有 IgG Fc 受体的血细胞结合,通过激活补体或 ADCC 作用使血细胞裂解,引起血细胞减少症。例如,青霉素、氯丙嗪和非那西丁的抗原表位诱导产生的抗体可与具有 IgG Fc 受体的红细胞结合而引起药物性溶血性贫血;奎尼丁和氨基比林的抗原表位产生的抗体可与粒细胞上的 IgG Fc 受体结合而引起粒细胞减少症;磺胺类和噻嗪类药物等的抗原表位产生的抗体可与血小板的 IgG Fc 受体结合而引起血小板减少性紫癜。

四、Ⅱ型超敏反应的免疫学检测

(一)抗血细胞抗体检测

机体产生的抗血细胞抗体与血细胞膜抗原结合后,可导致血细胞破坏,引起贫血、粒细胞减少、血小板减少等。抗血细胞抗体大多属于不完全抗体,与相应抗原结合后不出现凝集现象。不同血细胞抗体的检测方法基本相同,常用抗人球蛋白试验、Coombs 试验、微柱凝胶法等。

(二)自身抗体检测

Ⅱ型超敏反应是自身免疫性损伤的主要因素之一,自身抗体是自身免疫性疾病患者中针对自身组织器官、细胞及细胞内成分的抗体,是自身免疫性疾病的特点之一,也是临床确诊自身免疫性疾病的重要依据。

自身抗体常用的检测方法有间接免疫荧光试验(indirect immunofluorescence assay, IFA)、免疫印迹试验、流式荧光免疫试验等。

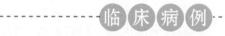

临床病例

患儿,男,3 天,因"皮肤黄染 3 天"入院。患儿为第 2 胎第 2 产,足月顺产,1 分钟阿普加评分(Apgar score)为 9 分,5 分钟 Apgar 评分为 10 分。3 天前,患儿出现皮肤黄染,无呼吸暂停、面色发绀、进乳减少、发热、抽搐等不适,家属自行口服"茵栀黄"药物治疗 2 天,皮肤黄染逐渐加重。以"新生儿高胆红素血症"为诊断收入院。入院查体:全身皮肤黄染,总胆红素 464.1 μmol/L,已达危急值;母亲血型 O 型 Rh 阴性(ccdee),患儿血型 O 型 Rh 阳性(CcDee),且患儿直接抗人球蛋白试验阳性。

【问题 1】通过上述问诊和体格检查,该患儿可能的诊断是什么?

思路:新生儿溶血病的患儿黄疸出现早,Rh 血型不合的溶血患儿大多数在出生后 24 小时内出现皮肤明显黄染,并且迅速加重。ABO 血型不合的溶血有 40% 黄疸发生在出生后 24 小时内,有 50% 发生在 24~48 小时,还有 10% 可能发生在 48 小时后。新生儿溶血病除了新生儿黄疸出现早以外,血清胆红素水平在短时间内快速上升也是其特点。该患儿黄疸出现早,有高胆红素血症,入院查血型发现母亲为 O 型 Rh 阴性,患儿血型 O 型 Rh 阳性,符合新生儿溶血病的特点。因此,本病例考虑新生儿 Rh 溶血病。

【问题 2】该患儿发生溶血的可能原因是什么?

思路:胎儿和新生儿溶血病是指母婴血型不合,母亲产生抗胎儿红细胞抗原的抗体 IgG,此类 IgG 抗体通过胎盘进入胎儿体内,引起胎儿和新生儿红细胞破坏所致的同种被动免疫性溶血。Rh 溶血病主要发生在母亲为 Rh 阴性,胎儿为 Rh 阳性时,但母亲为 Rh 阳性时亦可发生,可由抗-E、抗-C 或抗-e、抗-c 等引起,且 Rh 血型不合溶血往往发生在第二胎。本病例中的患儿血型为 O 型 RhD 阳性(CcDee);母亲血型为 O 型 RhD 阴性(ccdee),因此患儿体内有来自母亲的抗-D 抗体,与 RhD 阳性红细胞呈阳性反应,与 RhD 阴性红细胞无反应,结合患儿临床症状,考虑为 Rh 溶血病,由抗-D 抗体所致(见图 1-5)。

该病发生早、症状突出、病情重,常危及胎儿及新生儿生命,并随胎次增加溶血加重;主要临床表现有贫血、黄疸、胎儿水肿、肝与脾肿大、出血倾向等。

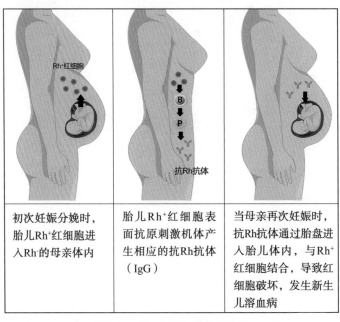

初次妊娠分娩时,胎儿Rh⁺红细胞进入Rh⁻的母亲体内	胎儿Rh⁺红细胞表面抗原刺激机体产生相应的抗Rh抗体(IgG)	当母亲再次妊娠时,抗Rh抗体通过胎盘进入胎儿体内,与Rh⁺红细胞结合,导致红细胞破坏,发生新生儿溶血病

图 1-5　新生儿溶血病发病机制

【问题3】如何诊断新生儿溶血病？

思路：该疾病包括产前诊断和出生后诊断：①产前诊断：既往有不良产史，或前一胎有新生儿重度黄疸史的孕产妇，均应与其丈夫一起做 ABO 血型和 Rh 血型检查。血型不合可做相关抗体的检测。②出生后诊断：如有母子血型不合，新生儿出生后及时监测胆红素，如新生儿黄疸出现早，且进行性加重，同时血色素或红细胞压积快速下降，Coombs 和（或）释放抗体试验一项阳性即可诊断。

【问题4】应如何预防新生儿溶血？

思路：对于妊娠期女性而言，产前血清学检查很有必要。产前可对自己及丈夫进行 ABO 和 Rh 血型检测，以确定血型是否相合，有血型不合危险因素的孕妇（如 O 型血或 Rh 阴性血），妊娠期还应进行相应的抗-A(B)或抗-D 效价测定，从而预测胎儿及新生儿发生 ABO 或 Rh 溶血病的可能。对 Rh 阴性的妇女在流产或分娩 Rh 阳性胎儿后，72 小时内肌内注射抗 D 抗体，可有效降低二胎新生儿溶血症的发病率。

第三节　Ⅲ型超敏反应

Ⅲ型超敏反应又称免疫复合物型（immune complex type）或血管炎型超敏反应，是由抗原和抗体结合形成中等大小的可溶性免疫复合物沉积于局部或全身多处毛细血管基底膜后激活补体，并在中性粒细胞、嗜碱性粒细胞和血小板等效应细胞参与下，引起的以充血水肿、局部坏死和中性粒细胞浸润为主要特征的炎症反应和组织损伤。

Ⅲ型超敏反应的主要特点是：①抗原、抗体均存在于血液循环中，形成免疫复合物沉积于毛细血管基底膜；②介导的抗体以 IgG 为主，也有 IgM 和 IgA；③有补体和炎症介质参与；④以中性粒细胞浸润为主的血管及其周围炎症；⑤造成严重的组织损伤。

一、参与Ⅲ型超敏反应的主要成分

(一)可溶性抗原

可溶性抗原（soluble antigen）是存在于宿主组织或体液中的游离抗原物质。蛋白质、糖蛋白、脂蛋白、酶、补体、细菌毒素、免疫球蛋白片段、核酸等均为可溶性抗原。可溶性抗原可与相应抗体形成可溶性免疫复合物，不易被吞噬细胞捕获。引起Ⅲ型超敏反应的抗原根据来源可分为两大类：①自身抗原：自身异常的分子，如系统性红斑狼疮（systemic lupus erythematosus，SLE）患者的核抗原、类风湿关节炎（rheumatoid arthritis，RA）患者的变性 IgG、肿瘤细胞释放或脱落的抗原等；②外源性抗原：如各种微生物、寄生虫、药物和异种血清等。

（二）抗体

参与Ⅲ型超敏反应的抗体虽与Ⅱ型超敏反应中的抗体相似，主要也是 IgG 和 IgM 类抗体，也可以是 IgA，不同之处在于这些抗体与相应可溶性抗原特异性结合形成抗原抗体复合物（免疫复合物），并在一定条件下沉积在肾小球基底膜、血管壁、皮肤或滑膜等组织中，引起相应的病理损伤。

（三）补体

补体系统在先天免疫防御中起重要作用，但过分激活补体会导致严重的组织损伤。C3 是血清中含量最高的补体成分，主要由巨噬细胞和肝脏合成，在 C3 转化酶的作用下，裂解成 C3a 和 C3b 两个片段，在补体经典激活途径和旁路激活途径中均发挥重要作用。补体裂解产物 C3b 一端与靶细胞（或免疫复合物）结合，另一端与细胞表面有 C3b 受体的细胞（单核细胞、巨噬细胞、中性粒细胞等）结合，在靶细胞与吞噬细胞之间起桥梁作用，可促进吞噬细胞的吞噬，发挥补体的调理作用。

C5a 是补体激活的重要产物之一，它与 C5a 受体结合被激活后，参与败血症、急性肺损伤、过敏及哮喘等多种炎症及自身免疫病的发生与发展。

（四）参与细胞

引起Ⅲ型超敏反应组织损伤的细胞包括中性粒细胞、嗜碱性粒细胞、肥大细胞、血小板等。

1.嗜碱性粒细胞、肥大细胞　沉积于毛细血管基底部的免疫复合物激活补体，产生过敏毒素，激活嗜碱性粒细胞和肥大细胞，释放组胺、白三烯等炎症因子，使血管通透性增加，引起组织水肿。

2.中性粒细胞　沉积于毛细血管基底部的免疫复合物被中性粒细胞吞噬，释放蛋白水解酶等多种酶类，水解血管及组织，引起组织损伤。

3.血小板　血小板聚集和激活促进血栓的形成，引起局部出血和坏死。血小板活化释放 5-羟色胺等血管活性物质，进一步加重水肿。

二、Ⅲ型超敏反应的发生机制

（一）中等大小可溶性免疫复合物的形成与沉积

血液循环中的可溶性抗原与相应抗体结合形成可溶性免疫复合物（immune complex，IC）。在体内，免疫复合物的形成和分布不但取决于抗原和抗体本身的量，还取决于抗原、抗体的相对比例。抗原、抗体的比例不同，所形成的复合物的分子大小亦不同：①当抗原过剩时，形成小分子可溶性免疫复合物，能通过肾小球滤过膜而随尿排出体外。②当抗原抗体比例合适时，形成大分子不溶性免疫复合物，被吞噬细胞清除。③当抗体过剩或轻度抗原过剩时，则形成中等大小（19S）的可溶性免疫复合物，难以通过上述方式清除，而长期循环于体内，又称循环免疫复合物（circulating immunocomplex，CIC）。CIC 既不能被吞噬细胞清除，又不能通过肾小球滤过排出，易沉积于毛细血管基底膜，引起炎症反应和组织损伤。

(二)影响免疫复合物沉积的因素

在正常的免疫应答中,抗体与抗原结合形成免疫复合物,是排除抗原的重要环节。只有当免疫复合物在局部组织沉积时才能引起Ⅲ型超敏反应。影响免疫复合物沉积的因素主要有以下几个方面:

1.机体清除免疫复合物的能力降低　IC在组织中沉积的程度与机体从血液循环中清除IC的能力呈反比。循环免疫复合物的清除由单核吞噬细胞系统以及补体系统所决定。IC的生成过多,补体、补体受体或FcγR缺陷,以及吞噬细胞功能异常导致IC在血液循环中持续存在,继而在组织中沉积。C2或C4先天性缺陷的患者常可发生Ⅲ型超敏反应,其原因是抗原抗体反应所产生的C3b不足,或因缺乏补体受体介导的吞噬作用而导致免疫复合物在血流中持续循环。在这种情况下,沉积在组织中的免疫复合物通过补体非依赖的机制或通过激活C3旁路而使炎症细胞聚集在免疫复合物沉积的局部。

2.抗原和抗体的理化特性　抗原和抗体的表面电荷之间的亲和力以及抗体的类别等均影响免疫复合物的形成和沉积。

(1)抗原的结构和理化性状:①抗原表位数量:单价和二价抗原易于形成可溶性免疫复合物;而多价抗原可以结合多个抗体分子,形成大的复合物,易被吞噬细胞捕获和清除。②可溶性抗原:可与相应抗体形成可溶性免疫复合物,不易被吞噬细胞捕获;反之,颗粒性抗原本身及其形成的免疫复合物均易于被吞噬细胞吞噬和清除。

(2)抗原持续存在:这是形成可沉积性免疫复合物的先决条件。大量抗原持续存在,致使免疫复合物不断形成,使机体不能迅速将其排出体外,造成免疫复合物蓄积并沉积于血管壁。当持续感染时,病原体持续繁殖,在血流中可持续形成大量免疫复合物。

(3)IC的理化特性:荷电性、结合价和亲和力等影响IC的形成与沉积,如复合物中带正电的抗原(DNA抗原等)容易与肾小球基底膜上带负电的成分相结合,因而沉积在基底膜上,产生严重而持久的组织损伤。

(4)抗体:在免疫复合物形成过程中,抗体的浓度、比例和分子特性也是其能否引发Ⅲ型超敏反应的重要条件。当抗原抗体形成免疫复合物时,抗体的分子量越大,形成的免疫复合物也越大。抗体与抗原的亲和力越高,形成的免疫复合物越稳定。反之,分子量较小的可溶性免疫复合物长期循环于血流中,在一定条件下便可沉积于组织中。

3.局部解剖和血流动力学因素　免疫复合物在血液中循环,遇到血流缓慢、易产生涡流、毛细血管内压较高的区域,则有利于免疫复合物沉积并嵌入血管内皮细胞间隙之中,如肾小球基底膜和关节滑膜等处的毛细血管压较高,血流缓慢;动脉交叉口、脉络膜丛和眼睫状体等处易产生涡流。因此它们为免疫复合物最常沉积的部位。

4.炎症介质的作用　免疫复合物可直接与炎症细胞结合使之活化,并局部释放细胞因子和血管活性胺等炎症介质,使血管通透性增加,有利于免疫复合物沉积。

(三)免疫复合物沉积引起的组织损伤和机制

1.补体的作用　免疫复合物可通过经典途径活化补体系统产生过敏毒素(C3a、C5a)

和C3b,使肥大细胞和嗜碱性粒细胞脱颗粒,释放组胺等血管活性物质,使血管内皮细胞间隙增大,毛细血管扩张,血管通透性增加,有助于免疫复合物沉积。同时,C3a和C5a有趋化作用,能吸引中性粒细胞和单核吞噬细胞向炎症病灶部位聚集,发挥吞噬作用,释放炎性介质,增强炎症反应,引起组织损伤。膜攻击复合物在局部组织细胞表面形成后,可通过细胞溶解作用使损伤进一步加重。免疫复合物和C3b可使血小板活化产生5-羟色胺等血管活性物质,导致血管扩张、通透性增强,进而引起充血和水肿。同时可使血小板聚集,激活凝血过程,促进微血栓形成,造成局部组织缺血、出血和坏死。

2.中性粒细胞的作用　中性粒细胞浸润是Ⅲ型超敏反应病理组织学的主要特征之一。局部聚集的中性粒细胞在吞噬免疫复合物过程中,可释放蛋白水解酶、胶原酶、弹性纤维酶和碱性蛋白酶等多种溶酶体酶,使血管基底膜和周围组织细胞发生损伤。

三、临床常见Ⅲ型超敏反应性疾病

(一)局部免疫复合物病

1.阿蒂斯反应(Arthus reaction)　Arthus反应是1903年由Arthus发现的。他在给家兔和豚鼠皮下反复注射马血清后,发现注射部位出现细胞浸润。若再次注射,则局部发生水肿、出血和坏死等剧烈炎症反应。这种现象被称为Arthus反应或实验性局部超敏反应,此反应是一种典型的Ⅲ型超敏反应。其发生机制是前几次注射的异种血清刺激机体产生大量抗体(IgG),当再次注射相同抗原时,由于抗原不断由皮下向血管内渗透,血流中相应的抗体由血管壁向外弥散,两者相遇于血管壁,形成免疫复合物,沉积于小静脉血管壁基底膜上,激活补体级联反应,引起坏死性血管炎甚至溃疡。当局部出现Arthus反应时,若静脉内注射同种抗原,则可引起过敏性休克。

2.类Arthus反应　类Arthus反应是指由血清或非蛋白质药物(如青霉素、胰岛素和破伤风血清等)局部肌内注射引起红斑、肿胀、出血甚至坏死等与Arthus反应类似的局部炎症反应,为Ⅲ型超敏反应所致的局部免疫复合物病。例如,胰岛素依赖型糖尿病患者局部反复注射胰岛素后,可刺激机体产生相应的IgG类抗体,若此时再次注射胰岛素,即可在注射局部出现红肿、出血和坏死等与Arthus反应类似的局部炎症反应。长期吸入抗原性粉尘、真菌孢子等可刺激机体产生IgG类抗体,再次吸入相同抗原后,抗原与抗体在肺泡和肺泡间质内形成免疫复合物,可引起过敏性肺泡炎。

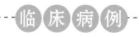

临　床　病　例

患者,男性,17岁,学生。患者在运动中不慎跌倒,右上胸部皮肤挫伤,在校医院局部清洁创面后给予破伤风抗毒素(TAT)预防治疗。注射前TAT皮试阴性,按常规进行肌内注射,观察30分钟无不良反应后回家。从第3天开始,患者左上肢臂部三角区奇痒,继而出现红斑、肿胀,并有向周边扩张趋势。同时,破伤风血清皮试部位皮丘亦见扩大,直径>1.0 cm,遂来医院就诊。体格检查:局部注射部位皮肤红肿,直径达10 cm以上,触之皮肤发硬、皮温高,无波动感,无发热、关节痛、荨麻疹及淋巴结肿大等全身反应。询问患者有外伤史,用药史不清,否认家族史及其他药物过敏史。给予地塞米松 5 mg,加入 250 mL 0.9% NaCl 溶液内,静脉滴入,每日 1 次。根据病情递减剂量,同时进行抗过敏治疗及局部 3% 硼酸溶液湿敷,经 1 周治疗,红斑、肿胀消退。

【问题 1】根据上述病史和体格检查,该患者可能的诊断是什么?

思路:本病开始于注射局部瘙痒,继而出现红斑、水肿,为其首发症状,常为过敏先兆。此患者行 TAT 注射后,除注射部位皮肤出现红肿等典型症状体征外,其他皮肤未见异常;经抗过敏治疗,局部对症处理,尤其给予糖皮质激素治疗,皮损较快消退而愈。上述患者的病史、临床表现、疾病发展和临床转归符合Ⅲ型超敏反应中的类 Arthus 反应。

【问题 2】该病可能的致病机制是什么?

思路:TAT 为免疫马血清,是用类毒素免疫马匹后制备的,属于异种蛋白。动物免疫血清注入机体后,能刺激机体产生特异性 IgG 类抗体。由于过敏体质的人一般具有药物过敏史和遗传史,而此患者否认家族史及其他药物过敏史,有过外伤史,但 TAT 用药史不清,说明患者可能曾经注射过 TAT,故体内有 IgG 抗体存在。当再次注射 TAT 时,TAT 作为抗原与患者血管内的特异性 IgG 抗体在皮下形成免疫复合物,沉积于小血管基底膜,激活补体系统,产生过敏毒素 C3a 和 C5a,使肥大细胞和嗜碱性粒细胞活化脱颗粒,释放组胺等血管活性物质,从而导致血管内皮细胞收缩,血管通透性增强,不仅使局部发生水肿,而且免疫复合物由局部组织向血管内渗入,在血管内激活血小板,释放血管活性物质,进一步加重局部水肿。同时,TAT 可引起中性粒细胞浸润,释放多种溶酶体酶,引起组织损伤。该反应发生较快,通常在注入抗原后 4~8 h 内即可达高峰,经 2~3 日后消退。

- -

由青霉素、血清类药物及接种疫苗等引起的变态反应,临床比较常见,而皮试仅能检测Ⅰ型超敏反应,对由Ⅲ型超敏反应引起的类 Arthus 反应无预测意义,易被临床忽视。因此,用药和接种疫苗前要详细询问过敏史,尤其是药物过敏史。在治疗中要时刻注意反应先兆,及时处理。

(二)全身免疫复合物病

1.血清病　血清病(serum sickness)是一种由循环免疫复合物引起的全身性Ⅲ型超敏反应性疾病。抗原为异型血清蛋白或药物的结合性抗原,抗体主要为 IgG、IgM。血清病通常在初次大量注射异种血清(如破伤风抗毒素和抗蛇毒血清等)治疗疾病 1~2 周后发生,是以发热、皮疹、淋巴结肿大、关节肿痛和一过性蛋白尿等为临床表现的一种综合性反应,部分患者可出现轻度急性肾小球肾炎和心肌炎。发生机制是抗原初次进入机体后致敏,潜伏期为 1~3 周。此期,由于抗原量大,形成小分子 IC,经肾小球滤过清除。当抗原明显过量时合成中等大小的 CIC,易沉积于血管基底膜,激活补体系统,介导炎症反应,临床表现为血管炎。此后,抗体生成量逐渐增多,当抗体生成量显著高于抗原量时,形成大分子 IC,可被网状内皮系统清除,此时疾病的症状和体征可逐步好转而缓解。若再次应用致敏原,则在 12~35 h 之内可出现同样的临床表现。

由于该病主要因注射异种动物血清所致,故称为血清病。目前,临床上会引起血清病的血清制剂主要有破伤风抗毒素、白喉抗毒素、各种蛇毒抗毒素以及抗淋巴细胞球蛋白等。此外,临床应用抗 TNF-α 单抗等生物制剂,大剂量注射青霉素类、磺胺类、链霉素、苯妥英钠、硫氧嘧啶类等药物也可引起血清病样反应。血清病具有自限性,在停止注入上述血清和药物后,症状可自行消退。

2.链球菌感染后肾小球肾炎 链球菌感染后肾小球肾炎(post streptococcal glomerulonephritis,PSGN)主要为 A 族 β-溶血性链球菌的特异性致肾炎菌株感染所致,如扁桃体炎、猩红热和脓疱疮。症状一般发生于咽部感染 A 族 β-溶血性链球菌后 2~3 周或皮肤感染后 3~6 周。本病系人体感染链球菌后,链球菌进入体内并刺激机体产生抗体,而链球菌作为抗原可与抗体结合形成免疫复合物,免疫复合物随着血液循环到达肾脏并沉积在肾小球基底膜上,激活补体和炎症反应,导致肾小球内炎症细胞浸润。该病的特征为急性起病,临床表现为镜下或肉眼血尿、蛋白尿、高血压和水肿,可伴有一过性肾功能不全。急性链球菌感染后肾小球肾炎为自限性疾病,多数患者预后良好,临床上主要采用支持治疗和对症治疗。

3.类风湿关节炎 详见第五章第三节。

4.系统性红斑狼疮(SLE) 详见第五章第三节。

5.超敏反应性肺炎 超敏反应性肺炎(hypersensitivity pneumonitis,HP)是易感个体吸入致敏原引起的免疫介导性疾病,以间质性肺炎、淋巴细胞性细支气管炎和肉芽肿为病理特征。过敏原为含有真菌孢子、细菌产物、动物蛋白质或昆虫抗原的有机物尘埃颗粒等。"农民肺"是过敏性肺炎最常见的形式之一,患者吸入嗜热放线菌孢子或菌丝后 6~8 小时内出现严重呼吸困难,是由吸入的抗原与特异性 IgG 抗体结合成免疫复合物所致。

HP 的发病机制尚不完全清楚。目前,研究者认为 HP 最初为Ⅲ型超敏反应介导,而后转为Ⅳ型超敏反应。急性 HP 患者长期吸入抗原性粉尘、真菌孢子等,再次吸入相同抗原后会在肺泡间形成免疫复合物,沉淀于肺泡毛细血管基底膜,激活补体,促进中性粒细胞、血小板、嗜碱性粒细胞等炎性细胞和渗出液积聚于肺泡间质,影响血气交换。亚急性和慢性 HP 主要是 T 细胞介导的免疫应答,可发展为特征性 T 淋巴细胞性肺泡炎。

6.其他 脉络丛是一个主要的过滤场所,有利于免疫复合物沉积,是系统性红斑狼疮患者出现中枢神经系统症状的原因。在亚急性硬化性脑炎患者的神经组织中有麻疹抗原和相应抗体的复合物沉积。在血清病和系统性红斑狼疮的皮疹中,其表皮与真皮连接的基底膜上有免疫复合物和 C3 沉积。结节性多动脉炎患者检出乙型肝炎病毒表面抗体所形成的免疫复合物。青霉素治疗时,由于病原体被破坏,释放大量抗原,在血流内与相应的抗体结合,形成免疫复合物,激活补体,产生大量过敏毒素,导致Ⅲ型超敏反应。

四、Ⅲ型超敏反应的免疫学检测

免疫复合物的检测是Ⅲ型超敏反应的主要检测指标,对某些疾病的诊断、疗效监测、疾病活动性、预后评估和发病机制研究等具有重要的参考价值。人体内存在两种形式的免疫复合物,一种是存在于血液中的循环免疫复合物,另一种是沉积于组织中的免疫复合物。

沉积于组织中的 IC 的检测可以制备局部组织切片为基础,借助光学显微镜或电镜检测 IC 所致典型病理改变,或用免疫组织化学技术检测 IC 在局部组织中的沉积。

循环免疫复合物的检测方法可分为抗原特异性和抗原非特异性两种方法。抗原特异性方法通过区别游离的抗原和与抗体结合的抗原,选择性测定含有某种特定抗原的 IC。但由于每一待测标本中抗原的特异性不同,不同抗原需要不同方法进行检测,使得检测方法不统一,因此临床上使用较少。抗原非特异性方法则不考虑形成 IC 抗原的性质,根据免疫复合物的物理学、免疫学和生物学特性,现在临床常用的 CIC 检测方法主要有聚乙二醇法和固相 C1q 酶联免疫吸附试验。

第四节　Ⅳ型超敏反应

与上述由特异性抗体介导的三种类型的超敏反应不同,Ⅳ型超敏反应是由效应 T 细胞与相应抗原作用后,引起的以单核细胞浸润和组织细胞损伤为主要特征的炎症反应。此型超敏反应发生较慢,当机体再次接受相同抗原刺激后,通常需经 24～72 h 方可出现炎症反应,因此称为迟发型超敏反应(delayed type hypersensitivity,DTH)和细胞介导型超敏反应。根据炎症因子和效应细胞的不同,迟发型超敏反应可分为Ⅳa～Ⅳd 四型。

Ⅳ型超敏反应的特点是:①反应发生慢(24～72 h),消退慢;②由 T 细胞介导,与抗体和补体无关;③以单个核细胞浸润为主;④个体差异小;⑤有炎症细胞因子参与。

一、参与Ⅳ型超敏反应的物质

(一)抗原

抗原主要有微生物、寄生虫、真菌、细胞(如肿瘤细胞、移植细胞)和某些化学物质。

1.微生物　胞内寄生菌如结核杆菌、麻风杆菌等引起的Ⅳ型超敏反应最为常见。某些病毒(如麻疹病毒、乙肝病毒)和真菌(白假丝酵母菌)等也可引起Ⅳ型超敏反应。

2.某些化学物质　参与Ⅳ型超敏反应的化学物质包括油漆、染料、二硝基氨苯等。

(二)效应细胞

从未接受过抗原刺激的成熟 T 细胞为初始 T 细胞,接受抗原刺激而活化,分化为效应 T 细胞和记忆性 T 细胞。效应 T 细胞主要包括 CD4$^+$ Th1(T$_{DTH}$)细胞、Th17 细胞和

CD8$^+$ Tc(CTL)细胞。巨噬细胞除可作为抗原提呈细胞(antigen presenting cell，APC)起作用外，在Ⅳ型超敏反应中也是重要的效应细胞。此外，单核细胞、嗜酸性粒细胞和中性粒细胞也参与介导Ⅳ型超敏反应的组织损伤。

CD4$^+$T细胞可识别MHC-Ⅱ类分子所提呈的外源性抗原肽，活化后主要分化为Th1细胞。Th1细胞是参与细胞介导的炎症和迟发型超敏反应的典型细胞类型。Th1细胞主要分泌IL-2、IL-12、IFN-γ和TNF-β等，介导与细胞毒和局部炎症有关的免疫应答，参与细胞免疫及迟发型超敏性炎症的形成，故亦称为炎症性T细胞，可被视为迟发型超敏反应T淋巴细胞(delayed type hypersensitivity T lymphocyte，T_{DTH})。CD8$^+$T细胞可识别MHC-Ⅰ类分子所提呈的内源性抗原肽，活化后分化为细胞毒性T淋巴细胞(cytotoxic T lymphocyte，CTL)，能够特异性地杀伤靶细胞。

二、Ⅳ型超敏反应的发生机制

Ⅳ型超敏反应的本质是以细胞免疫为基础的组织损伤。

(一)效应T细胞的形成

机体初次接触抗原时，这些抗原物质经APC加工处理成抗原肽-MHC-Ⅱ或MHC-Ⅰ类分子复合物，分别提呈给具有相应抗原受体的CD4$^+$T细胞和CD8$^+$T细胞，使之活化并分化为效应T细胞(CD4$^+$Th1细胞和CD8$^+$CTL细胞)，使机体形成致敏状态。部分效应T细胞中途停止分化，成为静息状态的记忆性T细胞。

(二)效应T细胞介导的炎症反应和细胞毒作用

当抗原特异性记忆性T细胞再次接触相同抗原后，迅速增殖分化为效应T细胞，效应T细胞可通过识别APC或靶细胞表面抗原肽-MHC-Ⅱ或MHC-Ⅰ类分子复合物而被活化，在清除抗原(细胞免疫应答)的同时导致组织损伤(Ⅳ型超敏反应)。

1.Th细胞介导的炎症反应和组织损伤　效应Th1细胞受相同抗原再次刺激后，可大量释放IL-2、IFN-γ、TNF-α、LT-α、IL-3、GM-CSF等细胞因子和趋化因子MCP-1等。Th1细胞表面的CD40L与巨噬细胞表面的CD40结合可促进巨噬细胞的活化；IL-3和GM-CSF促进骨髓造血干细胞分化为单核细胞，使巨噬细胞生成增加；TNF-α和MCP-1可使局部血管内皮细胞黏附分子表达增加，促进单核吞噬细胞和淋巴细胞向抗原存在部位聚集；IFN-γ和TNF-α可使巨噬细胞活化，通过释放溶酶体酶造成组织损伤；同时，活化的巨噬细胞进一步分泌促炎细胞因子IL-1和IL-6等加重炎症反应，并造成组织损伤。IL-2可促进T细胞增殖，分泌更多的细胞因子，加剧Ⅳ型超敏反应。Th1还可以借助FasL杀伤表达Fas的靶细胞。抗原激活的Th17细胞产生的IL-17可募集单核细胞和中性粒细胞到达抗原部位参与组织损伤。

2.CD8$^+$Tc细胞介导的细胞毒作用　效应CD8$^+$Tc细胞与靶细胞表面特异性抗原结合后被活化，可脱颗粒释放穿孔素和颗粒酶等介质，使靶细胞溶解破坏或发生凋亡；也可通过其表面的FasL与靶细胞表面的Fas结合或通过分泌大量TNF-α诱导靶细胞凋亡。事实上,Ⅳ型超敏反应的发生机制与细胞免疫应答完全相同,前者实际上是细胞免疫应答的负面影响,即在清除抗原的同时,也造成机体的组织损伤和病理过程。

三、临床常见Ⅳ型超敏反应性疾病

(一)感染性迟发型超敏反应

感染性迟发型超敏反应多发生于某些病毒、真菌以及胞内寄生菌(如结核杆菌、麻风杆菌、布氏杆菌)等感染时,在激发 Th1 细胞和 CTL 抗感染免疫过程中导致以单个核细胞浸润为主的炎症和组织细胞损伤,故称感染性迟发型超敏反应。结核病是一种典型的感染性迟发型超敏反应性疾病。胞内感染结核分枝杆菌的巨噬细胞在 Th1 细胞释放的细胞因子 IFN-γ 的作用下被活化后可清除结核杆菌。若结核杆菌抵抗活化巨噬细胞的杀菌效应,则可发展为慢性炎症,形成肉芽肿(granuloma)。肉芽肿中心是巨噬细胞融合形成的巨细胞,外围包绕大量 T 细胞和成纤维细胞,在缺氧、巨噬细胞及 T 细胞的细胞毒作用下,可导致干酪样坏死,肺部干酪样坏死组织咳出后可形成肺空洞。结核菌素试验为典型的实验性感染性迟发型超敏反应。

感染性迟发型超敏反应的发生也说明机体对特定病原体已产生细胞免疫。据此,临床常用结核菌素皮肤试验判断受试者是否已获得抗结核免疫保护力,阳性反应表示已感染过结核菌或接种过卡介苗(Bacille Calmette-Guérin,BCG),机体对结核分枝杆菌具有免疫力,但不一定患结核病。阴性反应表明未感染过结核分枝杆菌,如为婴儿应接种卡介苗。对明确已感染过或接种卡介苗成功的个体,结核菌素皮试可用于检测机体的细胞免疫功能,阳性代表 T 细胞免疫功能正常。

(二)接触性皮炎

接触性皮炎是一种经皮肤致敏的迟发型超敏反应。引起本病的致敏原通常是小分子半抗原化学物质,包括某些药物如磺胺、青霉素以及某些化学物质如二硝基氯(氟)苯、油漆、染料、农药、化妆品等。这些小分子抗原物质能与表皮细胞内角蛋白结合形成完全抗原,经朗格汉斯细胞摄取并提呈给 T 细胞,诱导 T 细胞活化并分化成效应 T 细胞和记忆性 T 细胞。当机体再次接触相同抗原后刺激记忆性 T 细胞活化并分泌 IFN-γ 和IL-17等细胞因子,使皮肤角化细胞释放促炎细胞因子和趋化因子,诱导单核细胞趋化并分化为巨噬细胞,介导组织炎症损伤。急性皮损表现为红肿和水疱,重症者可有剥脱性皮炎,慢性表现为丘疹和鳞屑。

接触性皮炎历史回顾

公元 620 年,隋代巢元方著的《诸病源候论》最早阐述了接触性皮炎患者的症状:"漆有毒,人有禀性畏漆,但见漆便中毒,喜面痒——皆悉瘙痒,面为起肿,绕眼微赤——若火烧漆,其毒气则厉,著人急重。亦有性自耐者,终日烧之,竟不为害也。"

（三）移植排斥反应

移植排斥反应是迟发型超敏反应的一个典型临床表现。在同种异体间的移植排斥反应中，受者的免疫系统首先被供者的组织抗原（human leucocyte antigen，HLA）致敏，克隆增殖后，受者体内的致敏 T 细胞识别移植器官上的异体抗原，导致淋巴细胞和单个核细胞局部浸润等炎症反应，形成移植排斥反应，可造成移植器官坏死。

（四）其他

临床其他主要由 T 细胞介导的炎症性疾病也与Ⅳ型超敏反应相关，如 Th1 和 Th17 介导的类风湿关节炎、多发性硬化症、炎症性肠病和银屑病以及 CTL 介导的 1 型糖尿病等。

四、Ⅳ型超敏反应的免疫学检测

Ⅳ型超敏反应的常用免疫学检测方法是过敏原皮肤试验，采用皮内注射、皮肤斑贴等方法使变应原进入已经致敏的机体，体内致敏的 T 细胞再次接触到变应原后，释放多种细胞因子，造成局部以单核细胞和淋巴细胞浸润为主的炎症反应，24～48 小时后局部出现红肿、硬结、水疱等现象，以此来判断变应原是否引起机体Ⅳ型超敏反应或机体的细胞免疫功能状态。此外，对某些传染病（如布氏菌病、某些病毒感染、真菌感染及某些寄生虫感染等），用相应病原体特异性抗原进行皮试，可起到诊断或鉴别诊断的作用。

常用的Ⅳ型超敏反应皮肤试验方法包括结核菌素皮试和斑贴试验。

（一）结核菌素试验

结核菌素试验又称纯蛋白衍生物（purified protein derivative，PPD）皮肤试验，通过皮内注射结核杆菌的纯蛋白衍生物，72 小时后观察注射部位皮肤是否出现红肿硬结，判断是否感染结核杆菌以及卡介苗接种的免疫效果，对诊断结核病和测定机体非特异性细胞免疫功能有参考意义。

结果判读：受试部位无红晕硬结，判为（－）；受试部位有针眼大小的红点或稍有红肿，硬结直径小于 0.5 cm，判为（±）；受试部位红晕及硬结直径为 0.5～0.9 cm，判为（＋）；受试部位红晕及硬结直径为 1.0～1.9 cm，判为（＋＋）；受试部位红晕及硬结直径≥2 cm，判为（＋＋＋）；除出现红晕硬结外，局部出现水疱及坏死，判为（＋＋＋＋）。

（二）斑贴试验

斑贴试验是将实验抗原直接贴敷于皮肤表面的方法。实验抗原为软膏时，可直接涂在皮肤上；如为固体物，可用蒸馏水浸湿后涂敷于皮肤上；如为水溶液，则浸湿纱布后敷贴于皮肤上（见图 1-6）。所用抗原浓度以不刺激皮肤为原则，涂敷范围以 0.5～1 cm 为宜。涂敷后盖以油纸或玻璃纸，用纱布或绷带固定；如有明显不适，可随时打开查看，并进行适当处理。斑贴试验主要是检测Ⅳ型超敏反应，检测灵敏度不高，但假阳性较少，结果的可信度大。

"斑贴试验之父"

约瑟夫·雅达松(Josef Jadassohn,1863～1936年),德国科学家,于1895年首次系统地报告了斑贴试验作为接触性皮炎的可靠诊断手段,被业界公称为"斑贴试验之父"。

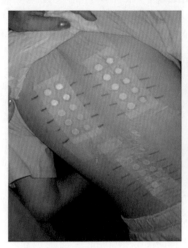

（－）
无反应。

（＋）
弱阳性反应,红斑、浸润,可能有小红疹。

（＋＋）
强阳性反应,红斑、浸润、丘疹、水疱。

（＋＋＋）
极度的阳性反应,红肿并有大疱。

图1-6 斑贴试验

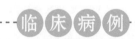

患者,女性,53岁,15天前购买一瓶标有"美妙美肤霜"的高级化妆品,每日化妆时擦拭于面部,一周后面部发痒、变红,近两天因面部出现浮肿、水疱而就诊。询问病史,患者在此期间没有用过其他化妆品,也没有用过药品。

【问题1】根据病史和症状,该患者最可能的诊断是什么?

思路:根据患者使用化妆品的病史以及面部发痒、变红、出现浮肿和水疱等症状,可考虑为接触性皮炎。

【问题2】导致该患者发病的机制是什么?

思路:接触性皮炎是一种经皮肤致敏的迟发型超敏反应。引起本病的致敏原通常是小分子半抗原化学物质,这些小分子抗原物质能与表皮细胞内角蛋白结合,形成完全抗原,使T细胞致敏。当机体再次接触相同抗原后,刺激记忆性T细胞活化,并分泌IFN-γ和IL-17等细胞因子,使皮肤角化细胞释放促炎细胞因子和趋化因子,诱导单核细胞趋化并分化为巨噬细胞,介导组织炎症损伤。

【问题3】该型超敏反应有哪些特点?

思路:该患者为经皮肤致敏的迟发型超敏反应,其主要特点为:①反应发生慢(24～

72 h),消退慢;②由 T 细胞介导,与抗体和补体无关;③引起以单个核细胞浸润为主的炎症反应;④个体差异小;⑤有炎症细胞因子参与。

本章小结

　　四种类型的超敏反应各具特征(见表 1-1),但需指出的是,临床实际情况复杂,常可见两型或三型超敏反应共存的情况。因多数免疫应答由体液免疫和细胞免疫共同参与,因此其发病机制和组织损伤绝非由单独一型超敏反应所能解释,可能以某一型为主或在疾病发展的不同阶段由不同型超敏反应所主宰,如系统性红斑狼疮引起的肾脏损伤主要由Ⅲ型超敏反应所致,而同时发生的血细胞减少症则起因于Ⅱ型超敏反应。链球菌感染后肾小球肾炎主要是由Ⅲ型超敏反应引起,也可由Ⅱ型超敏反应所致。

　　同一抗原也可在不同条件下引起不同类型的超敏反应。典型的例子是青霉素所致的超敏反应:通常以过敏性休克、荨麻疹和哮喘等Ⅰ型超敏反应为主;但长期大剂量静脉注射青霉素时,青霉素可结合于血细胞表面而引起Ⅱ型超敏反应;如与血清蛋白质结合可能出现局部类 Arthus 反应和关节炎等Ⅲ型超敏反应;而青霉素油膏局部应用可引起Ⅳ型超敏反应。此外,青霉素引起的Ⅰ、Ⅱ、Ⅲ和Ⅳ混合型超敏反应的病例也偶有发生。

表 1-1　四种类型超敏反应的比较

	Ⅰ型(速发型)	Ⅱ型(细胞毒型)	Ⅲ型(免疫复合物型)	Ⅳ型(迟发型)
抗体/细胞类型	IgE 抗体介导	IgG、IgM 抗体介导	IgG 抗体介导	T 细胞介导
参与细胞	肥大细胞、嗜碱性粒细胞、嗜酸性粒细胞	巨噬细胞、NK 细胞	中性粒细胞、嗜碱性粒细胞、血小板	Th1、Th17、CTL
有无补体参与	无	有	有	无
抗原	可溶性抗原	细胞抗原、基质抗原	可溶性抗原	可溶性抗原、细胞性抗原
效应机制	机体致敏,变应原与细胞表面的 IgE 结合并使 FcεRⅠ交联,使细胞脱颗粒释放活性介质,导致局部或全身生理功能紊乱	抗体与自身抗原结合,激活补体,溶解靶细胞,增强巨噬细胞的调理吞噬作用,NK 细胞通过 ADCC 杀伤靶细胞	中等大小 IC 沉积于组织局部,通过激活补体、聚集中性粒细胞和活化血小板导致炎症性组织损伤	致敏 Th1 和 Th17 细胞释放细胞因子,活化 CTL 和巨噬细胞,导致局部组织损伤;CTL 也可直接识别和杀伤靶细胞

续表

	Ⅰ型（速发型）	Ⅱ型（细胞毒型）	Ⅲ型（免疫复合物型）	Ⅳ型（迟发型）
常见疾病	药物过敏性休克、过敏性哮喘、花粉症、过敏性鼻炎、湿疹等	输血反应、新生儿溶血病、自身免疫性溶血性贫血、Graves病等	Arthus反应、血清病、链球菌感染后肾小球肾炎、类风湿关节炎、系统性红斑狼疮等	感染性迟发型超敏反应、接触性皮炎、移植排斥反应等

（王颖　惠丽霞）

第二章　感染免疫

1.识记:抗感染免疫的类型及其特点、常见病原微生物的免疫学检测指标。

2.理解:抗不同病原生物的免疫学机制。

3.应用:感染免疫知识分析与解决临床常见感染问题。

感染免疫学(infection immunology)是一门研究病原生物与宿主免疫之间的关系,从而控制感染的学科,是传统免疫学的基础与核心。

感染是基于病原体和宿主间的相互作用而建立的,包括病原体侵入、在宿主组织中克隆定植、诱导免疫应答、病原体清除或组织损伤等环节;另有一些病原体则不需要在宿主组织定植,而通过释放毒素致病。免疫系统通过多种不同的机制发挥抗感染作用,而病原微生物也通过不同的机制逃避免疫系统的清除。

感染性疾病的免疫学标志物包括特异性标志物和非特异性标志物。特异性标志物主要是病原体抗原及其抗体、特异性免疫细胞的检测等。非特异性标志物主要指在多种疾病中均可检测到升高的标志物,包括急性时相蛋白(如C反应蛋白、降钙素原)、补体、细胞因子等。

特异性抗原作为直接诊断指标,在排除技术因素、操作误差和交叉反应的前提下,结合临床症状可确诊感染。作为感染早期的间接诊断指标,IgM抗体出现早、消失快,但部分特异性IgM抗体可持续6个月甚至一年以上。作为机体感染病原体的重要指标,IgG抗体出现较晚、维持时间较长。

第一节　抗感染免疫的类型及特点

人体是一个复杂而又统一的整体,在抵抗病原体感染的过程中,固有免疫和适应性免疫相辅相成,共同完成机体的防御功能。

（一）抗感染免疫的特点

固有免疫的作用迅速、稳定而广泛，但是，对于病原体的识别不具备特异性，有效清除病原体必须依赖适应性免疫。不同病原体感染机体后结局多不同，有的病原体可以被清除，有些可以造成免疫病理损伤。

（二）病原体免疫应答的共同特征

1.抗感染免疫依赖于固有免疫和适应性免疫的协同作用　固有免疫提供早期防御，适应性免疫提供后期更持久、更稳定的免疫保护。适应性免疫通过产生的效应分子和细胞清除病原体，并产生记忆细胞，保护机体免于再次感染。

2.清除不同类型病原体需要诱导不同类型的抗感染免疫应答　由于病原体的入侵和克隆定植机制各不相同，清除这些病原体则需要不同的免疫机制。病原体特异的适应性免疫应答可使机体应答最优化。

3.抗感染免疫效应决定了病原体在宿主的存活和致病性　感染建立后，病原体与宿主间发生"宿主抗病原体免疫应答"与"病原体抵抗免疫"的博弈，这通常决定着感染的结局。针对机体强有力的抗病原体免疫反应，病原体发展出不同的免疫逃逸机制。

4.抗感染免疫应答效应可能导致免疫病理损伤　针对病原体的免疫防御机制是宿主存活所必需的，但也会造成机体的病理损伤。

（三）感染性疾病免疫学检验常见概念

1.先天性感染　先天性感染又称宫内感染，指胎儿在母体内受到的感染。

2.TORCH综合征　弓形虫、巨细胞病毒、风疹病毒、单纯疱疹病毒等引起宫内感染时，可导致流产、死胎、畸形、发育异常（如出现智力低下、视听障碍等），俗称 TORCH 综合征（TORCH syndrome），这些病原体称为高致畸病原体。

3.性传播疾病　性传播疾病指可以通过亲密接触传播的传染病，包括淋病、梅毒、艾滋病、尖锐湿疣、非淋菌性尿道炎、生殖器疱疹等。

4.输血前感染疾病筛查　患者输血前需要进行乙型肝炎病毒、丙型肝炎病毒、梅毒螺旋体和人类获得性免疫缺陷病毒的感染情况检测。

第二节　抗细菌免疫

细菌种类繁多，引起的感染复杂多样，以局部感染为主，全身感染或菌血症相对较少。根据病原体侵入机体后停留的主要部位不同，可将其分为胞外菌和胞内菌两大类（见表 2-1）。

表 2-1　胞内菌与胞外菌特点

细菌分类	存在部位	致病机制	生物学效应	主要免疫方式	临床常见致病菌
胞内菌	宿主细胞内	—	慢性感染	细胞免疫	结核杆菌、麻风杆菌、伤寒沙门菌
胞外菌	细胞外液、外周血、组织间隙、腔道	引发炎症；革兰氏阴性菌释放内毒素，革兰氏阳性菌释放外毒素	急性感染	体液免疫	大肠埃希菌、金黄色葡萄球菌、链球菌

一、抗胞外菌免疫

(一)抗胞外菌的固有免疫

机体抗胞外菌的固有免疫应答主要包括补体活化、吞噬作用和炎症反应三个过程(见表 2-2)。

表 2-2　机体抗胞外菌免疫应答方式

免疫方式	免疫途径	生物学效应
补体活化	旁路途径活化：革兰氏阴性菌(脂多糖)、革兰氏阳性菌(肽聚糖)；凝集素途径：其他细菌(甘露糖)	通过补体作用促进免疫细胞对细菌的吞噬；产生膜攻击复合物溶解细菌；招募、活化白细胞，浸润到感染局部，参与炎症反应
吞噬作用	非特异性吞噬：主要为中性粒细胞；受体介导的特异性吞噬：补体受体、甘露糖受体及清道夫受体等	这些受体在提高对胞外菌吞噬效率的同时，还激活了吞噬细胞的杀菌活性
炎症反应	吞噬细菌后的吞噬细胞被活化而分泌细胞因子	引起感染的全身表现如发热、合成急性时相蛋白、组织损伤等

(二)抗胞外菌的适应性免疫

机体抵抗胞外菌感染的适应性免疫主要依赖于体液免疫。针对胞外菌及其毒素的抗体主要为 IgG、IgM 和 sIgA 抗体；同时，胞外菌感染时所含有的蛋白质抗原作为典型的胸腺依赖性抗原，可激活 $CD4^+$ T 细胞，其可产生细胞因子，辅助 B 细胞产生抗体并增强巨噬细胞吞噬、杀伤细菌(见图 2-1)。

宿主产生主要针对胞壁成分或毒素的抗体，通过中和作用、调理吞噬作用、激活补体经典途径等清除胞外菌感染。其中，中和作用主要依赖高亲和力 IgG 和 IgA；补体激活主要靠 IgM 和 IgG；调理作用则主要依靠 IgG 的 IgG1 和 IgG3 亚型。

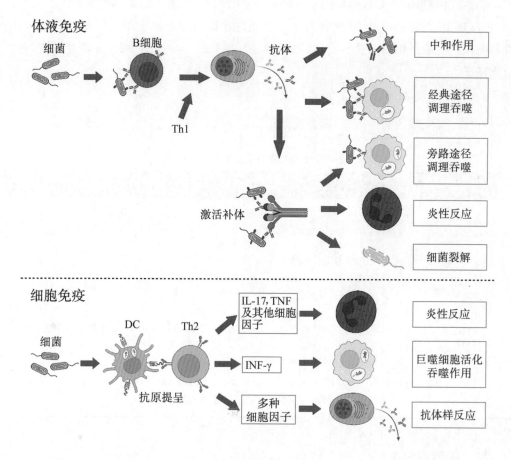

图 2-1 抗胞外菌的适应性免疫

1.中和毒素　抗毒素与相应细菌的外毒素特异性结合,使之失去对易感细胞的毒性,为中和毒素作用。外毒素由 A、B 两个亚单位组成,A 亚单位为毒素毒性的活性部分,B 亚单位无毒性,能与易感细胞表面的相应受体结合,而后进入易感细胞并发挥毒性作用。抗毒素仅能中和游离外毒素,若外毒素已与细胞结合,则不能中和其毒性。因此,应用抗毒素治疗时,必须把握早期和足量的原则。

2.调理与促进吞噬　IgG(IgG1 与 IgG3)通过 Fab 片段与胞外菌表面抗原表位结合,能降低细菌与吞噬细胞间的静电斥力;IgG Fc 片段则可与吞噬细胞表面的 FcγR 结合,从而促进吞噬细胞吞噬胞外菌。此调理方式对清除有荚膜的细菌,如肺炎链球菌等具有特殊意义。IgG、IgM 均可通过激活补体经典途径产生 C3b、C4b 等覆盖于细菌表面,并与吞噬细胞表面 CR1 或 CR3 结合而发挥调理吞噬杀菌功能。

3.阻止黏附　多数胞外菌如链球菌属、奈瑟菌属、霍乱弧菌等,经黏膜感染机体的先决条件是该类菌能黏附于黏膜表面。它们通过表面黏附素(如菌毛)与黏膜细胞表面受体结合而发生黏附。黏膜局部 sIgA 能阻断其黏附,阻止胞外菌感染机体。

4.溶菌或杀菌　IgG、IgM 抗体可通过激活补体经典途径溶解、杀伤革兰氏阴性菌（如霍乱弧菌、奈瑟菌等）。溶菌酶的存在会促进细菌完全溶解。革兰氏阳性菌对抗体、补体协同的溶菌作用不敏感。补体活化的片段（如 C3a、C4a、C5a）可介导炎症反应，发挥防御功能。

（三）胞外菌的免疫逃逸机制

在宿主免疫系统的作用下，部分胞外菌会进化出逃避免疫的能力（见表 2-3）。

表 2-3　胞外菌对宿主免疫系统的逃避机制

作用位点	细菌逃逸机制
抗体	逃避抗体，改变表面分子的表达； 分泌抗 Ig 的蛋白酶，使抗体失活
噬菌作用	封闭巨噬细胞受体与细菌的结合； 临时隐藏于非巨噬细胞中； 释放细菌蛋白，破坏巨噬细胞的功能
补体	通过缺乏适当的表面蛋白、表面蛋白的空间位阻现象以及降解 C3b 来阻止 C3b 与细菌的结合； 失活补体级联反应过程中各个环节； 俘获宿主补体激活调节剂（regulator of complement activation，RCA）蛋白； 诱导宿主产生同种型抗体，使之不能激活补体

二、抗胞内菌免疫

抗胞内菌免疫机制与抗胞外菌不同，主要依赖于细胞免疫，而不是体液免疫。

（一）抗胞内菌的固有免疫

抗胞内菌固有免疫表现为中性粒细胞和巨噬细胞的作用以及 NK 细胞和 γδT 细胞的作用（见表 2-4）。

表 2-4　抗胞内菌免疫细胞的生物学效应

免疫细胞	生物学效应
中性粒细胞	最早到达感染局部 分泌防御素，破坏尚未进入宿主细胞的胞内菌，从而控制早期感染 逃脱防御素破坏的细菌被中性粒细胞吞噬后通过强大的呼吸爆发杀灭
巨噬细胞	吞噬并杀灭胞内菌 活化产生促炎细胞因子 促进 NK 细胞活化 促进 Th1 细胞分化

续表

免疫细胞	生物学效应
NK 细胞	在巨噬细胞的协同下,NK 细胞被活化,杀伤被感染的宿主细胞 活化的 NK 细胞分泌大量 IFN-γ,促进巨噬细胞活化,间接促进 Th1 细胞分化
γδT 细胞	直接杀伤细胞 通过分泌 IFN-γ 发挥抗菌效应

(二)抗胞内菌的适应性免疫

机体抗胞内菌主要依赖于效应 T 细胞(CD4$^+$Th1 和 CD8$^+$CTL 细胞)发挥作用。此外,胞内菌也可以抵御吞噬细胞的胞内杀伤机制,此时机体抗胞内菌感染则以适应性免疫应答为主。

1.CD8$^+$T 细胞应答　CTL 细胞对清除胞内菌感染起关键作用。树突状细胞获取了由被吞噬细菌降解或宿主细胞死亡而产生的抗原,通过抗原交叉提呈激活 CTL。细菌蛋白通过内源性抗原提呈途径成为 CTL 细胞的靶标。胞内菌特异性 CTL 很少通过 Fas 通路或穿孔素介导的细胞溶破作用杀伤靶细胞,而主要通过分泌 TNF、IFN-γ 等分子激活相应的信号通路清除靶细胞。

2.CD4$^+$T 细胞应答　胞内菌活化的特异性 CD4$^+$T 细胞分化为 Th1 细胞,后者通过分泌 IFN-γ、TNF 以及表达 CD40L 与巨噬细胞表面 CD40 结合激活巨噬细胞,后者产生大量活性氧中间体(reactive oxygen intermediates,ROI)和活性氮中间体(reactive nitrogen intermediates,RNI),发挥强大的抗菌作用。机体可以通过 Th1 细胞介导的迟发型超敏反应而清除病原菌。

在抗胞内菌应答中,Th1 应答比 Th2 应答更重要。如在麻风患者中,Th2 应答上调的患者易患破坏性的麻风病,即瘤型麻风;而 Th1 应答上调的患者麻风病症状减轻,即结核样麻风。

3.抗体应答　细菌特异性中和抗体虽然不能直接清除胞内菌,但可阻断游离的细菌进入宿主细胞,并通过调理吞噬或补体介导的溶菌作用清除胞内菌。

(三)肉芽肿的形成

当宿主抗胞内菌免疫与病原体的博弈相持不下时,可转化为慢性感染,在宿主感染局部形成肉芽肿的结构,以局限化感染。肉芽肿可以限制细菌的繁殖,将病原菌限定在不连续的病灶内,防止进一步的扩散,对机体起到保护作用。这个过程主要通过招募 T 细胞和巨噬细胞实现。作为慢性感染标志的肉芽肿,其内层包含巨噬细胞和 CD4$^+$T 细胞,而外层是 CD8$^+$T 细胞(见图 2-2)。部分肉芽肿的外层钙化、纤维化,中间的细胞坏死,死亡细胞中的所有病原体都被杀灭,感染被消除;少数病原体仍然存活并在肉芽肿中休眠,一旦肉芽肿破裂,病原体就会被释放,重新开始感染宿主细胞并进行增殖。再次感染的结果取决于宿主的免疫应答状态。

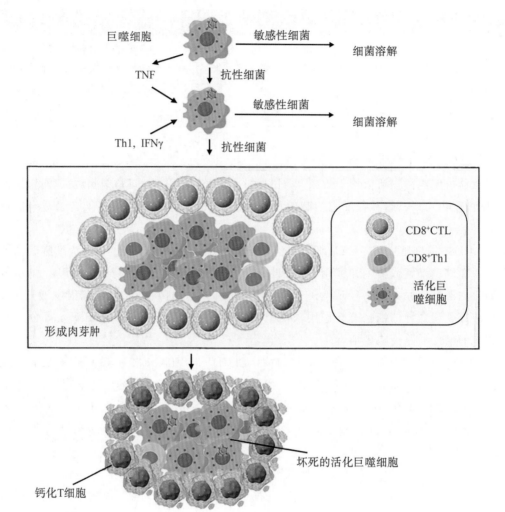

图 2-2　肉芽肿的形成

（四）胞内菌的免疫逃逸机制

在宿主免疫压力下，胞内菌也进化出像胞外菌及其他病原体一样的逃避免疫机制。胞内菌多为慢性感染，其免疫逃逸的机制更为复杂（见表 2-5）。

表 2-5　胞内菌对宿主免疫系统的逃逸机制

作用位点	细菌逃逸机制
吞噬体的破坏作用	感染非吞噬细胞 合成能够阻断溶酶体融合、吞噬体酸化、ROI/RNI 杀伤的分子 募集宿主蛋白阻断溶酶体的功能

续表

作用位点	细菌逃逸机制
高度活化的巨噬细胞、抗体	阻止巨噬细胞高度活化所需宿主基因的表达 通过伪足入侵转移到新的宿主细胞中
T 细胞	减少 APC 抗原提呈作用

1.逃避吞噬杀伤　有的胞内菌可选择在非吞噬细胞中增殖或使吞噬细胞失活,以逃避吞噬细胞的杀伤。例如,麻风分枝杆菌会感染人体外周神经的施万细胞;李斯特杆菌进入吞噬细胞后合成李斯特杆菌溶血素"O",破坏吞噬溶酶体,逃避吞噬细胞的杀伤。

2.逃避抗体的中和作用　部分胞内菌通过细胞接触机制进入另一个宿主细胞,使中和抗体无法发挥作用。如李斯特杆菌可诱导宿主产生基于肌动蛋白的伪足,内陷进入邻近的非吞噬细胞,由此,细菌不会暴露到胞外,从而逃避抗体中和作用。

3.阻止淋巴细胞活化　某些胞内菌通过干预 APC 的抗原提呈功能、阻止淋巴细胞活化而逃避 T 细胞杀伤。如结核分枝杆菌感染树突状细胞后会引起 MHC-Ⅰ类分子、Ⅱ类分子和 CD1 的下调,使抗原无法有效提呈,阻止 T 细胞被活化。

胞内菌感染机体后,随着时间的推移,机体对胞内菌的固有免疫与适应性免疫过程见图 2-3。

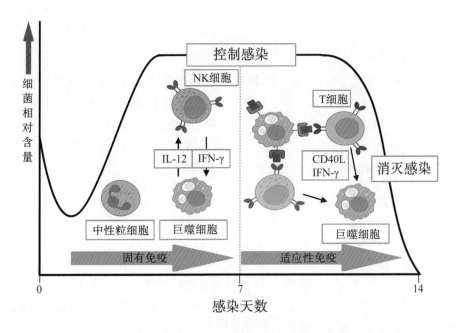

图 2-3　机体抗胞内菌的固有免疫与适应性免疫

三、抗细菌感染的免疫学检测

体外培养是细菌感染诊断的"金标准"，免疫学检测仅仅作为补充手段，后者分为特异性和非特异性检测，其中特异性检测靶标常为特异性 IgG 和 IgM 抗体，常用于较难培养的细菌诊断；非特异性检测包括 C-反应蛋白、降钙素原、白介素-6。

(一)C-反应蛋白

C-反应蛋白(C-reactive protein，CRP)在感染性炎症和非感染性炎症等多种疾病中均可显著升高。临床常用检测方法有免疫比浊法与免疫荧光法。超敏 C 反应蛋白与 C 反应蛋白的本质区别是所用检测方法的灵敏度不同，前者所用检测方法灵敏度明显高于后者。

CRP<10 mg/L 用于心血管疾病风险评估，CRP>10 mg/L 考虑细菌感染、大手术、严重创伤、烧伤、心肌梗死、恶性肿瘤、结缔组织病、器官移植后发生排斥反应等炎症反应或应激反应。细菌感染急性期，CRP 可升高上千倍。病毒感染时 CRP 一般不升高，CRP 浓度可作为细菌感染与病毒感染的鉴别诊断指标。

(二)降钙素原

降钙素原(procalcitonin，PCT)在全身性细菌、真菌和寄生虫感染时增高，临床常用检测方法包括化学发光免疫试验和免疫比浊法。PCT 增高提示有全身性细菌感染或脓毒症、严重真菌和寄生虫感染，与感染的严重程度及预后相关，可用于辅助诊断、预后判断和疗效观察。

(三)白介素-6

受感染、肿瘤、非感染性炎症、应激等刺激后，巨噬细胞、T 细胞、B 细胞等多种细胞均可产生白介素-6(interleukin 6，IL-6)，临床常用检测方法包括 ELISA、化学发光免疫试验和流式细胞术等，其中 ELISA 和化学发光可用于细胞外 IL-6 的定量检测，而流式细胞术可用于细胞内 IL-6 的定量检测。目前，IL-6 主要用于感染性疾病的辅助诊断，在肿瘤、自身免疫性疾病、类风湿性关节炎、烧伤等疾病中，血清 IL-6 均可显著升高，应注意鉴别。

四、常见细菌感染举例

(一)链球菌感染

临床致病的链球菌主要有化脓性链球菌、草绿色链球菌、肺炎链球菌和猪链球菌。临床常用的检测项目为抗"O"试验，即抗链球菌溶血素"O"(anti-streptolysin O，ASO)，常用于 A 族链球菌感染的辅助诊断，升高常见于上呼吸道感染、风湿性心肌炎、心包炎、风湿性关节炎和急性肾小球肾炎等。抗原检测阳性反应提示有相应链球菌的存在，但不能区分活菌和死菌。

(二)结核分枝杆菌感染

结核分枝杆菌(mycobacterium tuberculosis，TB)是兼性细胞内寄生菌，细胞免疫占据主导地位。细胞壁脂质成分含量较高,抗体产生的时间较晚,效价较低,抗体对机体无保护作用,但抗体阳性反应可辅助诊断结核病。TB 抗体检测常用 ELISA 和免疫渗滤/层析试验,结核感染 T 细胞使用 ELISPOT 检测(T-SPOT TB)。TB 感染的众多诊断手段均存在不足,需结合免疫学指标、核酸检测、细菌培养法、影像学、临床症状综合判断。TB 抗体多为弱阳性,非典型分枝杆菌和麻风分枝杆菌感染也可呈阳性。T-SPOT TB 检测特异性 T 细胞分泌的 IFN-γ,用于活动性肺结核、肺外结核、潜伏性结核、免疫抑制的结核患者检测以及抗结核疗效评估。

（三）幽门螺杆菌感染

幽门螺杆菌(helicobacter pylori,HP)抗原和抗体检测是常用辅助指标。^{13}C 尿素呼气试验是临床检查手段之一。未进行 HP 根治治疗的人群,抗体阳性反应可以认为存在 HP 感染;进行过 HP 根治治疗的人群,抗体阳性反应需要鉴别既往感染与复发感染。HP 抗原或^{13}C 尿素呼气试验阳性结合临床症状可诊断 HP 感染。

第三节　抗病毒免疫

病毒(virus)侵入机体并在体细胞内增殖的过程称为病毒感染(viral infection),病毒感染后可出现隐性携带、潜伏感染或病毒性疾病。

病毒结构蛋白(如衣壳蛋白、包膜糖蛋白等)及感染细胞表达的病毒抗原均能激发特异性体液免疫和细胞免疫。病毒抗原的特性及其感染宿主的方式决定了病毒致病机制的特点。除直接破坏宿主细胞外,非致细胞病变病毒还可通过感染诱发的炎症免疫反应损伤宿主细胞,导致疾病。某些病毒感染呈现潜伏感染状态,当宿主免疫力下降,潜伏状态病毒会启动活化、增殖,导致疾病的急性发生,如潜伏水痘病毒重新活化引发带状疱疹。

免疫学标志物主要检测病毒特异性抗原和抗体。抗原是病毒感染的直接指标,受感染方式、感染部位以及机体免疫应答方式的影响,有些病毒感染不能得到适合抗原检测的标本。抗体检测是病毒感染的间接指标,使用时应注意区分现症感染和既往感染,对隐性感染、慢性感染和病毒携带有较高的诊断价值。

与胞内菌免疫类似,机体抗病毒免疫包括固有免疫与适应性免疫,主要依赖于细胞免疫(见图 2-4)。

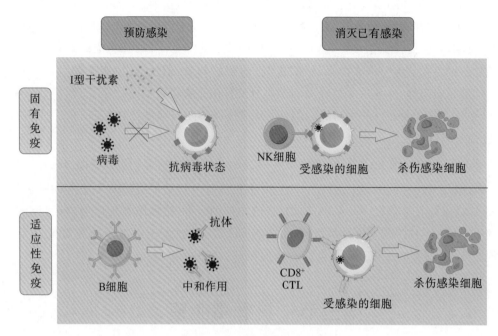

图 2-4　机体抗病毒的固有免疫与适应性免疫防御机制

(一)抗病毒的固有免疫

病毒感染早期,机体只能依靠固有免疫效应阻止病毒扩散。受病毒感染的细胞分泌广谱抗病毒的细胞因子(如 IFN 等)以及主要免疫细胞(如 NK 细胞、巨噬细胞等)发挥作用。

1.抗病毒的效应分子

(1)干扰素(IFN):抗病毒免疫最重要的早期免疫分子是干扰素。机体组织细胞受病毒感染后,可产生Ⅰ型干扰素(IFN-α/IFN-β),活化的巨噬细胞和 NK 细胞可产生Ⅱ型干扰素(IFN-γ),其与细胞表面干扰素受体结合,激活受体细胞的抗病毒蛋白基因,合成抗病毒蛋白,通过降解病毒 mRNA 及阻断病毒蛋白质合成而发挥抗病毒效应。

(2)细胞因子:TNF-α、IL-1、IL-6、IL-8 和 IL-12 等炎症细胞因子和趋化因子,促进毛细血管内皮细胞上调黏附分子(便于中性粒细胞和单核细胞浸润感染局部),促进炎症反应,并加强 APC 的抗原提呈作用。

(3)补体系统:补体、干扰素、NK 细胞和巨噬细胞的共同作用使得侵入体内的病毒不能迅速扩散。

2.抗病毒的免疫细胞

(1)NK 细胞:NK 细胞是机体早期抗病毒感染的重要非特异性效应细胞。它在病毒感染 3 天左右即被活化,而病毒特异性 CTL 则在 10 天后才出现。NK 细胞通过识别被病毒感染的宿主细胞 MHC-Ⅰ类分子下调信号进行杀伤作用;促炎细胞因子(IFN-α/IFN-β 和 IL-12)等激活 NK 细胞,通过其分泌穿孔素、颗粒酶等杀伤并清除病毒感染的细胞。

(2)巨噬细胞:巨噬细胞在病毒感染早期开始活化并生成大量的促炎介质。巨噬细胞能吞噬、清除某些病毒,释放 TNF-α、NO 等细胞毒活性物质。TNF-α 有干扰素样抗病毒作用,可阻止病毒早期蛋白合成,抑制病毒复制;NO 可促进巨噬细胞产生 ROIs 和RNIs,帮助杀灭被吞噬的病毒,在阻止病毒扩散和促进病毒性疾病恢复中发挥较重要的作用。

(二)抗病毒的适应性免疫

病毒的衣壳蛋白、包膜糖蛋白以及病毒感染细胞表达的病毒抗原均能激发特异性体液免疫和细胞免疫。前者主要针对细胞外病毒,后者则主要针对细胞内病毒发挥作用。

1.体液免疫

病毒是多种抗原的复合体,在病毒特异性 Th 细胞的辅助下,B 细胞被活化为浆细胞并分泌 IgM、IgG 和 IgA 抗体。多数病毒感染后 3～5 天即可在患者血清中检出特异性IgM 抗体,约 7 天后 IgG 抗体滴度明显高于 IgM,且在 10～20 天到达高峰,可在体内维持几个月甚至几年之久。抗体在病毒感染过程中具有重要作用,可通过对病毒的中和作用和介导对病毒感染细胞的溶解作用而发挥免疫效应。但在有些情况下,抗体与某些病毒如登革病毒、呼吸道合胞病毒等结合,促进病毒在细胞内复制,造成对机体的损害。病毒在细胞内,早期产生的抗体多不能发挥作用,但晚期的中和性抗体进入血液后可结合病毒,阻止病毒结合宿主细胞上的病毒受体,从而防止感染进一步扩散。

(1)中和病毒:对病毒有中和能力的抗体即中和抗体(neutralizing antibody)。中和抗体包括 IgG、IgM、SIgA 三类。体液中的中和抗体主要为 IgG,能通过胎盘,新生儿体内的抗病毒抗体即经此途径从母体获得。IgM 也是机体受病毒初次感染后首先产生的抗体,故可用于早期诊断。SIgA 主要在黏膜局部发挥抗病毒作用,新生儿可通过初乳从母体获得 SIgA,能增强其消化道抗病毒能力。

(2)激活补体溶解病毒:病毒感染的靶细胞表面表达病毒编码的蛋白,靶细胞及有包膜的病毒与相应抗体结合后,能激活补体经典途径形成膜攻击复合物(membrane attack complex,MAC),导致靶细胞和病毒的溶解。

(3)促进吞噬与杀伤病毒:抗体与病毒特异性结合后,其 Fc 片段与吞噬细胞或 NK细胞表面 Fc 片段受体结合,可通过调理作用和 ADCC 途径杀伤病毒感染细胞,发挥一定的抗病毒效应。

2.细胞免疫

机体抗病毒细胞免疫的主要效应细胞为 CD8$^+$ CTL 细胞和 CD4$^+$ Th1 细胞。病毒蛋白质兼为内源性抗原和外源性抗原。

(1)CTL 细胞直接杀伤:CTL 细胞为机体抗病毒感染的主要效应细胞,其 T 细胞受体(T cell receptor,TCR)能特异性识别病毒感染细胞表达的病毒肽-MHC-Ⅰ类分子复合物而发挥细胞毒效应,杀伤效率极高,具有特异性。

(2)Th1 细胞分泌细胞因子:Th1 细胞通过分泌 IFN-γ、IL-2 等细胞因子能激活并增强初始 CTL 杀伤病毒感染细胞的功能。

值得注意的是,一些病毒可能不需要 T 细胞辅助,只通过 B 细胞应答就可清除。

(三)病毒的免疫逃逸机制

病毒的免疫逃逸机制体现在两个方面:一是通过病毒的快速增殖能力,尤其基因组较小的病毒比基因组较大的病毒增殖更快,在免疫应答产生之前就播散到新的宿主细胞建立感染;二是病毒干扰宿主免疫应答,使其有足够的时间建立感染。一旦感染建立,病毒可通过多种机制逃避抗病毒免疫攻击(见表 2-6)。

表 2-6　病毒对宿主免疫系统的逃逸机制

被干扰的免疫机制	病毒逃逸机制
监视	潜伏
抗体效应	通过抗原漂移或抗原位移改变病毒表位 表达病毒性 FcR,阻断 ADCC 或中和作用 阻断 B 细胞的胞内信号转导
CD8$^+$T 细胞效应	感染低表达 MHC-Ⅰ类分子的细胞 干预 MHC-Ⅰ类分子介导的抗原提呈 迫使 pMHC 的内化
CD4$^+$T 细胞效应	避免感染 DCs 干预 MHC-Ⅱ类分子介导的抗原提呈 迫使 pMHC 的内化
NK 细胞效应	表达病毒性 MHC-Ⅰ类分子类似物 提高宿主 HLA-E 或经典 MHC-Ⅰ类分子的合成
DC 功能	阻断 DC 的发育或成熟 阻止 DC 上调共刺激分子 上调 DC 表面 Fas L 的表达
补体效应	阻断转化酶的形成 表达病毒性的宿主 RCA 蛋白类似物 提高宿主 RCA 蛋白的表达 出芽到宿主细胞膜,获取宿主 RCA 蛋白
抗病毒状态	阻断 IFN 的分泌 干预建立抗病毒状态的代谢、酶活动
宿主细胞凋亡	阻断内源性或外源性途径的各个环节 表达死亡受体和调节分子的类似物
细胞因子、趋化因子	表达细胞因子和趋化因子的竞争性抑制剂 下调细胞因子和趋化因子受体的表达

1.潜伏 潜伏的病毒需要更强的抗病毒免疫才能清除,而机体在病毒潜伏后,抗病毒免疫多处于耗竭状态,使得病毒可长期逃逸。

2.病毒变异 在宿主免疫压力下,病毒较其他病原体更易发生基因变异,某些基因变异可导致抗原性变异,从而逃脱宿主体内预存免疫。病毒抗原基因突变导致的抗原性变异称为"抗原漂移"。例如,流感病毒和 HIV 等都具有快速抗原漂移的能力,即使在同一个感染个体中也可发生。

3.干扰抗原提呈 病毒感染抗原提呈细胞后可干扰抗原提呈的多个环节,从而逃逸抗病毒免疫。腺病毒、巨细胞病毒(cytomegalovirus,CMV)、HIV、VSV、EBV 等通过干扰 MHC-Ⅰ限制性抗原提呈途径不同的节点,造成 CD8$^+$T 细胞活化受阻,从而逃逸抗病毒细胞免疫;腺病毒、CMV、HIV 等还可通过干扰 MHC-Ⅱ类分子介导的抗原提呈不同节点,干扰抗病毒体液免疫应答。

4.抑制 NK 细胞活化 CMV 表达 MHC-Ⅰ类分子的类似物,结合 NK 细胞抑制性受体,使 NK 细胞认为它识别的是一个"没有下调"的 MHC-Ⅰ类分子,导致 NK 细胞不被活化。

5.干扰抗体效应 一些病毒可直接干扰抗病毒抗体的产生和效应。麻疹病毒表达一种对 B 细胞的激活起抑制作用的蛋白;HSV-1 则使感染的宿主细胞表达病毒形式的 FcR,后者与 IgG 分子结合,使 Fc 端被封闭,阻止 ADCC 以及补体通过经典通路激活。

6.逃避补体杀伤 某些痘病毒和疱疹病毒分泌阻碍旁路 C3 转化酶形成的蛋白质,导致补体系统活化障碍。多种病毒表达补体活化调节蛋白(requlatorofcomplementactivation,RCA)类似物或上调宿主 RCA 蛋白的表达,防止感染的细胞受 MAC 介导的溶解。HIV 和牛痘病毒等通过在宿主细胞膜出芽的方式得到 RCA 蛋白、促衰变因子(decay-accelerating factor,DAF,又称 CD55)和膜反应性溶解抑制物(membrane inhibitor of reactive lysis,MIRL,又称 CD59),逃避补体杀伤。

7.干扰 DC 功能 人类嗜 T 淋巴细胞病毒(human T-cell lymphotropic virus,HTLV)-1 感染 DC 前体,阻止其分化,成为不成熟的 DC;HSV-1 和牛痘病毒感染不成熟的 DC,阻止 DC 成熟,阻碍 T 细胞应答的启动。麻疹病毒感染使 DC 形成叫作合胞体的聚集物,病毒可在其中自由复制。麻疹病毒感染则引起 DC 上调表达 FasL,从而杀死带有 Fas 的 T 细胞。CMV 感染使 DC 变为耐受性,导致与其相遇的 T 细胞无法被激活。

8.消除抗病毒状态 病毒通过复杂的机制干扰抗病毒状态。如 EBV 表达一种生长因子的可溶性受体,引起巨噬细胞 IFN 的减少,不足以激发和维持抗病毒状态。当 HSV 感染已建立了抗病毒状态的细胞时,病毒表达一种可逆转病毒蛋白合成受阻的蛋白,使得病毒复制得以恢复。牛痘病毒和丙型肝炎病毒也可合成蛋白质,破坏对维持抗病毒状态所需的代谢和酶。腺病毒及卡波西氏肉瘤疱疹病毒(Kaposi's sarcoma associated-herpesvirus,KSHV)则表达可干扰宿主转录因子活性或与宿主转录因子类似的蛋白质,干扰宿主细胞建立抗病毒状态所需的基因转录。

9.干扰宿主细胞因子 在病毒感染的早期,宿主细胞生成大量的细胞因子和趋化因子,协调抗病毒反应。一些痘病毒可以改变局部的细胞因子,使它不利于支撑免疫应答所必需的细胞间合作。痘病毒通过合成趋化因子类似物阻断淋巴细胞、巨噬细胞和中性粒细胞的趋化和迁移,还可分泌干扰素受体类似物。KSHV 和腺病毒表达一种抑制 IFN 诱导的基因转录的蛋白质,干扰 Th1 分化和随后的抗病毒细胞免疫应答。EBV 则通过合成 IL-12 类似物竞争性抑制宿主正常的 IL-12 活性。EBV 产生 IL-10 类似物,抑制巨噬细胞生成 IL-12 以及淋巴细胞生成 IFN。

10.调控宿主细胞凋亡　被感染的宿主细胞在病毒复制完成之前凋亡,进而导致病毒死亡,是宿主抗病毒机制之一,通常由 CTL、Fas-FasL、TNF 与 TNFR(TNF 受体)介导。如腺病毒合成一个蛋白复合物,引起 Fas 和 TNFR 内化,将这些死亡受体从细胞表面清除,中断 FasL 或 TNF 介导的凋亡;痘病毒表达 TNFR 的类似物,作为 TNF 和相关细胞因子的诱饵受体;腺病毒、疱疹病毒和痘病毒表达多种蛋白质,抑制凋亡所需的酶级联反应;另有病毒可以增加宿主细胞存活蛋白或其类似物的表达,从而阻止宿主细胞过早凋亡。

(四)常见病毒感染举例

1.肝炎病毒感染检测　临床常见肝炎病毒类型及其特点如表 2-7 所示。乙肝五项常见模式与临床意义如表 2-8 所示。

表 2-7　常见肝炎病毒类型及其特点

	HAV	HBV	HCV	HDV	HEV
疾病			病毒性肝炎		
临床症状	疲乏,食欲减退,肝脏肿大,肝功能异常,部分出现黄疸	乏力、畏食、恶心、腹胀、肝区疼痛;肝大,质地为中等硬度,有轻压痛	多数为急性无黄疸型肝炎,以 ALT 升高为主,少数为急性黄疸型肝炎,轻度或中度黄疸;也可出现恶心、食欲下降、全身无力、尿黄、眼黄等表现	HDV 与 HBV 同时感染,表现为急性丁型肝炎,在病程中可见两次胆红素和 ALT 升高;HDV 与 HBV 重叠可似急性肝炎,也可转化为慢性肝炎、重型肝炎	潜伏期平均 40 日,一般起病急,黄疸多见;半数有发热,伴有乏力、恶心、呕吐、肝区痛;约 1/3 为关节痛
传播途径	粪-口传播	血液传播、母婴传播、性和体液传播	血液传播、母婴传播、性和体液传播	输血、血制品	粪-口传播

	HAV	HBV	HCV	HDV	HEV
检测项目	抗-HAV IgM	Pre-S1抗原以及乙肝五项（HBsAg、抗-HBs、HBeAg、抗-HBe和抗-HBc）	抗-HCV和HCV核心抗原	HDV Ag和抗-HDV	抗-HEV IgG、抗-HEV IgM和HEV Ag
检测方法	ELISA、化学发光免疫试验和免疫渗滤/层析试验				
治疗及预防	自限性疾病，一般以支持治疗为主；预防以改善生活与饮食习惯、注射甲肝疫苗为主	抗病毒治疗，同时可结合保肝治疗、调节免疫治疗及抗纤维化治疗；预防以保持良好生活习惯、注射乙肝疫苗为主	以抗病毒治疗，同时可结合保肝治疗、调节免疫治疗及抗纤维化治疗；预防以保持良好生活习惯为主	抗病毒治疗，同时可结合保肝治疗；预防以严格控制血液及血制品质量、对易感人群及时注射乙肝疫苗为主	以抗病毒治疗及对症治疗为主；预防以改善生活与饮食习惯、注射戊肝疫苗为主

表 2-8 乙肝五项常见模式与临床意义

乙肝五项常见模式						临床意义
HBsAg	抗-HBs	HBeAg	抗-HBe	抗-HBc IgG	抗-HBc IgM	
−	−	−	−	−	−	无HBV感染，未接种疫苗，不排除潜伏期感染
−	+	−	−	−	−	既往感染或疫苗接种者，有免疫力
−	+	−	−	+	−	HBV感染后恢复，有免疫力
+	+	−	−	+	−	HBV感染后HBsAg血清转换期；不同亚型HBV感染
−	+	−	+	+	−	HBV感染后恢复，有免疫力
+	+	−	+	+	−	HBV感染后HBsAg血清转换期；不同亚型HBV感染
+	−	−	−	−	+	HBV感染早期
+	−	−	−	+	+	HBV感染慢性活动期
+	−	−	−	+	−	HBV携带或HBeAg变异

乙肝五项常见模式						临床意义
HBsAg	抗-HBs	HBeAg	抗-HBe	抗-HBc IgG	抗-HBc IgM	
+	−	−	+	+	−	急性 HBV 感染血清转换；慢性 HBV 携带者(小三阳)
+	−	−	+	+	+	HBV 感染慢性活动期
+	−	+	−	−	+	潜伏期或急性 HBV 感染早期；病毒复制活跃,传染性强
+	−	+	−	+	+	急性 HBV 感染早期或慢性活动期,病毒复制活跃,传染性强
+	−	+	−	+	−	急性或慢性 HBV 感染；病毒复制活跃,传染性强(大三阳)
+	−	+	+	+	−	HBV 感染后 HBeAg 血清转换期,机体由免疫耐受转为免疫激活,传染性降低；HBeAg 浓度过高导致抗-HBe 假阳性
−	−	−	−	+	−	既往感染
−	−	−	−	−	+	感染早期,低水平慢性感染,S 基因突变
−	−	−	+	+	−	既往感染或感染的恢复期,初次发现建议定期检测,多年稳定者可视为正常

2.轮状病毒(rotavirus)感染　轮状病毒主要经粪-口途径传播,可引起婴幼儿和成人急性胃肠炎和腹泻。SIgA 抗体可保护机体不受同型病毒的感染,不同型之间无交叉免疫。临床常用检测项目有轮状病毒抗原和抗轮状病毒抗体。抗原检测可用于轮状病毒感染的早期诊断和疫情监测。轮状病毒感染 5 天后即可在血清中测出 IgM 抗体,因此,可用于早期辅助诊断。IgG 抗体检测用于流行病学调查。

3.EB病毒感染　EB 病毒(epstein-bar virus,EBV)经口传播。EBV 抗原有早期抗原(early antigen,EA)、衣壳抗原(viral capsid antigen, VCA)、膜抗原(membrane antigen,MA)、核抗原(nuclear antigen,NA)和潜伏膜蛋白(latent membrane protein,LMP)。初次感染后,体内首先出现抗-VCA 和抗-MA,其后出现抗-EA,恢复期出现抗-NA。临床常用检验项目有 VCA、抗-VCA、MA、抗-MA、EA、抗-EA、NA、抗-NA。EBV 抗原和核酸检测是病毒感染的直接证据,外周血抗原或核酸阳性提示活动性 EBV 感染,鼻咽部黏膜抗原或核酸阳性提示局部 EBV 感染。

患者,男,54 岁,职工,患者因弥漫大 B 细胞淋巴瘤入院化疗,治疗前评估发现病毒感染相关指标异常:HBsAg$^+$,HBeAb$^+$,HBcAb$^+$,HBV-PreS1Ag$^+$。

患者肝功正常,乙肝病毒 DNA 定量(FQ-PCR):$7.5×10^5$ IU/mL(参考范围<500 IU/mL)。

【问题 1】如何解读该患者的乙肝五项结果?

思路:结果提示该患者处于 HBV 感染早期或慢性活动期。

【问题 2】化疗前应完善哪些指标评估病情?

思路:化疗前应完善乙肝病毒 DNA 定量、肝功、腹部彩超等检查。

【问题 3】该患者下一步如何治疗?

思路:化疗前应先给予抗乙肝病毒治疗,核苷(酸)类似物药物有拉米夫定、阿德福韦酯、替比夫定、恩替卡韦和替诺福韦等。待患者 HBV<$1×1000$ IU/mL 后可加用靶向治疗联合化疗治疗淋巴瘤,化疗期间持续进行抗病毒治疗;淋巴瘤化疗结束后应继续抗病毒治疗,建议不少于 12 个月。

第四节 抗真菌免疫

真菌属于真核细胞型微生物,有典型的细胞核和细胞壁,其细胞壁由多糖、少量蛋白质和脂质、无机盐类组成。多糖主要是几丁质、甘露聚糖、葡聚糖。这些成分在人体中均不存在,因此细胞壁成分是宿主区分"自我"和"非我"的免疫靶点。

临床上将真菌分为浅部真菌和深部真菌。真菌感染有两类常见的类型:致病性真菌感染和机会致病性真菌感染。致病性真菌如球孢子菌、皮炎芽生菌、组织胞浆菌等可引起原发性感染。

机体的抗真菌免疫以细胞免疫为主。

(一)抗真菌的固有免疫

在机体抵御真菌感染的应答中,固有免疫起着至关重要的作用。中性粒细胞、巨噬细胞和树突状细胞等天然免疫细胞可吞噬及清除真菌酵母细胞、孢子和菌丝,并释放大量细胞因子,这些细胞因子能够放大天然免疫的作用,并能诱导宿主的适应性免疫应答。

1.黏膜屏障及效应分子的作用 皮肤、黏膜及其附属成分是构成防御真菌感染的天然屏障:①皮脂腺分泌的不饱和脂肪酸能抑制真菌的生长。②正常菌群产生的代谢产物对白假丝酵母菌等也有一定的抑制作用。因此,长期应用广谱抗生素导致菌群失调时,易发生白假丝酵母菌感染。③防御素能直接杀伤某些真菌如新生隐球菌。④真菌某些组分能激活补体旁路途径,可加强对真菌的清除。⑤淋巴细胞合成的转铁蛋白能抑制真菌的生长,促进吞噬肽与中性粒细胞结合,增强中性粒细胞吞噬和杀伤真菌的能力,发挥非抗体的调理作用。

2.免疫细胞的作用　免疫细胞通过模式识别受体(pattern recognition receptors, PRRs)识别真菌细胞壁的成分,经由复杂的信号转导过程诱导炎症因子和细胞因子的产生,开启宿主的抗真菌免疫应答。PRRs 与真菌表面的病原相关分子模式(pathogen-associated molecular patterns,PAMPs)的相互识别可以启动固有免疫应答。目前已知的PRRs 主要有 Toll 样受体(Toll-like receptor,TLR)、NOD 样受体(NOD-like receptor, NLR)、C 型凝集素受体(C-type lectin receptor,CLR)等,其中 CLR 是抗真菌免疫最重要的识别受体,广泛表达于巨噬细胞和树突状细胞,有几种 CLR 如 Dectin-1、Dectin-2、Dectin-3 和 Mincle 可以识别真菌细胞壁成分,从而传递胞内信号。

(1)中性粒细胞是抗真菌的有效细胞。中性粒细胞具有部分依赖于髓过氧化物酶的杀菌活性。

(2)巨噬细胞主要负责产生炎性细胞因子和趋化性细胞因子,在感染部位招募和激活其他免疫细胞。活化的巨噬细胞能吞噬新生隐球菌等真菌。

(3)NK 细胞有助于快速的先天免疫应答,与真菌的相互作用是通过表面微绒毛与真菌细胞壁相互结合,产生穿孔素。NK 细胞激活后可通过诱导致炎性细胞因子(GM-CSF、TNF-α、IFN-γ)的释放,促进中性粒细胞的聚集,上调吞噬细胞的杀菌活性等来介导宿主的抗真菌免疫。

(4)树突状细胞也能摄取和杀死念珠菌,但其杀真菌效率低于巨噬细胞,主要处理和提呈真菌抗原,并激活初始 T 细胞产生 Th1 效应分子,从而启动机体的适应性免疫应答,这些 T 细胞分泌大量 IFN-γ,使巨噬细胞活化。

(二)抗真菌的适应性免疫

对于真菌感染的适应性免疫包括两个方面,即细胞免疫和体液免疫,以细胞免疫为主。细胞免疫由 T 淋巴细胞介导,它通过促进炎症性应答、产生细胞因子激活效应细胞、直接杀伤作用保护宿主。体液免疫由 B 淋巴细胞介导,通过产生能调理致病真菌、中和毒素、介导抗体依赖的细胞毒作用和激活经典补体活化途径的抗体保护宿主。相比于体液免疫,细胞免疫在抗大多数真菌感染中起更大作用。

1.抗真菌的细胞免疫　机体抗真菌感染主要依赖细胞免疫,其作用机制与抗胞内细菌免疫基本相同。

(1)效应性 CTL 细胞和 Th1 细胞协同能发挥对白假丝酵母菌、新生隐球菌等深部真菌的清除作用。

(2)Th1 细胞分泌 IFN-γ 和 IL-2,能有效地激活巨噬细胞、NK 细胞等效应细胞,上调呼吸爆发作用,增强其对真菌的杀伤力,杀伤真菌或真菌感染细胞。

(3)T 细胞分泌的细胞因子能加速表皮角化和皮屑形成,随皮屑脱落,将真菌排除。

(4)对于一些入侵的真菌性病原体,如新生隐球菌和组织胞浆菌,如果机体不能完全将之清除,将形成肉芽肿。

2.抗真菌的体液免疫 体液免疫对部分真菌感染有一定保护作用,深部真菌感染可刺激机体产生相应抗体,如特异性抗体可阻止真菌转化为菌丝,以提高吞噬细胞的吞噬率;抗白假丝酵母菌抗体与菌体表面甘露醇蛋白质复合物结合,阻止真菌黏附宿主细胞,通过调理作用促进吞噬细胞对致病性真菌的吞噬。

(三)真菌的免疫逃逸机制

人类常见的致病真菌仍以条件致病真菌为主,它们可以寄居在正常人的口腔、皮肤、肠道等处,在人体免疫功能受到抑制或存在缺陷以及机体微生态失衡的时候,可以引起口腔、皮肤、黏膜及皮下组织等系统性感染。在此过程中,真菌也可以通过表面抗原的转化、形态的转换等方式逃避机体的免疫监控。

1.形态转换 例如,白色念珠菌在宿主体内以菌丝体和酵母体两种形态存在,其可以通过形态变化形成难以吞噬的长菌丝来逃避吞噬作用。研究显示,通过对白色念珠菌与巨噬细胞相互作用的实时成像,发现巨噬细胞可以通过折叠真菌菌丝来突破真菌的这种逃逸机制。

2.真菌的毒性因子 致病性真菌可以产生毒性因子,这些因子和真菌自身的分泌物、脱落物一起促进致病性真菌对宿主的免疫攻击进行逃避,主要机制包括:①下调炎症细胞因子,上调抗炎症细胞因子;②改变抗原加工;③阻断白细胞向感染灶的趋化迁移;④抑制效应细胞的功能。例如,新生隐球菌感染机体后,早期产生的毒性因子可以抑制 TNF-α、IFN-γ 等的产生,干扰抗原提呈和白细胞趋化募集;隐球菌多糖荚膜和黑色素还可以干扰吞噬细胞的吞噬和 ADCC 作用。新生隐球菌外壳的多聚糖可阻挡单核吞噬细胞细胞因子的产生,下调巨噬细胞 B7 的表达,并激活调节性 T 细胞。

(四)常见真菌检测

1.深部真菌感染 深部真菌感染以念珠菌最为常见,其次是隐球菌和曲霉菌,其中白色念珠菌毒力最强,约占临床感染的 80%。免疫学检测主要是检测深部真菌感染后释放出的胞壁成分或外膜蛋白,在临床症状出现前即可在外周血中检测到。临床常用检验项目有真菌 1,3-β-D-葡聚糖检查试验(G 试验)和半乳甘露聚糖试验(GM 试验),常用 ELISA 和化学发光免疫试验定量检测。

G 试验是用于检测真菌细胞壁主要成分之一的 1,3-β-D 葡聚糖,因为其他微生物、动物及人的细胞成分和细胞外液均不含有此成分,而且在人体发生侵袭性深部真菌感染的过程中,1,3-β-D 葡聚糖可持续释放入血及其他体液中,使其含量增高(浅部真菌感染无类似现象)。在临床表现、微生物学证据及胸部高分辨率 CT 出现征象前,血清中 1,3-β-D 葡聚糖水平已经高于正常值(比发热或其他临床症状平均早 4~5 天,比胸部高分辨率 CT 平均早 9.3 天),且不受机体免疫状态影响。因此,血液中检测到 1,3-β-D 葡聚糖是诊断深部真菌感染的有效依据,对除了隐球菌和接合菌之外的所有侵袭性深部真菌感染的早期诊断具有重大意义,即可用于念珠菌属、镰刀菌属、曲霉属、青霉/拟青霉、毛孢子菌等真菌所致侵袭性感染的诊断,能很好地指导临床及较早使用抗真菌药物,尤其是对于念珠菌血症,G试验是首选检验,可在1.5~2小时快速出结果。透析、链球菌败血症、输入蛋白或使用香菇多糖和磺胺类药物可导致假阳性反应。

GM试验检测的物质是真菌细胞壁的另一个主要成分——半乳甘露聚糖抗原(GM)。半乳甘露聚糖是广泛存在于曲霉和青霉细胞壁中的一类多糖成分,菌丝生长时,半乳甘露聚糖从薄弱的菌丝顶端释放,是最早释放的抗原,可通过酶联免疫吸附试验法(ELISA)进行检测。GM释放量与菌量成正比,因此,GM试验不仅可反映感染程度,还可以连续检测其值动态变化作为疗效的评估监测。检测时间为2.5小时。

曲霉菌感染部位主要集中在肺部,鉴别曲霉菌在肺部是定植还是侵袭性生长,关键在于其是否合成GM。GM试验在临床上主要用于侵袭性曲霉菌感染的早期诊断,对于深部曲霉感染患者,血清GM试验增高可比影像学诊断早7天左右,比临床症状出现早5~8天,比开始经验性抗真菌治疗平均早12.5天,可作为早期诊断的重要手段;亦可对血清、脑脊液、肺泡或支气管灌洗液进行检测,因而往往可以使诊断提前。GM试验在隐球菌属、曲霉菌属、青霉/拟青霉等感染患者中呈阳性反应。哌拉西林/他唑巴坦、阿莫西林-克拉维酸、食物中的GM抗原、肠道中定植的曲霉菌释放GM进入血液循环可导致假阳性反应。

2.类真菌感染　肺孢子菌(pneumocystis)又称肺孢子虫,成人多发生过该菌的隐性感染,血清中存在特异性抗体。临床常用检验项目有肺孢子菌抗原和抗肺孢子菌抗体。支气管灌洗术和纤支镜刷检物直接镜检可发现肺孢子菌,结合抗原检测可诊断肺孢子菌感染。

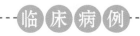

临 床 病 例

患者,男,45岁。因"腹痛、乏力、全身多处淋巴结肿大2个月余"入院。无明显诱因下出现乏力、食欲缺乏、消瘦,偶有恶心、呕吐。双侧颌下、颈部可触及数个肿大的淋巴结,最大3 cm×3 cm,质韧,表面光滑,活动度可,无压痛,无破溃。胸闷气促,有咳嗽、咳痰,胸部CT提示颈部多处、肺门及纵隔淋巴结肿大。给予抗感染等对症治疗后患者胸闷气促症状未明显改善,微生物室将痰液标本接种血琼脂平板和沙保弱培养基5天后,沙保弱培养基37 ℃生长的菌落为酵母样,25 ℃生长的菌落呈短绒状,酒红色色素扩散至培养基,镜下有帚状枝形态。高度怀疑该菌为马尔尼菲篮状菌。

查体:T 36.1 ℃,P 88次/分,R 20次/分,BP 80/60 mmHg。患者意识清醒,皮肤无黄染,颈静脉无怒张,颈动脉搏动正常,双肺呼吸音清,心律齐,腹平软,肠鸣音正常,双下肢无水肿。

实验室检查:HIV、RPR、TPPA和单纯疱疹病毒抗体均阴性。

【问题1】有哪些可能引起淋巴结肿大的疾病？

思路：引起淋巴结肿大的疾病有血液系统疾病如淋巴瘤，感染性疾病如结核、结节病、转移瘤等。

【问题2】病史有何提示作用？

思路：是否去过两广地带旅游或居住？是否接触过竹鼠？是否患有除艾滋病之外的其他免疫缺陷病？

【问题3】欲确诊该疾病，下一步应做什么？

思路：组织院内多学科会诊（血液科、感染科、风湿免疫科、检验科、急诊科等），再次接种血平板，同时进行血培养，淋巴结穿刺、活检，病理切片进行染色。取血液样本或淋巴结病理切片进行 mNGS 检测，支气管肺泡灌洗液进行实时荧光定量聚合酶链反应（polymerase chain reaction，PCR）检测真菌载量，具有更高的灵敏性和特异性。在等待结果的同时经验性使用抗感染药物治疗，补充白蛋白，使用血管活性药物加强脏器功能保护及营养支持治疗。

【问题4】如何治疗并判断治疗效果？

思路：采用两性霉素 B 行 2 周的诱导治疗，之后使用伊曲康唑 200 mg 每日 2 次巩固治疗 10 周，免疫抑制者需要在诱导治疗和巩固治疗后，使用伊曲康唑 20 mg 每日 1 次维持治疗直到细胞免疫功能恢复。无法耐受两性霉素 B 和伊曲康唑者，可选择伏立康唑。用药需要考虑患者肾功能，两性霉素 B 具有一定肾毒性，需要监测肌酐，若肌酐升高，可改用伏立康唑。

※ 知识拓展 ※

马尔尼菲篮状菌（*Talaromyces Marneffei*，TM）是一种机会致病性真菌，表现出温度依赖的双向性生长 25 ℃的菌丝体和 35 ℃的酵母相。TM 在 25 ℃培养时生长较快，菌落由最初的淡黄色绒毛状变为棕红色，可产生红色色素，镜下可见有隔菌丝。TM 感染时以分生孢子形式进入肺泡细胞，并随血流播散。马尔尼菲篮状菌病常累及肺、肝、皮肤、淋巴结等多种组织和器官，在我国广东、广西地区和东南亚等地有流行，带菌竹鼠可能为人类致病的传染源。TM 感染多见于免疫缺陷或免疫功能低下者。近年来，健康人感染的报道也在增加。TM 主要侵犯单核吞噬细胞系统，可累及多个器官，常见于肺、肝和皮肤，可侵犯血管形成菌血症。

第五节　抗寄生虫免疫

寄生虫(parasite)包括单细胞的原虫和多细胞的蠕虫,既有细胞外增殖,也有细胞内增殖。由于其生活史复杂,侵入门户多样,在不同发育阶段所表达的特异性抗原可不相同。宿主对于寄生虫感染产生的免疫应答包括固有免疫和适应性免疫,各有其特点。控制寄生虫感染的总原则是切断寄生虫感染途径和提高机体对寄生虫的免疫能力。

不同寄生虫所引发的不同免疫应答类型取决于寄生虫的大小、细胞结构以及生活周期。例如,土源性的寄生虫蛔虫、绦虫等,在发育过程中不需要中间宿主,可以直接感染易感动物;生物源性寄生虫疟原虫、丝虫等,必须需要中间宿主才能感染易感动物。具有感染力的寄生虫进入动物体内,必须打破宿主原有的免疫平衡稳态,并且战胜宿主的抵抗力,才能对易感动物造成感染。

（一）抗寄生虫的固有免疫

参与固有免疫的细胞如单核吞噬细胞、树突状细胞、粒细胞、NK 细胞和 NKT 细胞,其识别免疫原虽然不像 T 细胞和 B 细胞那样具有高度的特异性,但可通过一类模式识别受体去识别病原微生物表达的称为病原体相关模式分子的结构。

1.黏膜免疫系统　黏膜免疫系统是防御寄生虫感染的有效且重要的天然屏障,也是接触并摄取抗原和产生最初免疫应答的部位,包括肠黏膜相关淋巴组织(gut-associated lymphoid tissue,GALT)、支气管黏膜相关淋巴组织(bronchus associated lymphoid tissue,BALT)、眼结膜相关淋巴组织(conjunctiva-associated lymphoid tissue,CALT)和泌尿生殖道黏膜相关淋巴组织(urogenital-associated lymphoid tissue,UALT),其主要功能是决定机体的耐受或免疫状态。如肠黏液中有些成分可阻止溶血组织阿米巴滋养体对肠上皮细胞的黏附和胞溶作用,构成阻止阿米巴原虫侵袭肠壁组织的屏障。

2.中性粒细胞　中性粒细胞能吞噬某些寄生虫,并经氧依赖或非氧依赖途径对其进行杀伤。中性粒细胞还可经 ADCC 效应杀灭曼氏血吸虫、某些线虫和旋毛虫。

3.巨噬细胞　激活的巨噬细胞能直接吞噬和杀伤某些小型寄生虫,分泌的 IL-1、IL-2、TNF-α 和 CSF 等炎性细胞因子,可增强其吞噬能力和杀伤效应,能杀伤部分胞外寄生虫(如疟原虫)和大的寄生虫(如血吸虫幼虫)。

（二）抗寄生虫的适应性免疫

当机体遭遇寄生虫感染时,Th1 亚群或 Th2 亚群会根据机体所处的免疫状态以及对寄生虫易感性的不同被选择性激活,产生相应的细胞因子,分别介导抗虫和病理损害。

一般情况下,Th1 亚群常介导保护性免疫,主要产生 IL-2、IFN-γ 和 TNF-β,促进细胞免疫。单细胞的原虫趋向于诱导 Th1 应答。Th2 亚群与病理损害和激化感染有关,主要产生 IL-4、IL-5、IL-6、IL-10 以及 IL-13,促进体液免疫。多细胞的蠕虫感染趋向于诱导

Th2 应答。

1.抗寄生虫体液免疫　抗寄生虫体液免疫与胞外菌类似,所有基于抗体的对胞外菌防御的效应机制均适用于防御小的原虫。抗寄生虫抗体介导中和作用,调理吞噬,并激活经典补体途径。

IL-2 是 Th1 和 Th2 细胞分泌的生长因子,可以使其活化增殖,辅助 B 细胞产生特异性抗体,从而破坏寄生虫。IL-12 在决定 Th1 和 Th2 应答模式方面起着重要作用。寄生虫感染宿主后可诱导机体产生针对多种寄生虫抗原的特异性抗体,主要为 IgG、IgM、IgE。其作用机制如下:

(1)激活补体,溶解寄生虫:如非洲锤虫感染机体后产生的抗体可以与其表面抗原特异性结合,从而激活补体经典途径,使虫体溶解。

(2)阻止寄生虫黏附和侵入:通过抗体与寄生虫或宿主细胞表面受体结合发挥其作用。以疟原虫为例,疟原虫的裂殖子可通过特异部位识别并附着于红细胞膜表面受体,进而侵入红细胞进行增殖。如果体内存在抗裂殖子的抗体,则抗体可与疟原虫裂殖子结合,进而阻断裂殖子入侵红细胞。

(3)调理吞噬寄生虫:IgG 抗体的 Fab 段与寄生虫表面抗原结合,其 Fc 段与效应细胞(如巨噬细胞、中性粒细胞等)表面的 Fc 受体结合,促使效应细胞吞噬寄生虫;IgM 抗体可与犬丝虫微丝蚴表面抗原结合,激活补体产生 C3b 而结合于中性粒细胞的 C3b 受体,促使中性粒细胞杀死虫体。

(4)ADCC 作用杀伤寄生虫:IgG、IgE Fab 段与虫体结合,Fc 段结合于效应细胞(巨噬细胞、NK 细胞或中性粒细胞),通过 ADCC 作用杀伤部分寄生虫(如锤虫、弓形虫、丝虫、曼氏血吸虫童虫等)。

2.抗寄生虫细胞免疫　细胞免疫在抗细胞内寄生虫的感染中具有重要作用。寄生虫感染的不同时期,参与感染的 T 细胞亚群可有不同。例如,机体免疫系统对红细胞内的疟原虫以 CD4$^+$ Th 细胞应答为主;对肝细胞内的疟原虫则以 CD8$^+$ CTL 细胞应答为主。

(1)CD4$^+$ Th 细胞的作用:一般认为,CD4$^+$ Th1 细胞主要依靠分泌多种细胞因子发挥其作用,如其分泌的 IFN-γ 等能激活巨噬细胞,活化的巨噬细胞则通过释放活性氧分子、NO、水解酶等杀伤寄生虫(如血吸虫童虫);其分泌的 IL-4、IL-5 可活化嗜酸性粒细胞和肥大细胞,从而控制多种肠道线虫感染。

(2)CD8$^+$ CTL 的细胞毒作用:CTL 是抵抗胞内原虫感染的重要细胞,如 CTL 能直接杀伤疟原虫感染的肝细胞、枯氏锥虫感染的成纤维细胞等。如果原虫从巨噬细胞吞噬体逃出而进入胞质,则寄生虫抗原可进入内源性抗原提呈途径,成为 CTL 的靶标。CTL 分泌的 IFN-γ 对急性原虫感染作用显著。

(3)γδT 细胞毒作用:与 CTL 相似,活化的 γδT 细胞也可以产生 IFN-γ,对抗虫感染。

IFN-γ 具有独特的抗原虫效应,包括:①对许多原生动物均有直接毒性;②刺激 DC 和巨噬细胞产生 IL-12,随之触发 NK 和 NKT IFN-γ 的产生;③诱导感染的巨噬细胞表达 iNOS,导致细胞内 NO 的产生,后者清除寄生虫本身或感染的细胞;④上调对吞噬体成熟相关酶的表达;⑤上调被感染的巨噬细胞表面 Fas 的表达,可被表达 FasL 的 T 细胞杀死。

(三)寄生虫的免疫逃逸机制

寄生虫通过产生与宿主体内的某些细胞因子极其相似的蛋白质干扰宿主的免疫系统,从而将对寄生虫不利的免疫应答类型转变成对寄生虫有利的类型。

1.抗原隐蔽 寄生虫同样可利用机体组织成分包被自身而形成隐蔽的状态,逃避免疫系统的识别。有些寄生虫,如布鲁斯锥虫在某一生长时间点仅表达其上百种表面糖蛋白(variant surface glycoprotein,VSG)基因的一种,导致形成一种变换的球蛋白外壳,使得针对特定 VSG 的抗体不能识别它。此外,非洲锥虫的鞭毛糖蛋白、疟原虫的某些虫体抗原均可发生变异,逃避特异性免疫的攻击。

2.抗原隐蔽或脱落 有些寄生虫同病毒一样,可利用机体组织成分包被自身而形成隐蔽状态。如猪囊尾蚴表面蛋白大部分与宿主骨骼肌组织的可溶性蛋白有一致的 SDS-PAGE 迁移率,表明囊虫表面有宿主蛋白的存在,宿主蛋白吸附于虫体表面,起到伪装虫体的作用,从而阻断宿主免疫系统对囊虫抗原的识别和攻击。盘尾丝虫能诱导宿主皮肤形成胶原小结,包裹虫体,掩盖自身。而有的寄生虫受到免疫系统攻击时可发生表面抗原脱落而逃避攻击。例如,许多线虫包被有松动的表面组织,受到宿主免疫攻击时则易脱落,从而避免受到伤害。

3.抑制吞噬细胞的趋化 某些蠕虫可分泌弹性蛋白酶抑制因子,抑制弹性蛋白酶对中性粒细胞的趋化作用。

4.抵抗细胞内的杀伤作用 弓形虫能够以非吞噬方式进入吞噬细胞,可避免触发呼吸爆发。因此,吞噬细胞不能将这些吞入胞内的病原体杀死。

5.抑制补体及宿主的体液免疫和细胞免疫 从猪带绦虫囊尾蚴中分离出一种 RNA 多肽,即囊尾蚴因子,该因子可损伤宿主 IL-2、IL-4、IFN-γ 和 TNF-α 等细胞因子的产生,并抑制宿主的体液免疫和细胞免疫;当用 RNase 消化后,则丧失免疫抑制作用。枯氏锥虫的鞭毛糖蛋白可激活衰变加速因子(DAF)而抑制补体激活。

6.细胞因子的多重作用 细胞因子还可以作为生长因子,促进某些寄生虫的生长。例如,布氏锥虫可产生一种分子,诱导 IFN-γ 的产生,它反过来促进这种寄生虫生长,导致感染加重。亚马孙利什曼原虫可以利用 IL-2 增强无鞭毛体在较高温度下的存活能力。克氏锥虫可与 TGF-β 受体结合,利用宿主细胞的免疫应答促进其侵入。

(四)临床常见寄生虫

1.华支睾吸虫感染 华支睾吸虫(clonorchis sinensis)又称肝吸虫,可引起肝吸虫病。临床应注意与病毒性肝炎、胆管疾病、胆囊炎等相鉴别。华支睾吸虫感染的确诊方法是粪便镜检华支睾吸虫卵,免疫学方法用于辅助诊断和流行病学调查。临床常用的免疫学检测项目有肝吸虫抗原和抗肝吸虫抗体检测。抗原检测用于肝吸虫感染的辅助诊断,抗体检测用于流行病学调查。

2.猪囊尾蚴感染 链状带绦虫(taenia solium linnaeus)又称猪肉绦虫,其幼虫猪囊尾蚴可引起多个组织器官的感染,称为猪囊尾蚴病,又称"囊虫病",以脑部感染最为严重。病原体或虫卵直接镜检可用于确诊,影像学检查可看到典型的囊虫图像,免疫学检测对病原学和影像学不能确诊的可疑患者有重要意义。临床常用免疫学检验项目有猪囊尾蚴抗原和抗猪囊尾蚴抗体检测。抗原检测可用血液或粪便标本,血液标本抗原阳性,提示体内有活囊尾蚴存在;粪便标本抗原阳性,提示肠道有活猪肉绦虫存在。抗体检测包括总 IgG、IgM 和 IgE,抗体阳性提示患者曾感染过囊尾蚴,不能作为现症感染和判断疗效的指标。

第六节 其他病原体感染

一、抗支原体免疫

支原体(mycoplasma)是一类没有细胞壁、高度多形性、能通过滤菌器、可用人工培养基培养增殖的最小原核细胞型微生物。支原体致病性较弱,一般不侵入血液,但可通过黏附作用与宿主细胞结合,从细胞膜获取脂质,使细胞膜损伤。如解脲支原体可分解尿素放出大量的氨,对细胞有毒害作用。

(一)抗支原体非特异性防御机制

支原体脂蛋白刺激炎症细胞产生大量炎性细胞因子,引起细胞损伤;社区获得性呼吸窘迫综合征毒素可激活炎症小体,分泌 IL-1β 引起炎症反应;也可通过信号传导引起细胞凋亡或诱导自身抗体引起自身免疫病。

1.黏膜纤毛毯 入侵生物在呼吸道遇到的第一道屏障是存在于黏液中的各种抑制物质。

2.肺泡巨噬细胞 这些吞噬细胞在下呼吸道支气管肺泡间隙的颗粒清除中起重要作用。然而,在缺乏特异性抗体的情况下,肺泡巨噬细胞在体外对支原体的吞噬效率并不高。

3.干扰素 支原体可诱导淋巴细胞产生干扰素。

4.补体 肺炎支原体可以激活补体的替代途径,并且此类支原体对补体激活的产物敏感。

(二)特异性防御机制

1.体液免疫 体液免疫主要是 SIgA 在局部黏膜表面阻止感染。

2.细胞免疫 细胞免疫主要是 CD4$^+$ Th1 分泌的细胞因子。支原体诱导的肺炎病变特征是细支气管周围和血管周围淋巴样细胞积聚,这些细胞产生针对支原体的特异性抗体,抗体可从这些部位转运到血清和呼吸道黏膜表面。

支原体抗体可通过抑制支原体附着与生长、抗体和补体裂解、促进吞噬作用等方式清除呼吸道内的支原体。支气管腔内的抗体可通过与支原体上的特定附着位点结合或凝集支原体来减少附着在支气管上皮上的支原体的数量。

（三）支原体逃逸机制

以肺炎支原体为例,肺炎支原体 P1 和 P30 蛋白的 C 端区与宿主的肌钙蛋白、细胞骨架蛋白、角蛋白和纤维蛋白原具有高度同源性,肺炎支原体抗原模仿宿主细胞成分,具有"伪装性"。因此,病原体诱导的宿主免疫反应可引起自身免疫反应和多器官损伤。

免疫功能正常的患者感染肺炎支原体可诱导主要针对肺炎支原体末端细胞器相关蛋白的抗体反应。因此,基于这种黏附素的疫苗可以诱导特异性免疫球蛋白抑制肺炎支原体对宿主呼吸道上皮的黏附。

肺炎支原体的发病机制主要涉及以下四个因素,即免疫逃避、黏附、炎症损伤和细胞毒性(见图 2-5)。

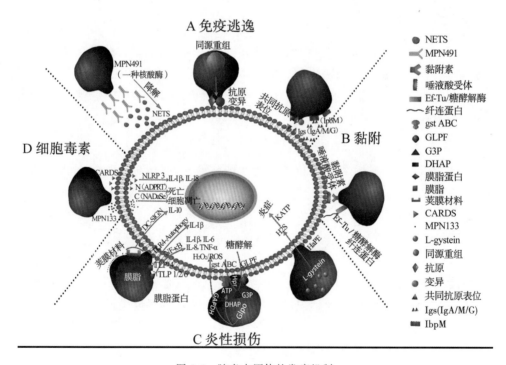

图 2-5　肺炎支原体的发病机制

（四）临床常见支原体

1.肺炎支原体　肺炎支原体通过飞沫传播,夏末秋初多见,5～15 岁青少年是高危人群;顶端结构的 P1 表面蛋白和 P30 是主要黏附因子,使之定植于呼吸道上皮细胞表面,继而侵入细胞间,产生过氧化氢,使细胞触酶失去活性、纤毛运动减弱甚至脱落,RNA 和蛋白质合成减少,细胞功能受损,甚至死亡。

目前,治疗肺炎支原体感染多采用大环内酯类药物,如罗红霉素、克拉霉素、阿奇霉素等,或使用喹诺酮类药物,如氧氟沙星、司帕沙星等。

2.其他支原体　解脲支原体、人型支原体、生殖器支原体是引起人类泌尿生殖道感染的病原体,通过性接触传播,引起尿道炎、前列腺炎等泌尿生殖道感染;亦可引起流产后发热、产后发热或产褥热、不孕不育,经产道感染可致新生儿肺炎或脑膜炎,可用四环素类、喹诺酮类药物治疗。

二、抗衣原体感染免疫

衣原体(chlamydia)为革兰氏阴性病原体,是一组极小的、非运动性的、专在细胞内生长的,有独特发育周期的原核细胞性微生物。衣原体可分为三种,即肺炎衣原体、鹦鹉热衣原体、沙眼衣原体。

肺炎衣原体被认为是肺炎、支气管炎及其他呼吸道感染的常见病因;牛衣原体仅存在于牛和羊;鹦鹉热衣原体可引起鹦鹉热,由人类吸入受感染的鸟的排泄物中的干燥尘粒而感染,发病时常有高热、头痛、肌肉痛、寒战和上下呼吸道不适,部分患者可并发脑炎、心肌炎或血栓性静脉炎。沙眼衣原体除可导致沙眼外,还是公认的性传播疾病的传染源之一。在非淋菌性尿道炎中,几乎一半是由沙眼衣原体传染造成的。它还可以引起尿道综合征、性病性淋巴肉芽肿、男性尿道炎、附睾炎、女性不育、子宫颈炎、盆腔炎等。新生儿通过产道感染,会引起新生儿眼炎或新生儿肺炎。

(一)衣原体的免疫机制

1.非特异性防御机制　衣原体寄生在宿主细胞内,宿主通过识别其脂多糖,然后被树突状细胞摄取,激活 TLR2、STING 和 NLRs 等通路,导致 IL-12、IL-6、TNF-α、CCR7、CXCL10、IL-1a 等促炎细胞因子的产生。这些细胞因子是诱导 DC 中抗原成熟与提呈的关键。DC 在抗原摄取时优先产生 IL-12,驱动 CD4$^+$T 淋巴细胞优先激活和分化为 Th1 亚群。

2.特异性防御机制　衣原体主要外膜蛋白活化 CD4$^+$Th1 细胞,使其分泌细胞因子 IL-16,后者是一种有效的 CD4$^+$T 细胞的化学引诱剂,可以激发 Th1 细胞对 IL-2 和 IL-15 的反应,CXCL14 对树突状细胞具有趋化作用,并通过增强 TLR-9 刺激增强 Th1 诱导。

(二)衣原体免疫逃逸机制

1.衣原体利用 PD-1 对 T 细胞、B 细胞的增殖和细胞因子分泌的抑制,以逃避宿主的免疫应答。

2.衣原体抑制宿主细胞凋亡,通过干扰宿主细胞信号转导获取营养支持,阻断宿主细胞内源性或者外源性凋亡。在衣原体感染后期造成的宿主细胞代谢负担,可导致宿主细胞内的应激相关通路被启动。

3.衣原体逃避宿主细胞的吞噬融合，下调 MHC 的表达，干扰信号转导。

（三）临床常见衣原体

临床常见衣原体见表 2-8。

表 2-8　临床常见衣原体

	沙眼衣原体	肺炎衣原体	鹦鹉热衣原体
临床表现	可导致宿主多种疾病发生，如沙眼、包涵体包膜炎、泌尿生殖道感染和性病淋巴肉芽肿	急性呼吸系统感染、伤寒型，可引起虹膜炎、肝炎等	发热、寒战、头痛、咳嗽等呼吸系统感染相关症状
传播途径	性传播	呼吸道传播	气溶胶传播
鉴定及检测	直接涂片镜检、分离培养、血清学试验、PCR 试验、胶体金法快速检测	分离培养、血清学检测、PCR 试验	显微镜检查、细胞培养法、血清学检测和微量免疫荧光法、PCR 试验
防治原则	注意个人卫生，避免直接或间接接触传染，尚无特异性预防方法	应注意呼吸道隔离，隔离传染源，切断传播途径，及时治疗患病个体	严格控制感染源，加强对鸟类、禽类的管理，做好环境消杀工作

三、抗立克次体免疫

立克次体（rickettsia）是一类严格细胞内寄生的原核细胞型微生物，是介于细菌与病毒之间的微生物，以节肢动物（蜱、虱子和螨虫等）为主要传播媒介，可引起斑疹伤寒、斑点热、恙虫病等传染病。

立克次体的发现

1906 年，美国病理学家霍华德·泰勒·立克次（Howard Taylor Ricketts，1871～1910 年）首次发现落基山斑疹伤寒的独特病原体并被它夺走生命，为纪念他，人们将这一类微生物命名为立克次体。

立克次体侵入人体后，先在小血管内皮细胞内繁殖，细胞破裂后立克次体释放入血形成立克次体血症，侵袭全身小血管内皮细胞；病原体死亡，释放大量毒素，可引起全身中毒症状。随着机体抗感染免疫的产生发生变态反应，使血管病变进一步加重。

机体抗立克次体免疫机制与免疫逃逸机制均类似于胞内菌，此处不再赘述。

（一）临床常见的立克次体

临床常见的立克次体包括普氏立克次体、斑疹伤寒立克次体、恙虫病东方体等。其中,临床最常用的诊断试验是外-斐试验,其原理是利用已知的变形杆菌菌体抗原来检测患者血清中针对 OX_2、OX_{19}、OX_K 三种抗原的非特异性血清抗体效价,以辅助立克次体感染的诊断,可用于恙虫病、斑疹伤寒、Q 热等疾病的诊断。

（二）鉴定检测及防治原则

1.检测方法 鸡胚接种培养法、外-斐试验、免疫荧光法、酶联免疫吸附试验、PCR 法。

2.预防 主要措施是对中间或储存宿主加以控制和杀灭,如灭鼠、灭虱;其次,还应注意自身清洁,避免前往疫区等。

3.治疗 早期的对症治疗及应用抗生素。患者应卧床休息,保证水和电解质平衡,预防和治疗急性肾衰竭、弥散性血管内凝血（disseminated intravascular coagulation,DIC）等多种并发症,应用抗生素治疗继发感染。其中,四环素类抗生素如多西环素为首选抗生素。注意机会性感染的发生。慎用糖皮质激素治疗。

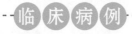

临 床 病 例

患者,男,32 岁,身高 175 cm,体重 180 kg,体重指数（body mass index,BMI)58.78 kg/m²,因高热伴乏力、难以行走入院。患者 3 天前出现高热（39.1 ℃）、头痛,入院当日早上难以站立,下午突发四肢抽搐,呈持续性,伴神志不清,无恶心呕吐。患者规律体检,家属称平素体健。近三年体重快速增长了约 100 kg,无基础疾病,否认吸烟饮酒史,无输血史,无食物及药物过敏史,但该患者为宠物爱好者,饲养一只犬并有野狗、野猫接触史。

入院体格检查:体温 38.4 ℃,呼吸 25 次/分,脉搏 110 次/分,血压 65/35 mmHg。一般情况,发育正常,营养过剩,平车入室,平卧,表情痛苦,言语不利,急性发热病容,昏迷,问答不配合。双侧瞳孔不等,对光反应迟钝。呼吸音粗,双肺可闻及湿啰音,心前区无隆起,未见心尖搏动。双下肢轻度压限性水肿,以大腿根部为甚,双侧小腿可见皮肤色素沉着、多处破损伴结痂。

辅助检查:白细胞 16.56×10⁹/L,中性粒细胞 82.90%,嗜酸性粒细胞为 0,肌酐 294.0 μmol/L,尿素 9.39 mmol/L,丙氨酸氨基转移酶（alanine transaminase,ALT）183.08 U/L,天门冬氨酸氨基转移酶（aspartate transaminase,AST）306.96 U/L,血糖 14.5 mmol/L,降钙素原 10.49 μg/mL,C 反应蛋白 157.33 mg/L。胸部 CT 平扫显示双肺炎症,局部实变。

初步诊断:脓毒性休克、社区获得性肺炎、多器官功能障碍综合征（multiple organ dysfunction syndrome,MODS)、急性肝损伤、2 型糖尿病、肥胖。

【问题 1】该患者哪些症状提示立克次体感染？

发热（体温高于 38 ℃）、头痛和皮疹是立克次体感染最常见的三联征,除此之外可能还有呼吸道和消化道症状（咳嗽、肺炎、恶心、呕吐和腹泻）、神经系统症状（亚急性脑膜炎和急性多发性神经病变）。本例患者入院时高热,重症肺炎,双侧小腿可见皮肤色素沉着、多发破损结痂,符合立克次体感染的典型症状。同时,考虑患者存在中枢神经系统感染,但是由于患者过于肥胖且出现昏迷,未行脑脊液检测。

【问题2】有哪些诊断立克次体感染的常用方法?如何选择?

临床常用检测方法有外斐试验、间接免疫荧光法、PCR 法以及宏基因组二代测序法(metagenomic next generation sequencing,mNGS)。本例患者为年轻男性,突发急性感染性休克,需要尽快明确感染源,因此,送检血样进行 mNGS 测定,结果提示罕见病原微生物猫立克次体感染。mNGS 在不明感染快速精准诊断中具有广泛的临床应用价值。

【问题3】如何治疗立克次体感染?

目前,治疗猫立克次体感染时强力霉素治疗效果最佳。给予该患者强力霉素治疗,患者体温逐渐恢复正常,双下肢皮肤红肿好转,无渗出液,第 4 天神志转清,第 6 天病情平稳,予出院。多西环素在体内主要分布在肝脏、肾脏中,只有极少量透过血脑屏障,脑脊液中的药物浓度约为血液药物浓度的 15%。

本章小结

　　致病性的病原微生物种类繁杂,转归不一,因此,准确及时地诊断出感染微生物的类型,并明确是现症感染还是既往感染,对及时治疗与控制感染性疾病具有重要意义。

　　基于微生物特异性抗原与抗体的检测,在感染性疾病类型及是否现症感染的诊断中发挥了重要作用。抗原检测作为直接诊断指标,可确定患者感染微生物的类型。抗体检测作为间接诊断指标,可根据抗体类型预估感染方式、感染时间及患者的预后。

(王海花　刘志军)

第三章　免疫缺陷病

📖 **学习目标**

1.识记:免疫缺陷病、原发性免疫缺陷病、AIDS 的概念及免疫学特征,免疫缺陷病的分类、常见的原发性免疫缺陷病的病因。

2.理解:免疫缺陷病的发病机制、临床表现、免疫学检测项目、诊断依据、治疗方案。

3.应用:免疫学检测项目及治疗策略,分析与解决 AIDS 诊疗问题。

　　免疫缺陷病(immunodeficiency disease,IDD)是指由于遗传、感染等因素造成的免疫系统发育、分化、增生、代谢、调节等不同环节上发生障碍,从而导致免疫功能低下或缺失,以反复或持续感染为主,并可伴发肿瘤、过敏、自身免疫病的一组综合病症。

　　免疫缺陷病的临床表现复杂多样,其一般特征有:①易感染:因免疫防御功能受损,机体易发生各种病原微生物感染。体液免疫缺陷者易发生化脓性细菌感染;细胞免疫缺陷者易发生病毒、真菌和其他胞内微生物感染;联合免疫缺陷者则对所有微生物易感。常规的抗感染疗法很难达到治愈的目的。②易患肿瘤:因免疫监视功能障碍,尤其是 T 细胞功能缺陷者,对病毒所诱发的肿瘤发病率增加。③原发性免疫缺陷病常伴有自身免疫病。

　　除此以外,部分免疫缺陷病还可能具有如下特征:①部分婴儿生长迟缓且难以存活:常见于重症联合免疫缺陷病(severe combined immune deficiency disease,SCID)、IFN-γ 受体缺陷、裸淋巴细胞综合征。②肝脾肿大:常见于普通变异型免疫缺陷(common variable immune deficiency,CVID)、IFN-γ 受体缺陷、小儿先天性白细胞颗粒异常综合征(Chediak-Higashi 综合征,又称契-东综合征)。③皮疹:常见于 SCID、Wiskott-Aldrich 氏综合征、X 性联无丙种球蛋白血症。④腹泻:与胃肠道感染相关,常见于 CVID、Wiskott-Aldrich 氏综合征、X 性联无丙种球蛋白血症、裸淋巴细胞综合征、SCID、慢性肉芽肿(chronic granulomatous disease,CGD)。⑤复发性脓肿:CGD、白细胞黏附分子缺陷病。

　　IDD 的检测主要是运用免疫学和分子生物学等方法对机体的 B 细胞、T 细胞和吞噬细胞功能以及补体等进行综合评价。

免疫缺陷病按其病因不同分为原发性免疫缺陷病（primary immunodeficiency disease，PIDD）和获得性免疫缺陷病（acquired immunodeficiency disease，AIDD）两大类。

第一节　原发性免疫缺陷病

一、原发性免疫缺陷病概述

原发性免疫缺陷病是由于免疫系统遗传基因缺陷或先天性免疫系统发育障碍导致免疫器官、免疫细胞及免疫活性分子（免疫球蛋白、细胞因子、补体和细胞膜表面分子）发生缺陷，最终导致机体免疫功能异常的一组临床综合征。PIDD 又称先天性免疫缺陷病（congenital immunodeficiency disease，CIDD）。

原发性免疫缺陷病在我国的总发病率为 1/5000，发病患儿有 6 万～12 万，如此庞大的患儿数量已使得 PIDD 成为不罕见的罕见病。原发性免疫缺陷病种类较多，迄今共发现 350 余种，包括 344 种不同的基因缺陷。在最新的原发性免疫缺陷病的分类（2017 年伦敦版）中，原发性免疫缺陷病共分为联合免疫缺陷病、伴有典型症状的免疫缺陷综合征、抗体免疫缺陷病、吞噬细胞缺陷、补体缺陷、免疫失调性疾病、天然免疫缺陷、自身炎症性疾病和免疫出生缺陷的拟表型九大类，本节仅介绍前五类。

1.联合免疫缺陷病　联合免疫缺陷病为一组主要表现为 T 细胞缺陷，同时伴有不同程度其他细胞如 B 细胞、NK 细胞缺陷的异质性疾病，其中最为严重的类型为 SCID，其表现为 T 细胞和 B 细胞均有分化发育障碍，导致细胞免疫和体液免疫联合缺陷，如重症联合免疫缺陷病和毛细血管扩张性共济失调综合征。

2.伴有典型症状的免疫缺陷综合征　伴有典型症状的免疫缺陷综合征指一组具有免疫缺陷，同时伴有特征性临床表现的疾病。其疾病特征为先天性血小板减少性免疫缺陷、胸腺缺陷伴先天性畸形、免疫-骨发育不良、高 IgE 综合征、维生素 B_{12} 和叶酸代谢缺陷等。

3.抗体免疫缺陷病　抗体免疫缺陷病是一组以抗体缺陷为主的原发性免疫缺陷病。

4.吞噬细胞缺陷病　吞噬细胞缺陷病分为先天性中性粒细胞减少症、趋化黏附缺陷病、呼吸爆发缺陷病和非淋缺陷病四大类。先天性中性粒细胞减少症是最严重的分化缺陷，常伴严重感染、恶性转化，必要时需骨髓移植。白细胞黏附分子缺陷 1 型是最常见的趋化黏附缺陷，疾病严重程度与趋化黏附分子蛋白表达量相关，严重型预后差。慢性肉芽肿病是最常见的呼吸爆发缺陷，起病早，主要表现为细菌、真菌感染和肉芽肿。

5.补体缺陷病　补体缺陷病是少见的原发性免疫缺陷病。在补体系统的组成成分中，几乎每一种均有遗传缺陷，大多数补体遗传缺陷属常染色体隐性遗传，少数为常染色体显性遗传。由于共显性表达，杂合补体缺陷状态不增加感染风险，故补体缺陷通常由无义突变引起纯合子蛋白表达缺失。由于大部分补体基因突变频率较低,所以补体缺陷病主要见于近亲结婚时。

二、常见的原发性免疫缺陷病

根据免疫细胞所处的发育阶段,原发性免疫缺陷病又可分为干细胞相关缺陷病、T 细胞相关缺陷病、B 细胞相关缺陷病、吞噬细胞与 NK 细胞相关缺陷病、补体系统相关缺陷病。

(一)干细胞相关免疫缺陷病

多能干细胞在胚胎发育早期位于主动脉-性腺-中肾区内;在胚胎与胎儿发育期间,其会迁移进入胎肝;胎儿出生前,其会迁移进入骨髓并在骨髓永久停留。多能干细胞可分化为髓系干细胞和淋巴系干细胞,其中髓系干细胞可分化为血小板、红细胞、粒细胞和单核细胞;淋巴系干细胞主要分化为 T 细胞、B 细胞、NK 细胞。目前已知的干细胞相关免疫缺陷病见表 3-1。

淋巴系干细胞缺陷常导致 T、B 细胞系同时发生数量与功能异常,典型疾病为 SCID,较为罕见,是一类性联或常染色体隐性遗传病,发病率约为十万分之一。患儿在出生后 6 个月即表现严重的细胞和体液免疫功能缺陷,对各种病原体、机会菌易感,常因严重感染死亡。临床常见的 SCID 有性联重症联合免疫缺陷病和腺苷脱氨酶缺陷症,分别约占 SCID 的 50％和 20％。

表 3-1　干细胞相关免疫缺陷病

疾病	遗传特征	染色体	基因	发病机制	主要特征
腺苷脱氨酶缺陷症	常染色体隐性遗传	20	腺苷脱氨酶(adenosine deaminase,ADA)基因	ADA 基因突变,导致 ADA 缺乏,使腺苷和脱氧腺苷分解障碍,造成核苷酸代谢产物 dATP 和 dGTP 在细胞内大量累积,对发育早期 T、B 细胞有毒性作用,从而影响其发育成熟	T 细胞和 B 细胞缺陷,患者反复出现病毒、细菌、真菌及原虫感染,发生严重腹泻、肺炎、中耳炎、脑膜炎等,多数患儿易见念珠菌和巨细胞病毒感染,有的出现卡氏肺囊虫感染,部分患儿可表现中枢神经系统症状,如震颤、舞蹈样动作及神经性耳聋等,活疫苗接种可发生严重播散感染

疾病	遗传特征	染色体	基因	发病机制	主要特征
嘌呤核苷酸磷酸化酶缺乏症	常染色体隐性遗传	14	嘌呤核苷磷酸化酶(purine nucleoside phosphorylase, PNP)基因	PNP缺乏导致核苷酸代谢产物dGTP蓄积,对早期T细胞和B细胞有毒性作用,使之发育停滞于pro-T/pro-B阶段,导致T细胞和B细胞缺陷	反复感染,常在出生后第1年开始发生,有些患者出生后几年开始出现临床表现。感染类型与SCID相同,特殊病原菌包括假单胞菌、巨细胞病毒、水痘、腺病毒、EB病毒、ECHO病毒、念珠菌和卡氏肺囊虫。大多数患儿可接受常规的免疫接种,对破伤风杆菌和脊灰病毒能产生抗体。接种BCG后并不一定发生扩散。神经系统病变十分常见,包括痉挛、轻微偏瘫、发育迟缓、共济失调、震颤以及多动症等
伴有共济失调和毛细血管扩张的免疫缺陷病	常染色体隐性遗传	11	人丝氨酸蛋白基酶(ataxia telangiectasia, ATM)基因	ATM突变失能致断裂的DNA双链不能及时修复,致使患者神经系统发育异常,并伴有T细胞与B细胞发育异常,免疫功能缺陷	反复感染,以肺部感染常见;患者会出现共济失调及毛细血管扩张等症状;发病年龄多变,症状严重程度不一;T细胞与Ig(尤其是IgG、IgA和IgE)可能减少;B细胞数量可能正常;自身抗体与染色体异常常见
	常染色体隐性遗传	11	重组活化基因1(recombination activating gene 1, RAG1)和(或)RAG 2	调控TCR与Ig的DNA重排	反复感染;DNA重排受阻,Ig与TCR可变区形成受阻;T/B细胞数量减少,功能不足;Ig减少
SCID	X染色体隐性遗传	X	IL 2RG(IL-2、IL-4、IL-7、IL-9、IL-15受体共有的亚单位-γ链)	参与多种细胞因子的信号转导并调控T细胞、B细胞的分化发育和成熟,γ链突变使T细胞发育停滞于祖T(pro-T)细胞阶段	IL 2RG突变影响多条细胞因子传导通路,反复感染,T细胞数量及免疫球蛋白水平降低,B细胞数量多正常
	常染色体隐性遗传	19	JAK3(Janus kinase 3)	影响JAK3相关通路,如JAK3-STAT3	反复感染,胞内信号传导缺陷,T细胞数量及免疫球蛋白水平降低,B细胞数量多正常

续表

疾病	遗传特征	染色体	基因	发病机制	主要特征
Wiskott-Aldrich 氏综合征	X 染色体隐性遗传	X	威-奥综合征（Wiskott-Aldrich syndrome，WAS）基因	参与从细胞表面受体到肌动蛋白细胞骨架的信号转导	反复感染，特别易感染金黄色葡萄球菌，多见于婴儿期和儿童早期；T 细胞、B 细胞、Ig 数量减少，功能降低；血小板数量减少

(二)T 细胞相关免疫缺陷病

T 细胞相关免疫缺陷病不仅会表现为 T 细胞数量与功能异常，而且会表现为 B 细胞数量与 Ig 异常，这与 B 细胞的激活及 Ig 的产生需要辅助性 T 细胞的辅助有关。目前已知的 T 细胞相关免疫缺陷病见表 3-2。其中 DiGeorge 综合征又称先天性胸腺发育不全，是典型的 T 细胞缺陷性疾病。

表 3-2　T 细胞相关免疫缺陷病

疾病	遗传特征	染色体	基因	发病机制	主要特征
CD3 缺陷症	常染色体隐性遗传	11	CD 3G or CD 3E	CD3 的功能是负责向 T 细胞内转导 TCR 识别抗原所产生的活化信号，其突变可导致 T 细胞活化受阻	反复感染，CD3γ 或 CD3ε 蛋白缺陷，T 细胞功能异常
DiGeorge 综合征	常染色体显性遗传	22	90% 以上伴有染色体 22q11.2 区域缺失	由于胚胎期第三、四咽囊发育障碍，导致起源于该部位的器官，如胸腺、甲状旁腺、主动脉弓、唇、耳等发育不全	易发生病毒、真菌如念珠菌和卡氏肺囊虫感染，但细菌感染较轻，接种卡介苗、麻疹疫苗等可发生严重不良反应，甚至致死；T 细胞数量与功能异常；Ig 减少；患儿表现有特殊面容，即眼距增宽、双耳下移、"鱼形嘴"（人中短）、颌小畸形等，并常伴有心脏和大血管畸形，如法洛四联症和主动脉弓右位，还多伴甲状旁腺发育不全，患儿出生后 24 小时内可发生低钙性手足抽搐
MHC-Ⅱ 缺陷症（裸淋巴细胞综合征）	常染色体隐性遗传	16 或 1	CⅡTA or RFX 5	胞内信号传递受阻	反复感染，CD4⁺ T 细胞数量减少，Ig 水平降低

续表

疾病	遗传特征	染色体	基因	发病机制	主要特征
TAP-1或TAP-2缺陷	常染色体隐性遗传	6	抗增殖抗体的靶抗原(transporter associated with antigen presentation,TAP)-1或TAP-2基因	抗原提呈功能减弱	对病毒或胞内菌易感；MHC-Ⅰ表达下调,抗原提呈功能减弱；CD8$^+$T细胞数量减少,功能降低
ZAP-70缺陷	常染色体隐性遗传	2	ZAP70	T细胞活化的胞内信号传导受阻	反复严重感染；TCR信号缺陷；CD8$^+$T细胞缺乏；CD4$^+$T细胞数量正常但无功能

(三)B细胞相关免疫缺陷病

B细胞相关免疫缺陷病占人类免疫缺陷病的80%以上。在这类疾病中,Ig水平受影响最为明显,而B细胞数量并不一定受影响。有些B细胞免疫缺陷病中,所有抗体亚型均被影响,而在有些缺陷病中,仅其中一种或几种被影响。在该类疾病中,T细胞的数量与功能多正常。目前已知的B细胞相关免疫缺陷病见表3-3。

表3-3　B细胞相关免疫缺陷病

疾病	遗传特征	染色体	基因	发病机制	主要特征
性联无丙种球蛋白血症(X-linked agammaglobulinemia,XLA)	X染色体隐性遗传	X	布鲁顿酪氨酸激酶(Bruton agammaglobulinemia tyrosine kinase,BTK)基因	BTK基因突变导致B细胞功能异常,不能产生正常的免疫球蛋白	患儿多于出生后6~8个月开始发病,由于婴儿自身不能合成免疫球蛋白,最突出的症状为反复持久的化脓性细菌感染,对荚膜细菌(流感嗜血杆菌、金黄色葡萄球菌、链球菌)易感,肺炎、支气管炎、中耳炎、鼻窦炎、肠炎、脓皮病等常见,但对病毒和真菌感染不敏感。患者接种抗原后不产生抗体应答,但因T细胞功能和数量正常,对病毒、真菌等细胞内寄生物有一定抵抗力。接种脊髓灰质炎活疫苗后,有可能发生脑膜炎及脊髓灰质炎所引起的麻痹,粪排毒期可达2年以上;血清中各类Ig含量明显降低(IgG<2 g/L,总Ig<2.5 g/L),外周血成熟B细胞和浆细胞几乎为零,淋巴结无生发中心,患者接种抗原后不产生抗体

续表

疾病	遗传特征	染色体	基因	发病机制	主要特征
常见变异型免疫缺陷病（CVID）	多种遗传方式	未知	未知	不确定	反复感染化脓菌，症状多变
高 IgM 血症	X 染色体或常染色体隐性遗传	X	CD 40LG（CD40配体，CD154）	B 细胞无法完成同型转换或体细胞超突变	反复感染化脓菌；IgM 过度升高，并伴有 IgG、IgA、IgE 减少或缺乏；约 70% 患者由 X 染色体异常引起
Ig 重链基因缺失	常染色体隐性遗传	14	重链恒定区基因	重链恒定区基因缺失导致部分免疫球蛋白合成受阻	反复感染（IgG1 缺陷患者对化脓菌易感；IgG2 或 IgG3 对荚膜菌易感）；免疫球蛋白亚型缺乏；IgG 异常常见，且多伴 B 细胞数量减少
κ 链缺失	常染色体隐性遗传	2	κ 链基因	κ 链是免疫球蛋白的重要组成部分，κ 链编码基因缺失导致部分免疫球蛋白不能正常合成	含有 κ 链的 Ig 减少或缺乏，感染不常见
选择性 IgA 缺陷	多种遗传方式	多条染色体	多种基因	未知	感染不常见，但部分患者易发生化脓性感染；IgA 分泌型 B 细胞减少或缺乏；血清 IgA 减少

（四）吞噬细胞与 NK 细胞相关免疫缺陷病

除 T 细胞、B 细胞缺陷会导致严重后果外，吞噬细胞如巨噬细胞、中性粒细胞以及 NK 细胞缺陷均可能导致患者出现反复感染，目前已知的吞噬细胞与 NK 细胞相关免疫缺陷病见表 3-4。

表 3-4　吞噬细胞与 NK 细胞相关免疫缺陷病

疾病	遗传特征	染色体	基因	发病机制	主要特征
小儿先天性白细胞颗粒异常综合征（Chediak-Higashi 综合征）	常染色体隐性遗传	1	溶酶体运输调节因子（lysosomal trafficking regulator，LYST，也称为 CHS1）基因	溶酶体运输调节因子基因突变，导致异常蛋白的产生，致使溶酶体功能障碍，导致含溶酶体的细胞功能异常	反复发生化脓菌感染，细胞器膜缺陷导致溶酶体与吞噬体融合缺陷，NK 细胞与 T 细胞功能降低，眼睛、皮肤及其他部位出现白化现象，中性粒细胞与其他细胞内形成巨大颗粒

疾病	遗传特征	染色体	基因	发病机制	主要特征
慢性肉芽肿病	X染色体隐性遗传	X	CYBB（细胞色素 b 的 β 链，也称为 gp91phox）	编码吞噬细胞内还原型烟酰胺腺嘌呤二核苷酸磷酸（reduced nicotinamide adenine dinucleotide phosphate，NADPH）氧化酶系统的细胞色素 b 基因缺陷，使细胞内呼吸爆发受阻，不能产生足量的有氧杀菌物质，如超氧离子、过氧化氢、单态氧离子等，使得吞入细胞内的微生物，尤其是能产生过氧化氢酶的微生物非但不能被杀死，反而得以继续存活、繁殖，并随吞噬细胞游走播散，造成反复的慢性感染。持续的感染可刺激 CD4$^+$ T 细胞增殖而形成肉芽肿，常规抗感染治疗效果差	发病多在 2 岁以内，少数可晚至 10 岁以后；反复的化脓性细菌感染，尤其对金黄色葡萄球菌、沙门氏菌、鼠伤寒沙门氏菌、黏质沙雷氏菌易感；巨噬细胞与中性粒细胞受累；淋巴结、皮肤、肝、肺、骨髓等器官有慢性化脓性肉芽肿或伴有瘘管形成
	常染色体隐性遗传	7	NCF 1（p47phox）	NCF 1 与 NCF 2 编码 NADPH 氧化酶复合物成分，CYBA 编码细胞色素 b 的 α 链；吞噬细胞不能产生超氧化物代谢产物以杀伤摄入的微生物	反复感染
		1	NCF 2（p67phox）		
		16	CYBA（p22phox）		
IFN-γ 受体缺陷	常染色体隐性遗传	6	IFNGR 1（IFN-γ 受体）	IFN-γ 信号通路传导受阻，不能有效清除胞内感染	反复感染分枝杆菌，巨噬细胞、中性粒细胞、NK 细胞、Th1 细胞受累
白细胞黏附缺陷症 I 型	常染色体隐性遗传	21	ITGB 2（CD18）	ITGB 2 异常表达致巨噬细胞、中性粒细胞、NK 细胞不能趋化并黏附到内皮细胞表面	反复细菌感染，反复脓肿
白细胞黏附缺陷症 II 型	常染色体隐性遗传	11	GDP 岩藻糖转运蛋白 1 基因	糖类黏附分子 CD15s 合成异常，致白细胞不能黏附到内皮表面，进而导致白细胞不能从脉管系统移动到组织部位	反复细菌感染与脓肿

（五）补体相关免疫缺陷病

补体系统的成分缺陷可影响天然与适应性免疫应答，可导致患者发生反复感染，有时可导致自身免疫病出现。一般情况下，替代通路与甘露糖结合凝集素（mannan-binding lectin，MBL）通路缺陷患者易发生反复感染。除 C3 以外的经典通路缺陷，患者不易被除荚膜菌以外的细菌所感染，因为 C3 在三条补体激活通路中的中心地位，其缺陷可导致反复感染。当经典通路失能时，替代通路与 MBL 通路足以抵御感染的发生。替代通路的成分如 C3、B、D 缺陷可致患者出现反复感染；C1、C2 与 C4 缺陷可致免疫复合物不能有效清除，增加罹患Ⅲ型超敏反应及肾、关节、皮肤与血管损伤的风险。

目前已知的补体相关免疫缺陷病见表 3-5。最常见的补体缺陷病是遗传性血管神经性水肿。

表 3-5 补体相关免疫缺陷病

疾病	遗传特征	染色体	基因	发病机制	主要特征
遗传性血管神经性水肿	常染色体隐性遗传	11	*SERPING 1*（C1 抑制因子）	C1 抑制因子基因缺失致该蛋白缺乏，不能控制 C1 酯酶活性，过度裂解 C2，产生过多的 C2a，使血管通透性增高，引起黏膜部位水肿	经典通路过度激活，导致局部严重炎症反应；气管与支气管过度水肿时可导致患者窒息死亡；血清补体滴度明显降低，血清 C1 抑制因子含量减少或仅有无活性的 C1 抑制因子
阵发性血红蛋白尿	X 染色体隐性遗传	X	磷脂酰肌醇聚糖（phosphatidylinositol glycan，PIGA）基因	磷脂酰肌醇聚糖合成紊乱，导致 DAF 和 CD50 不能固定到宿主细胞膜上，从而不能降解宿主细胞表面的补体复合物	红细胞过度裂解
C1q、C1r 缺陷	常染色体隐性遗传	1	*C1QA*、*C1QB*、*C1QC*（C1q 的 A、B、C 链）	免疫复合物清除障碍	感染风险增加，系统性红斑狼疮（systemic lupus erythematosus，SLE）样症状
		12	*C1R or C1S*		
C2 缺陷	常染色体隐性遗传	6	C2	免疫复合物清除障碍	SLE 样症状，血管炎
C3 缺陷	常染色体隐性遗传	19	C3	免疫调理功能受损	反复化脓菌感染
C4 缺陷	常染色体隐性遗传	6	C4	免疫复合物清除障碍	感染风险增加，SLE 样症状
C5、C6、C7 缺陷	常染色体隐性遗传	9、5 or 5	C5、C6、C7	不能形成膜攻击复合物	反复感染奈瑟菌，SLE 样症状

续表

疾病	遗传特征	染色体	基因	发病机制	主要特征
C8 缺陷	常染色体隐性遗传	2	C8A 或 C8B（C8的 α 与 β 链）	不能形成膜攻击复合物	反复感染奈瑟菌，SLE样症状
C9 缺陷	常染色体隐性遗传	5	C9	不能形成膜攻击复合物	反复感染奈瑟菌
H 因子缺陷	常染色体隐性遗传	1	CFH（H 因子编码基因）	替代通路过度激活	反复化脓性感染
P 因子缺陷	X 染色体隐性遗传	X	备解素	微生物表面的 C3bBb（C3 转化酶）稳定性降低，使替代通路受损	反复感染，尤其对奈瑟菌易感

第二节 获得性免疫缺陷病

一、获得性免疫缺陷病概述

获得性免疫缺陷病是免疫系统受到后天因素如感染、肿瘤、营养不良、服用药物等影响引起的免疫功能低下所致的临床综合征，又称继发性免疫缺陷病（secondary immunodeficiency disease，SIDD）。获得性免疫缺陷病的诱发因素有营养不良，恶性肿瘤，长期或大剂量使用糖皮质激素、免疫抑制剂，受放射损伤，某些病毒、细菌或寄生虫感染等，其诱导的获得性免疫缺陷病见表 3-6，其中对人类危害最大的是感染人类免疫缺陷病毒（human immunodeficiency virus，HIV）后诱发的获得性免疫缺陷综合征（acquired immune deficiency syndrome，AIDS）。

表 3-6 获得性免疫缺陷病举例

诱因	举例	机制
生理因素	普通营养不良	对具有高能量需求的功能有较大影响
	能量代谢	能量代谢必需的氨基酸缺乏
	微量金属元素缺乏	关键辅因子缺乏
	维生素缺乏	关键辅因子缺乏
治疗	电离辐射	破坏处于复制期的细胞，诱导氧化应激
	细胞毒性药物（包括抗癌药物）	杀伤处于复制期的细胞
	抗炎药物（如皮质类固醇）	干扰某些细胞因子的产生
	免疫抑制剂（如环孢菌素、他克莫司、雷帕霉素）	干扰某些细胞因子的产生

诱因	举例	机制
感染	HIV	主要杀伤 CD4$^+$ T 细胞
	EB 病毒	产生 IL-10 类似物
	血吸虫	分泌能剪切免疫球蛋白的酶
	疱疹病毒	在内质网中抑制 MHC-Ⅰ类分子成熟
	人巨细胞病毒	干扰多肽通过 TAP 进入 ER 的运输，重新引导 MHC-Ⅰ类分子进入胞浆而不是细胞表面
	衣原体	通过阻止吞噬体与溶酶体的融合，进而干扰吞噬功能
	葡萄球菌	产生能杀伤吞噬细胞的毒素，产生能干扰调理作用的蛋白
	耶尔森菌	产生能杀伤吞噬细胞的毒素
	链球菌	产生能杀伤吞噬细胞的毒素
	分枝杆菌	产生能杀伤吞噬细胞的毒素，通过阻止与溶酶体的融合抑制吞噬体内的酸化作用，抑制吞噬体内的氧化降解
	沙门氏菌	抑制吞噬体内的氧化降解
	利什曼原虫	抑制吞噬体内的氧化降解
肿瘤	多发性骨髓瘤	单克隆免疫球蛋白明显增加
	伯基特淋巴瘤	引起该肿瘤的 EB 病毒能产生 IL-10 类似物
	原发性巨球蛋白血症（Waldenstrom macroglobulinemia）	免疫球蛋白过度产生，血液黏稠度增加
	慢性淋巴细胞白血病	减少免疫球蛋白的产生
	小淋巴细胞淋巴瘤	减少免疫球蛋白的产生

二、获得性免疫缺陷综合征

获得性免疫缺陷综合征又称艾滋病，是一种最常见的 AIDD，是由于人类免疫缺陷病毒侵入机体，引起细胞免疫严重缺陷，导致以机会性感染、恶性肿瘤及神经系统病变为特征的综合征。患者以 CD4$^+$ T 细胞减少、细胞免疫功能严重缺陷为主要特征，临床表现为反复机会性感染，伴发恶性肿瘤及中枢神经系统退行性病变。自 1981 年在美国首次报道该病以来，全球感染人数不断上升，蔓延范围越来越广。我国自 1985 年发现第一例患者至今，感染人数也在不断增加。目前，本病尚无有效治疗方法。

（一）病原学

1983 年，法国病毒学家 Montagnier 等从 AIDS 患者体内首次分离出一种 RNA 逆转录病毒，WHO 于 1987 年将该病毒正式命名为人类免疫缺陷病毒。HIV 属逆转录病毒科慢病毒属，可分为 HIV-1 和 HIV-2 两型。这两型的氨基酸序列同源性达 40%～60%，但 HIV-1 比 HIV-2 亚型的传染力更强，在没有接受治疗的情况下，HIV-1 致死率更高。目前，全球流行的 AIDS 主要由 HIV-1 所致，约占 95%；HIV-2 主要在西非流行。

HIV-1 起源于中非，扩散到海地、欧洲、北美及全世界，它选择性地侵犯 $CD4^+T$ 淋巴细胞和单核吞噬细胞亚群，也能感染 B 细胞、小神经胶质细胞及骨髓干细胞，是引起获得性免疫缺陷综合征的主要毒株。

HIV-2 是 20 世纪 80 年代中期从西非患者中分离出的另一种能引起获得性免疫缺陷综合征的逆转录病毒，主要限于西非，但在美国、欧洲、南非、印度、中国等国家和地区也有少数病例。

成熟的病毒颗粒直径为 100～120 nm，由病毒核心和外膜组成（见图 3-1）。病毒内部为二十面体对称的核衣壳，核心为圆柱状，含有病毒 RNA、逆转录酶和核心蛋白（p24、p17）。包膜上嵌有病毒编码的刺突状结构的糖蛋白，其中 gp120 和 gp41 与 HIV 入侵宿主细胞有关。HIV 在体内增殖速度很快，每天可产生 10^9～10^{10} 个病毒颗粒，且易发生变异（突变率约为 $3×10^5$），因此容易逃避宿主免疫系统的攻击。

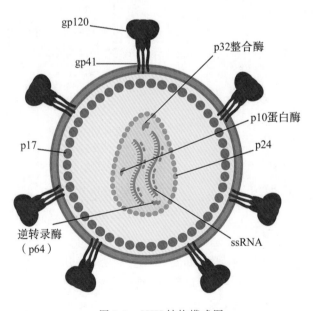

图 3-1　HIV 结构模式图

（二）致病机制

HIV 的传染源主要是 HIV 携带者和 AIDS 患者，HIV 存在于血液、精液、阴道分泌物、乳汁、唾液和脑脊液中。传播方式主要有：①性传播。②血液传播：输入 HIV 感染者的血液或被 HIV 污染的血制品，以及与静脉毒瘾者共用 HIV 污染的注射器和针头等，均可造成传播。③垂直传播：HIV 可经胎盘或分娩时母亲血液传播，产后可通过乳汁传播。

HIV-1 入侵宿主的主要受体是表达于 T 淋巴细胞、单核吞噬细胞以及树突状细胞表面的 CD4 分子。HIV 需借助易感细胞表面的受体进入细胞，包括第一受体（CD4，主要受体）和第二受体（CCR4 或 CCR5 等辅助受体）。根据 HIV 利用不同辅助受体的特性，可将 HIV 分为 X4 和 R5 毒株。R5 型病毒通常只利用 CCR5 受体，而 X4 型病毒常常同时利用 CXCR4、CCR5 和 CCR3 受体。在疾病早期，HIV 常利用 CCR5 作为辅助受体，而在疾病进展到晚期时，病毒常利用 CXCR4 作为辅助受体。HIV 感染细胞表面表达的 gp120 分子可与未感染细胞表面的 CD4 分子结合，导致细胞融合形成多核巨细胞。加上抗 HIV 抗体和特异性 CTL 对靶细胞的攻击，$CD4^+$ T 细胞进行性减少，从而导致患者全身性、渐进性细胞免疫功能下降。

HIV 在人体细胞内的感染过程包括：①吸附、膜融合及穿入：HIV-1 感染人体后，选择性地吸附于靶细胞的 CD4 受体上，在辅助受体的帮助下进入宿主细胞（见图 3-2）。②反转录、入核及整合：在细胞质中，病毒 RNA 在反转录酶作用下形成互补 DNA（cDNA），在 DNA 聚合酶作用下形成双链线性 DNA。双链线性 DNA 进入细胞核内，在整合酶的作用下整合到宿主细胞的染色体 DNA 中，形成潜伏感染，潜伏期可达数月甚至数年。这种整合到宿主 DNA 中的病毒 DNA 即被称为"前病毒"。③转录及翻译：前病毒被活化而进行自身转录时，在细胞 RNA 聚合酶的催化下，病毒 DNA 转录形成 RNA，一些 RNA 经加帽加尾成为病毒的自带基因组 RNA，另一些 RNA 经拼接而成为病毒 mRNA，在细胞核蛋白体上翻译成病毒的结构蛋白（Gag、Gag-Pol 和 Env 前体蛋白）和各种非结构蛋白，合成的病毒蛋白在内质网核糖体进行糖化和加工，在蛋白酶作用下裂解，产生子代病毒的蛋白和酶类。④装配、出芽及成熟：病毒的组装是一个复杂且高度有序的过程。Gag 和 Gag-Pol 前体蛋白与病毒子代基因组 RNA 在细胞膜的内面进行包装，gp120 和 gp41 转运到细胞膜的表面，与正在出芽的 Gag 和基质蛋白 MA 相结合，通过芽生从细胞膜上获得病毒体的包膜，形成独立的病毒颗粒。在出芽的中期或晚期，病毒颗粒中的 Gag 和 Gag-Pol 前体蛋白在病毒自身的蛋白酶作用下裂解成更小的病毒蛋白，包括 Gag 中的 p17、p24、p7、p6 以及 Pol 中的反转录酶、整合酶和蛋白酶。这些病毒蛋白与子代基因组 RNA 再进一步组合，最后形成具有传染性的成熟的病毒颗粒。

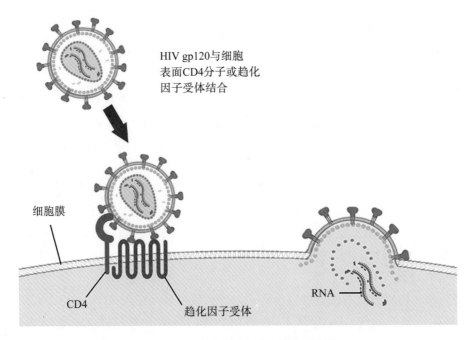

图 3-2　HIV 侵入免疫细胞机制示意图

HIV 进入人体后,在 24～48 h 到达局部淋巴结,5～10 日在外周血中可以检测到病毒成分,继而产生病毒血症,导致急性感染,以 CD4$^+$ T 淋巴细胞数量短期内一过性迅速减少为特点。大多数感染者未经特殊治疗,CD4$^+$ T 淋巴细胞数可自行恢复至正常水平或接近正常水平。由于病毒储存库的存在,宿主免疫系统不能完全清除病毒,形成慢性感染,包括无症状感染期和有症状感染期。国际上报道无症状感染期持续时间平均约 8 年,需注意的是,我国男男性行为感染 HIV 者的病情进展较快,在感染后平均 4.8 年进展至艾滋病期。无症状期主要表现为 CD4$^+$ T 淋巴细胞数量持续缓慢减少;进入有症状期后,CD4$^+$ T 淋巴细胞数量再次快速减少,多数感染者 CD4$^+$ T 淋巴细胞计数在 350 个/μL 以下,部分晚期患者甚至降至 200 个/μL 以下。

HIV 感染导致 CD4$^+$ T 淋巴细胞下降的主要原因包括:①HIV 引起的 CD4$^+$ T 淋巴细胞凋亡或焦亡;②HIV 复制所造成的直接杀伤作用,包括病毒出芽时引起的细胞膜完整性的改变等;③HIV 复制所造成的间接杀伤作用,包括炎症因子的释放或免疫系统的杀伤作用;④HIV 感染导致胸腺组织的萎缩和胸腺细胞的死亡等。

(三)临床特点

人体初次感染 HIV 后,病毒就开始在人体中复制和扩散,临床表现大致分为以下四期:①急性期:2～4 周,出现类似流感样自限性症状和淋巴结肿大,血清 HIV 及其抗原阳性。②无症状期:此期一般持续 6～10 年。其时间长短与感染病毒的数量、类别、感染途径,机体免疫状况、营养条件及生活习惯等因素有关。此期血清中可查出 HIV,自感染 4～8 周后在感染者血清中可查出 HIV 抗体,但外周血中 HIV 抗原含量很低或检测不到。③艾滋病期：是感染 HIV 后的最终阶段，随着 HIV 大量复制并造成机体免疫系统进行性损伤，开始出现低热、盗汗、全身倦怠、慢性腹泻及全身持续性淋巴结肿大等症状。患者 CD4$^+$T 淋巴细胞计数明显下降，多不足 200 个/μL，HIV 血浆病毒载量明显升高，引起严重免疫缺陷，常出现三大典型临床表现：①机会性感染：常见病原体是卡氏肺囊虫和白色念珠菌，其他有巨细胞病毒、带状疱疹病毒、隐球菌和鼠弓形虫等，是 AIDS 死亡的主要原因。②恶性肿瘤：AIDS 患者易伴发肉瘤和恶性淋巴瘤，也是 AIDS 死亡的常见原因。③神经系统损害：可出现神经系统疾病，如 AIDS 痴呆症等。未经治疗的患者通常在出现临床症状后 2 年内死亡。

（四）免疫学特征

AIDS 的主要免疫学特征是：①CD4$^+$T 细胞数量明显减少，CD4/CD8 细胞比例倒置，常低于 0.5。②T 细胞功能严重障碍，细胞激活和应答能力降低、Th1 和 Th2 细胞平衡失调、潜伏期患者 Th1 细胞占优势，分泌 IL-2，刺激 CD4$^+$T 细胞增殖，至 AIDS 期，患者 Th2 细胞占优势，分泌 IL-4 和 IL-10，抑制 Th1 功能，同时减弱 CTL 的细胞毒效应。③抗原提呈细胞功能降低，HIV 侵犯巨噬细胞和树突状细胞后，可损伤其趋化、杀菌和处理抗原能力。此外，感染 HIV 的巨噬细胞和树突状细胞不能有效杀死 HIV，反而成为其庇护所，成为晚期 AIDS 患者血中高水平病毒的主要来源。④B 细胞功能异常，表现为多克隆 B 细胞被广泛激活，并产生多种自身抗体，导致高 Ig 血症，这是由于 gp120 属超抗原，加上 HIV 感染者易合并 EBV 感染，造成多克隆 B 细胞被激活所致。

AIDS 常用的实验室诊断方法和指标见表 3-7，近年发展的基因扩增技术可直接检测微量血液中的 HIV 基因，快速准确，效果良好。

表 3-7　HIV 感染的临床分期和各期特点

临床分期	HIV 抗原	淋巴细胞培养分离病毒	HIV 血清抗体	CD4/CD8 细胞比值 1.5～2.5	细胞免疫功能
急性期	+/−	+	−	近乎正常	正常
无症状期	−	+	+++	近乎正常	正常
艾滋病期	+++	++++	++	降低<0.2	明显降低

第三节　衰老与免疫

"细胞衰老"概念由 Hayflick 和 Moorhead 在 1961 年首次提出。衰老是指随着年龄增长，机体出现多种生理性或病理性的变化，造成各组织器官功能下降的现象。细胞周期停滞是细胞衰老的主要特征，表现为细胞复制能力丧失，同时伴随细胞代谢、表观遗传调控和基因表达的变化。衰老还可引起机体各生理系统发生多种变化，其中免疫系统是受衰老影响变化最明显的系统之一,包括先天性免疫系统和获得性免疫系统均被波及,使得老年人易患感染性疾病、恶性肿瘤及多种慢性疾病,这种免疫功能的生理性下降被称为"免疫衰老",而"免疫衰老"及其相关的慢性低度全身性炎症则被称为"炎症衰老"。

多种因素可刺激衰老的发生,包括 DNA 损伤、端粒缩短及慢性刺激下的细胞应激反应。伴随着人口老龄化问题的出现,免疫与衰老之间的关系得到越来越多研究者的关注,逐渐成为相对独立的研究领域。

一、衰老与免疫系统

(一)衰老与先天性免疫系统

1.衰老与中性粒细胞　中性粒细胞参与先天性和适应性免疫系统的激活与调节,在感染、慢性炎症等相关疾病中发挥重要作用。在衰老个体中,低度炎症环境会导致中性粒细胞表观遗传改变,使其代谢与功能呈现出特定的异常,即中性粒细胞免疫衰老。中性粒细胞的寿命只有 2~3 天,在无任何刺激的情况下可在短时间内迅速凋亡。随着年龄增长,老年人中性粒细胞的数量相对较高,同时表现出异常失调的吞噬和趋化能力,可能与慢性炎症激活中性粒细胞导致凋亡减少有关。有研究显示,中性粒细胞免疫衰老后吞噬能力显著下降,可能与参与吞噬功能的肌动蛋白、微管蛋白、肌球蛋白减少及特征性 Fc 受体(CD16)减少有关。激活后的中性粒细胞则表现为释放活性氧及蛋白酶的能力受损,呼吸爆发减弱,细胞杀伤能力显著降低。同时,中性粒细胞免疫衰老后趋化能力降低,可能与衰老个体的病死率有关。另外,衰老中性粒细胞表面 TLR,尤其是 TLR1 的负向调节可能在中性粒细胞功能的改变中发挥重要作用,使其在炎症刺激后表现出较低的代谢活性,即糖酵解减少,这进一步导致其激活适应性免疫反应能力降低。

2.衰老与单核细胞和巨噬细胞　外周血中的单核细胞(即循环单核细胞)与组织内的巨噬细胞是先天性免疫应答的主要执行细胞之一,同时在维持组织稳态、修复表皮损伤、清除衰老的红细胞与中性粒细胞等方面发挥重要作用。

大量证据表明,伴随着年龄的增加,老年人的单核细胞和巨噬细胞的功能也发生明显变化,表现在:第一,老年人单核细胞吞噬功能受损,如老年人的肺泡巨噬细胞吞噬凋亡中性粒细胞的能力明显下降,这导致老年人对流感等呼吸道疾病更易感;在大脑中,血液单核细胞对 β-淀粉样蛋白的吞噬作用减少,这可能与老年人易罹患阿尔茨海默病相关。第二,M1 型巨噬细胞明显增加,其分泌的 IL-6、NO、TNF-α、IL-1β、IL-12、IL-23 等炎性细胞因子增加,参与急性、慢性器官与组织损伤的发生。第三,衰老巨噬细胞表面高表达 SIRP1α 受体,该受体能与细胞表面的 CD47 结合,保护该细胞,防止其被巨噬细胞所吞噬。其中,CD47 是某些细胞如红细胞表面的"别吃我"信号通路分子。

3.衰老与 NK 细胞　NK 细胞作为衰老细胞免疫监测的主要参与者,随着年龄的增长,数量和表型也发生显著变化。根据细胞表面 CD56 和 CD16 的表达水平,人 NK 细胞可分为 CD56^{dim} NK 细胞和 CD56^{bright} NK 细胞,其中 CD56^{dim} NK 细胞主要具有细胞毒性,而 CD56^{bright} NK 细胞主要负责分泌细胞因子,如 IFN-γ 和 TNF-α。在衰老过程中,存在一种渐进性分化,其中 CD56^{bright} 群体减少,而 CD56^{dim} 群体不断扩大并开始表达 CD57。CD57 通常被认为是细胞衰老和增殖缺陷的标志,具有高度细胞毒性,在终末分化效应 T 淋巴细胞和成熟细胞毒性 NK 细胞中的表达最为明显。随着年龄增长,CD57 和 CD16 的表达均增加。另外,NK 细胞功能障碍的另一个潜在原因可能是全身环境变化,主要表现为 IL-2 水平下降,而 IL-2 在刺激 NK 细胞增殖与增强其杀伤活性方面具有重要意义。与 IL-2 类似,IL-12 也可增强 NK 细胞的细胞毒性,并促进 NK 细胞分泌 IFN-γ。随着年龄的增长,NK 细胞表面活化受体 NKp30 或 NKp46 的表达下降,而抑制性杀伤细胞免疫球蛋白样受体(killer cell immunoglobulin-like receptor,KIR)的表达却明显增加。因此,老年人 NK 细胞的变化可能是外部环境和内部细胞变异共同作用的结果。

（二）衰老与适应性免疫系统

1.衰老与 T 细胞　随着年龄的增长,T 细胞的变化主要包括胸腺退化、TCR 功能减少、效应/记忆性 T 细胞积累、线粒体 DNA 损伤等。免疫衰老最显著的变化之一是胸腺退化。胸腺从青春期开始即不断退化,在中年时期完全被脂肪组织取代。老年人骨髓向胸腺内输入的 T 淋巴系祖细胞数量减少,且增殖与分化能力降低,凋亡细胞数增加。

衰老细胞能够通过分泌一组细胞因子、化学趋化因子及蛋白酶而调控周围细胞的活性与功能,这些成分统称为衰老相关分泌表型(senescence-associated secretory phenotype,SASP),包括 IL-8、TNF-α、IL-6、IL-1α、SA-β-Gal,细胞周期检查点关键蛋白 p21^{CIP1} 与 p16^{INK4a},DNA 双链损伤标志 γH2AX 等。SASP 在衰老相关 T 细胞中高表达。

衰老过程中,T 细胞代谢也发生明显变化:①T 细胞的细胞色素氧化酶缺失,使 T 细胞中线粒体活性氧(reactive oxygen species,ROS)增高,氧化磷酸化水平降低,NF-κB 活性增强,引起糖酵解激活,有利于细胞因子的合成;②脂肪酸氧化为免疫细胞活动提供能量,促炎细胞中更易出现脂肪酸合成和脂质积累,脂肪酸氧化明显下降;③免疫细胞内的谷氨酰胺合成酶被过量的 ROS 氧化,使谷氨酸转化为谷氨酰胺的效率降低,促炎通路被激活,增强炎症反应。

随着年龄增长,在人体各免疫器官中,胸腺变化出现得最早,也最明显。幼稚 CD4$^+$ T 淋巴细胞和 CD8$^+$ T 淋巴细胞均起源于胸腺,随着胸腺的不断退化,T 细胞的发育、分化和成熟出现障碍,表现为胸腺向外周输出幼稚 T 淋巴细胞数目减少,同时 CD8$^+$ T 细胞数量比 CD4$^+$ T 细胞下降快。随着年龄增长,记忆性 CD4$^+$ 和 CD8$^+$ T 淋巴细胞数目增加,使其对新抗原的反应能力降低,同时 CD45RO、TNF-α、IL-4、IL-5、IFN-γ、穿孔素、颗粒酶等分子的表达增加。此外,Treg 和 Th 细胞也发生了年龄相关性变化,衰老过程中二者数量增加,并且在衰老个体中,幼稚 CD4$^+$ T 细胞分化为 Th9 型细胞增多,其标志性细胞因子 IL-9 明显增加,IL-9 是介导各种炎症反应的重要细胞因子,参与自身免疫性疾病、炎症性肠病和肿瘤等疾病的发生,可能加速机体衰老的进程。同时,Th1、Th2 细胞分泌的细胞因子减少,CD8$^+$ T 细胞的增殖能力和细胞毒性均下降,使机体抵御外界病原体的能力下降。在老年人 CD4$^+$ T 细胞亚群中,记忆性 Treg 细胞明显增加,且循环记忆性 Treg 细胞的数量与老年人的疫苗接种后的体液免疫应答呈负相关。随着年龄的增加,老年人 CD4$^+$T 和 CD8$^+$T 细胞表面 CD28 的表达呈增龄性减少甚至消失,此已作为免疫衰老的重要标志之一。

2.衰老与 B 细胞　随着年龄的增长,骨髓产生 B 细胞数量及受体多样性降低,产生的有效抗体量显著减少,这降低了机体对感染和疫苗接种的反应性,并增加了自身反应性抗体的产生。此外,B 细胞亚群也发生年龄相关性变化:人骨髓中前体 B 细胞生成数显著减少,但记忆性 B 细胞数量随年龄增长而增多。通常情况下,记忆 B 细胞会产生特定的激素信号,抑制骨髓产生新的 B 细胞。因此,人体内的 B 细胞总数处于一个"平衡"状态。由于记忆 B 细胞寿命很长(部分可终生生存),伴随着人体接触到的病原体越来越多,体内记忆 B 细胞也积累得越来越多。在反馈机制的作用下,骨髓无法产生足够数量的新鲜 B 细胞,当新的病原体入侵时,也就无法产生较强的免疫反应。因此,通过某种手段阻断记忆 B 细胞的激活信号作用,能够逆转老年人免疫系统的衰老过程,这一治疗手段的可行性在红斑狼疮与淋巴瘤患者中得到了验证:清除患者体内的记忆性 B 细胞,其免疫系统恢复活力,骨髓重新开始产生 B 细胞。

3.衰老与树突状细胞　树突状细胞是体内功能最强的抗原提呈细胞,是沟通先天和适应性免疫反应的主要桥梁。老年人的髓样 DC 表达 PI3K 的活性降低,吞噬活性和趋化性能力下降,同时浆细胞样 DC 产生的 Ⅰ 型和 Ⅱ 型干扰素减少,抗原提呈能力下降。

4.衰老与骨髓源性抑制细胞　骨髓源性抑制细胞(myeloid derived suppressor cells, MDSCs)是骨髓形成过程中由髓系祖细胞发育而来的一组免疫抑制性髓样细胞。随年龄增长,骨髓造血细胞分化为髓样细胞增多,在癌症、感染性疾病、创伤、骨髓移植和自身免疫性疾病等炎症条件下,MDSCs 向粒细胞、单核细胞、巨噬细胞和 DC 的分化成熟受阻,这可能有利于 MDSCs 的积累。衰老过程与骨髓、血液、脾脏和周围淋巴结中 MDSCs 的增加有关。各种衰老的细胞可表达 SASP,激活宿主免疫反应,同时刺激 MDSCs 的产生,使 MDSCs 趋向炎症组织集中,发挥 MDSCs 抑制急性炎症反应的作用。研究表明,MDSCs 是随着年龄增长而显著增加的特殊免疫抑制因子,是适应性免疫系统衰老的有效诱导因子,而 T 细胞是 MDSCs 诱导免疫耐受的主要靶细胞,这些细胞可以分泌IL-10、TGF-β、活性氧等有效的抗炎和免疫抑制因子,抑制 T 细胞的增殖和功能,导致幼稚 T 细胞数量逐渐减少,允许肿瘤免疫逃逸。同时,MDSCs 的扩增也会通过抑制 IL-2 介导的 NK 细胞毒性作用,进一步降低 NK 细胞功能,加速机体免疫系统的衰老。

二、免疫衰老与疾病

免疫衰老是老年人心血管疾病、神经系统疾病、癌症、自身免疫病、感染等疾病发病率升高的主要原因(见图 3-3)。

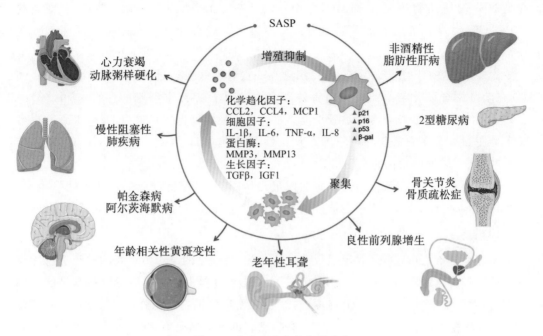

图 3-3　免疫衰老与老年性疾病

(一)免疫衰老与心血管系统疾病

老龄化是心血管疾病最重要的决定因素。炎症是所有慢性病和老年综合征(包括心血管疾病)的主要风险因素。促炎细胞因子水平升高促进炎症进展并增加内皮损伤、血管重塑损伤、动脉粥样硬化和胰岛素抵抗的可能性。在心脏应激、缺血性损伤、高血压和代谢综合征期间,坏死细胞释放大量高迁移率族蛋白 B1(high mobility group protein B1,HMGB1)和热休克蛋白 60(heat shock protein,HSP60)。这些损伤相关分子模式(damage associated molecular patterns,DAMPs)主要由天然免疫细胞表达的模式识别受体(pattern recognition receptor,PRR)识别。因此,组织细胞(主要是 M1 巨噬细胞)和非免疫细胞分泌大量促炎细胞因子,从而招募大量具有吞噬功能的免疫细胞的聚集,这些免疫细胞负责清除凋亡细胞和焦亡细胞。

心肌细胞和外周组织中 TNF-α、IL-6 和 IL-1β 分泌增加在心肌功能障碍的发病机制与进展中发挥重要作用,这些促炎细胞因子的血浆水平可以预测心力衰竭患者的短期和长期存活率。此外,持续的大分子损伤是细胞衰老的标志,也是细胞衰老的诱因。

考虑到衰老是胚胎发育和伤口愈合过程中的重要生理过程,衰老细胞可能在某些病理条件下有其独特的作用。例如,在心肌梗死、心脏纤维化和动脉粥样硬化中,衰老细胞可限制组织纤维化,对人体是有益的;衰老细胞还具有抑制动脉粥样硬化斑块形成的作用。

抗炎性 M2 巨噬细胞在组织修复和重塑中发挥重要作用,相反,炎症性 M1 巨噬细胞参与了粥样硬化斑块的形成,导致了急性冠脉综合征的发生。参与粥样硬化斑块形成的免疫成分包括细胞因子 IL-6、IL-12、IL-17、IL-21、IL-23，以及 Th1、Th17 和衰老的 $CD14^+CD16^+$ 单核细胞等。巨噬细胞参与的衰老与慢性炎症性疾病称为巨噬型衰老（macroph-aging）。

此外，衰老的 T 细胞尤其是 CTL 细胞在心血管疾病发病过程中发挥重要作用。例如，在动脉粥样硬化与心肌梗死患者外周血中发现了衰老 T 细胞的存在，其中 $CD8^+$ $CD28^-$ T 细胞过度扩增可导致血管功能异常。外周晚期分化的 $CD4^+CD28^-$ T 细胞也可见于急性冠脉综合征患者，并且 $CD4^+$ 记忆性 T 细胞（$CD3^+$ $CD4^+$ $CD45RA^-$ $CD45RO^+$ $CCR7^-$）与动脉粥样硬化的发生相关。

抗炎因子 IL-10 在延缓衰老方面发挥重要作用，其可降低动脉粥样硬化的发生率。同时，在心脏搭桥术后，如果患者体内的 IL-10 水平过低，不利于患者心脏功能的恢复。

（二）免疫衰老与神经系统疾病

免疫衰老与认知过程及神经退行性疾病有关，最常见的与年龄相关的神经退行性疾病包括阿尔茨海默病和帕金森病。炎症是导致衰老过程中认知功能下降和痴呆的主要机制，其中血浆中高水平的 CRP 能提前 12 年预测记忆损伤。此外，CRP 还与阿尔茨海默病中淀粉样蛋白斑块的形成以及帕金森病患者的智力减退有关。TNF-α、IL-1β、IL-6、IL-10 与患者认知能力减退有关。

炎症导致认知损伤的机制已明确。中枢神经系统中炎症细胞因子过度释放，导致脑源性神经营养因子（brain derived neurotrophic factor，BDNF）形成减少，进而引起神经发育受阻、兴奋性毒性、氧化应激及细胞凋亡，共同导致认知能力减退。这是痴呆发生的神经炎症与退行性机制。神经炎症还能损伤多种脑功能，如抑制海马神经发生，损害认知能力等。

T 细胞是认知维持的关键要素。T 细胞衰老与认知减退也密切相关。阿尔茨海默病患者外周血中的 T 细胞亚群明显不同于正常人，表现为初始 T 细胞明显减少，记忆性 T 细胞明显增多，晚期分化的 $CD28^-$ T 细胞明显增多。在非病理条件下，好的认知与低水平的 $CD4^+$ 记忆性 T 细胞及高水平的初始 $CD8^+$ T 细胞和 B 细胞密切相关，并且 CD4/CD8 T 细胞比例增加可用于免疫衰老的早期诊断。衰老 T 细胞调控认知的机制迄今未知，有证据表明可能与其能加重神经炎症有关。

（三）免疫衰老与肿瘤

在 90 岁以前，年龄是实体瘤发生的危险因素之一，而在 90 岁以后，肿瘤的发生与死亡率明显降低，100 岁以上的老年人几乎不会得肿瘤。导致年龄相关的肿瘤发生率增加的因素包括衰老细胞的聚集、炎症型衰老、免疫监视功能减退等。

"免疫监视"发现者

弗兰克·麦克法兰·伯内特(Frank MacFarlane Burnet,1899～1985 年)为澳大利亚微生物学家,主要从事免疫学研究,因提出获得性免疫耐受理论而获得 1960 年的诺贝尔医学奖。此外,他还于 20 世纪 50 年代提出了免疫监视理论,并建立了病毒的鸡胚培养法。

衰老在肿瘤中发挥双重作用:一方面,衰老的肿瘤细胞释放 SASP,招募免疫细胞,后者抑制肿瘤细胞的增殖。另一方面,长期、慢性的 SASP 聚集可促进肿瘤生长与转移。因此,理想的清除肿瘤细胞的方法包括衰老诱导疗法与抗衰老疗法。

诱导肿瘤细胞衰老的方法包括化疗、上调 CDK、消耗端粒、表观遗传学与癌基因调节等。其中,能够诱导肿瘤细胞衰老的化疗药物有拓扑异构酶Ⅰ和拓扑异构酶Ⅱ抑制剂(阿霉素、柔红霉素、米托蒽醌、依托泊苷和喜树碱)、铂类化合物(顺铂、卡铂、奥沙利铂)、烷化剂(替莫唑胺、达卡巴嗪和白消安)、微管抑制剂(紫杉醇、多西他赛和长春花生物碱)。应用 CDK 抑制剂如 CDK4/6 抑制剂(帕博西尼、阿贝西利、瑞博西尼)、CDK2/4/6 抑制剂(PF-06873600)、CDK7 抑制剂(ICEC0942、SY-1365、SY-5609 和 LY3405105)、CDK12 抑制剂(CDK12-IN-3)干扰肿瘤细胞周期,从而抑制肿瘤细胞增殖。端粒酶抑制剂(BIBR15 和 GRN163L)可通过诱导肿瘤细胞衰老,从而发挥抗肿瘤作用。此外,DNA 甲基转移酶抑制剂(地西他滨)和组蛋白去乙酰化酶抑制剂(GCN5,p300/CBP、PCAF 和 Tip 60)通过表观遗传学调控诱导肿瘤细胞衰老。

然而,衰老诱导疗法具有一定的不良反应,该疗法产生的持续性 SASP 是肿瘤进展的重要因素。对此,可采用抗衰老的策略抑制肿瘤进展。临床常用的抗凋亡 BCL-2 家族蛋白抑制剂 ABT-199、ABT-263、ABT-737 可通过诱导凋亡的方式清除衰老的肿瘤细胞。此外,达沙替尼、槲皮素及漆黄素可通过抑制 PI3K-AKT 通路清除衰老细胞。

免疫失能是老年人抗肿瘤应答不足的主要原因。研究发现,在肿瘤患者体内,衰老 T 细胞(CD27$^-$ CD28$^-$)明显增多,分化的 T 细胞(CD27$^+$ CD28$^+$)显著减少,并且衰老 T 细胞的数量与癌症分期及治疗低应答有关。在 65 岁以后,TCR 多样性明显减少,导致肿瘤抗原特异性 T 细胞数量明显减少。衰老也导致 Treg 细胞和 MDSC 的聚集,其通过分泌 IL-10 及 TGF-β 等细胞因子抑制抗肿瘤免疫应答。此外,肿瘤患者体内衰老 T 细胞表面会表达更高水平的 PD-1、细胞毒性 T 淋巴细胞相关抗原 4(cytotoxic T lymphocyte-associated antigen-4,CTLA-4)、LAG-3 以及 TIM-3,抑制 T 细胞的激活。肿瘤患者的白细胞端粒更短,尤其在晚期肿瘤患者体内,而且循环的白细胞内端粒长度与肿瘤患者的生存期呈正相关。

在衰老期间,炎症与肿瘤的高发生率密切相关。炎症微环境为肿瘤的发生与发展提供支持作用。化疗诱导的 SASP 对肿瘤治疗不利,可通过抑制效应性 T 细胞的激活,促进 Treg 细胞和 MDSC 的扩增而加速肿瘤进展与转移。此外,持续性的慢性感染如 CMV 感染也与加速的免疫衰老有关,是抗肿瘤免疫不足的重要驱动因素(见表 3-8)。

表 3-8　常见年龄相关疾病的免疫衰老特征

	心血管疾病	神经退行性疾病	癌症	类风湿性关节炎
天然免疫				
炎性衰老	√	√	√	√
M1 型巨噬细胞扩增	√	√	√	√
CD14$^+$CD16$^+$ 单核细胞扩增	√		√	√
MDSC 扩增	√		√	√
适应性免疫				
胸腺功能下调				√
T 细胞库收缩				√
晚期分化的 CD28$^-$ T 细胞扩增	√	√	√	√
表达 CD45RA 的效应性记忆性 T 细胞扩增		√		
Tregs 扩增	√		√	
CMV 感染增加	√	√	√	√
血浆自身抗体增加	√	√		√

第四节　免疫学检测

免疫缺陷病的病因和临床表现多种多样,其缺陷涉及免疫系统的多种成分,因此,检测也是多方面、综合性的。实验室检测内容主要包括体液免疫、细胞免疫、补体和吞噬细胞等,如 T 细胞、B 细胞、吞噬细胞数量和功能的测定,免疫球蛋白、补体、细胞因子含量的测定等。检测方法主要采用免疫学方法和分子生物学方法。此外,血液检查、胸腺、皮肤、淋巴结活检等常规和特殊检测手段对确诊和明确分型也十分重要。

一、B 细胞免疫缺陷病的检测

B 细胞缺陷病主要表现为 B 细胞数量减少或缺陷,导致体内 Ig 水平降低及抗体产生功能障碍。因此,其临床检测主要包括 B 细胞数量和功能的检测以及 Ig 水平的检测等。

二、T 细胞免疫缺陷病的检测

T 细胞免疫缺陷病主要表现为 T 细胞数量减少和功能缺陷,导致机体细胞免疫功能缺陷,并影响机体体液免疫功能。因此,其检测主要包括 T 细胞数量和功能的检测。

三、吞噬功能缺陷病的检测

吞噬细胞包括单核细胞、巨噬细胞和中性粒细胞,其缺陷可表现为细胞数量减少和功能缺陷,包括细胞吞噬能力、胞内杀菌作用、趋化运动等减弱或消失。

四、补体缺陷病的检测

补体系统的检测包括总补体活性和补体单个成分的测定。补体溶血试验可反映补体系统总的活性,单个补体成分常检测 C3、C1q、C4、B 因子、C1 酯酶抑制物等含量。由于补体缺陷涉及成分多,又有多条激活途径,对补体缺陷的分析较为困难。

五、基因检测

基因检测是指采用分子生物学手段,对一些原发性免疫缺陷病患者的染色体 DNA 进行序列分析,检测是否存在与缺陷相关的基因突变或缺失。

六、AIDS 的免疫学检测

AIDS 的免疫学检测主要包括针对 HIV 感染后产生抗原、抗体的检测和 T 淋巴细胞检测。

抗原检测常针对 HIV 的核心抗原 p24,适用于以下几种情况:①HIV-1 抗体不确定或窗口期的辅助诊断;②HIV-1 抗体阳性母亲所生婴儿早期的辅助鉴别诊断;③第四代 HIV-1 抗原/抗体 ELISA 试剂检测呈阳性反应,但 HIV-1 抗体确认阴性者的辅助诊断;④监测病程进展和抗病毒治疗效果。

HIV 抗体初筛检测可用明胶颗粒凝集试验、酶联免疫吸附试验和胶体金免疫层析试验,其中免疫印迹试验(Western blot,WB)是最常用的 HIV 抗体确认实验,它是基于 HIV 不同抗原组分而建立的实验方法,能够检测针对不同抗原成分的抗体,具有较高的敏感性和特异性。

在淋巴细胞检测中,AIDS 患者外周血淋巴细胞总数减少,常不足 $1.5 \times 10^9/L$;$CD4^+$ T 细胞数绝对值下降,小于 $0.5 \times 10^9/L$ 时易发生机会感染,小于 $0.2 \times 10^9/L$ 则发生典型 AIDS;CD4/CD8 T 细胞比值下降,常低于 0.5,比值越低,细胞免疫功能受损越严重。

第五节　免疫缺陷病治疗原则

免疫缺陷病是免疫成分不足或缺乏所引起的一类疾病,因此,免疫预防策略是接种疫苗以预防各种感染。免疫治疗策略是重建患者正常的免疫系统;被动提升患者免疫力;控制感染、肿瘤、自身免疫病等。

一、接种疫苗

对于免疫缺陷病患者,应尽早且积极预防感染。预防感染最有效且最经济的手段是接种疫苗。原发性免疫缺陷病患者可接种灭活疫苗,不建议接种活疫苗,禁忌接种脊髓灰质炎减毒活疫苗与卡介苗。对于 X-连锁无丙种球蛋白血症患者而言,在接种疫苗后不能产生有效的抗体应答,可能产生细胞免疫应答;对于 X-连锁严重联合免疫缺陷病患者,接种疫苗不能诱导体液与细胞免疫应答。

二、重建患者正常的免疫系统

1.造血干细胞移植　异基因造血干细胞移植是目前原发性免疫缺陷病唯一的根治手段。

2.基因治疗　基因治疗的成功依赖于使用合适的载体将遗传物质安全有效地递送到受影响的细胞中。该载体或可被直接递送至人体后由单个细胞吸收,或可在实验室中递送至患者细胞样本然后返回人体。2000 年,两名患有严重联合免疫缺陷症的法国患者通过基因治疗被治愈;2003 年,中国批准了世界上第一个基因治疗产品 Gendicine;2017 年,中国开展首个 CRISPR/Cas9 技术治疗 HIV 的基因治疗临床试验。

三、被动提升患者免疫力

原发性免疫缺陷病是静脉注射免疫球蛋白(intravenous immunoglobulin G,IVIG)即 IgG 替代治疗的绝对指征。在应用该疗法时,强调患者个体化治疗,其特定目标剂量是保护该个体尽可能免受感染的剂量。

四、控制感染

感染是免疫缺陷病患者最常见的死亡原因之一,应根据疾病严重程度不同,积极开展有效的抗感染治疗。在感染得到控制后,可使用复方新诺明预防感染。

五、艾滋病防治

1.预防　目前,尚无针对艾滋病的有效疫苗问世。

2.治疗　除感染外,艾滋病相关肿瘤主要有非霍奇金淋巴瘤和卡波西肉瘤,也需关注非 HIV 定义性肿瘤如肝癌、肺癌、肛周肿瘤等的筛查、诊治和处理。所有艾滋病合并肿瘤的患者均建议尽早启动抗逆转录病毒疗法(antiretroviral therapy,ART),需注意抗病毒药物和抗肿瘤药物之间的相互作用,尽量选用骨髓抑制作用和药物间相互作用小的 ART 方案。肿瘤的诊治不应因感染 HIV 而降低要求,提倡多学科协作诊疗(multi-disciplinary treatment,MDT)模式的应用,应与肿瘤科、介入科、病理科、外科等专家共同制订诊治方案。治疗过程中应注意预防各种并发症,尤其是感染的发生。

临 床 病 例

患者,男性,5月龄。反复感染,淋巴组织中查不到SmIg阳性细胞,无生发中心,血清中IgG、IgA、IgD含量极低,T细胞功能正常。

【问题1】根据上述信息,该患儿最可能的诊断是什么?

思路:该患者反复感染,说明免疫功能异常;患者淋巴组织中查不到SmIg阳性细胞,无生发中心,血清中IgG、IgA、IgD含量极低,说明该患者体内B淋巴细胞缺陷。由此可以推测该患者患有XLA。

【问题2】对于该病患者,特征性的临床表现有哪些?

思路:①XLA几乎全部见于男孩,一般在出生3~4个月后才开始出现感染等临床表现;②反复性细菌感染是XLA患儿最突出的临床表现,主要由荚膜化脓性细菌所致;③扁桃体基本缺如是XLA患儿唯一的特征性体征。此外,患儿淋巴结也可缩小或缺如。

【问题3】对于此类患者,典型的实验室特征是什么?

思路:血清免疫球蛋白各种亚类均显著降低,免疫接种抗体应答低下,B淋巴细胞缺乏,BTK基因突变或蛋白表达缺乏。

【问题4】如何治疗该病?

思路:血清抗感染和免疫球蛋白替代疗法是XLA主要的治疗手段。目前不提倡通过造血干细胞移植治疗XLA[X-linked(Bruton) agammaglobulinemia]。目前普遍认为,维持免疫球蛋白谷浓度高于5 g/L可以显著降低感染和住院频次。每3~4周注射300~600 mg/kg免疫球蛋白并个体化调整以维持目标谷浓度。XLA患儿一旦有细菌感染发生,应立即经验性使用抗菌药物治疗并根据药敏结果调整用药方案。感染频繁患儿可采用复方磺胺甲噁唑预防。

本章小结

免疫缺陷病是免疫系统先天发育障碍或后天损伤所致的疾病,分为原发性免疫缺陷病和获得性免疫缺陷病两大类。其临床共同特征是易感染、好发恶性肿瘤和自身免疫病。XLA和迪格奥尔格综合征(DiGeorge syndrome)分别是原发性B细胞缺陷病和原发性T细胞缺陷病的代表性疾病,选择性IgA缺陷和SCID分别是最常见和最严重的原发性免疫缺陷病。营养不良、感染、肿瘤等均可诱发AIDD。AIDS是一种最常见且比较严重的AIDD,由HIV感染所引起,主要破坏$CD4^+$细胞,尤其是$CD4^+$T细胞,进而导致患者免疫功能受到严重破坏。IDD的检测主要是通过免疫学、分子生物学等方法综合评价患者的体液免疫、细胞免疫、补体、吞噬细胞等的功能。免疫衰老是一种与年龄相关的、免疫功能下降的生理或病理状态，不仅发生在固有免疫系统中，还发生于适应性免疫系统中。它还是老年人心血管疾病、神经系统疾病、癌症、自身免疫病、感染等疾病发病率升高的主要原因。

（孙艳丽　成海恩）

第四章　免疫增殖性疾病

1.识记:免疫增殖性疾病、M 蛋白、尿本-周蛋白的概念,免疫增殖性疾病的分类、免疫学特征、诊断标准。

2.理解:免疫增殖性疾病的免疫损伤机制、免疫学检测指标的选择与应用原则,以及免疫学治疗手段。

3.应用:用免疫学基础知识与免疫学检测项目分析与解决免疫增殖性疾病诊断问题。

免疫增殖性疾病复杂多样,是由免疫器官、免疫组织或免疫细胞(淋巴细胞和单核吞噬细胞)异常增生(良性或恶性)所致的一组疾病,主要由淋巴细胞异常增殖所致,表现为免疫功能异常或免疫球蛋白水平增高。正常情况下,淋巴细胞受特异性抗原刺激后发生增殖分化,并受机体反馈机制的抑制。淋巴细胞一旦逃脱机体正常的调控就会异常增殖,进而引起免疫增殖性疾病。

免疫增殖性疾病依据增殖细胞表面存在的不同表面标志可以分为淋巴细胞(T 细胞、B 细胞)增殖性疾病、浆细胞增殖性疾病、组织单核细胞增殖性疾病和其他细胞增殖性疾病。

其中,浆细胞增殖性疾病多表现为免疫球蛋白异常增生性疾病,本章将着重阐述免疫球蛋白异常增生性疾病及其常用的临床检测方法。

第一节　免疫球蛋白异常增生性疾病的分类
与免疫损伤机制

免疫球蛋白异常增生性疾病是指由于浆细胞的过度增殖所致的免疫球蛋白异常增生造成机体病理损伤的一组疾病。本节将概述免疫球蛋白异常增生性疾病的分类及免疫损伤机制。

一、免疫球蛋白异常增生性疾病的分类

免疫球蛋白异常增生性疾病包括良性增生和恶性增生两类,主要表现为免疫球蛋白质和(或)量的异常和免疫功能异常。

(一)良性增生

良性增生多为多克隆免疫球蛋白增殖性疾病,是指血清中两个以上的浆细胞克隆同时增生,体内多种免疫球蛋白异常增高和(或)尿中出现游离轻链或重链的病理现象。良性增生主要表现为两种情况:①五种免疫球蛋白同时增多;②虽然只有一种免疫球蛋白增多,如 IgG、IgA 或 IgM 等,但 κ/λ 比值不变。良性增生可见于以下六种疾病:

1.慢性肝病、肝硬化　慢性肝炎特别是肝硬化时可出现明显的 γ-球蛋白升高,严重时白蛋白下降,可使白/球比倒置。升高的 γ-球蛋白类型主要是 IgG,也有 IgA 和 IgM。在血清蛋白电泳时,因免疫球蛋白增多,进而导致 γ 区带弥漫增宽和 β 区带融合形成特有的 β-γ 桥。

2.自身免疫病　自身免疫病病种繁多,有很多病种存在多克隆 B 细胞激活,最具代表性的是 SLE。SLE 患者的免疫球蛋白升高比较具有特征性,如 IgG 可达 50 g/L,除浆细胞增殖性疾病如多发性骨髓瘤外,临床少见血浆免疫球蛋白如此高的疾病,而且 SLE 患者尿中也可检出大量免疫球蛋白轻链。

3.慢性感染　细菌性感染如慢性肺脓肿、慢性化脓性骨髓炎等可出现多克隆免疫球蛋白升高,病毒和寄生虫感染也可出现 IgM 升高。

4.恶性肿瘤　恶性肿瘤早期可出现免疫球蛋白多克隆增多,但无特征性,也不持久,待到肿瘤晚期,尤其恶病质出现时,免疫球蛋白反而会降低。

5.获得性免疫缺陷综合征　因 $CD4^+$ T 细胞被 HIV 大量破坏而导致 T 细胞免疫缺陷,引起 B 细胞失控或代偿性相对升高,导致免疫球蛋白多克隆增多。

6.淋巴母细胞性淋巴结病　此病属于淋巴母细胞反应性增殖性疾病,为良性(亦有人认为是转为恶性的过渡期),本病伴有多克隆免疫球蛋白异常增多。

(二)恶性增生

恶性增生主要指单克隆免疫球蛋白增殖性疾病,是由单株浆细胞异常增殖所引起的理化性质十分均一的免疫球蛋白增高所致的疾病。因单克隆免疫球蛋白异常增多也可继发于某些疾病并可能表现为良性增多,故单克隆免疫球蛋白增多病又可分为以下三类:

1.原发性恶性单克隆丙种球蛋白病　原发性恶性单克隆丙种球蛋白病包括多发性骨髓瘤、原发性巨球蛋白血症、孤立性浆细胞瘤、淀粉样变性、重链病、轻链病、恶性淋巴瘤和慢性淋巴细胞白血病等。

2.继发性单克隆丙种球蛋白病　继发性单克隆丙种球蛋白病包括非淋巴网状系统肿瘤、单核细胞白血病、结缔组织病、慢性炎症、冷球蛋白血症、原发性巨球蛋白血症性紫

瘢、丘疹性黏蛋白沉积症和家族性脾性贫血等。

3.原发性良性单克隆丙种球蛋白病　原发性良性单克隆丙种球蛋白病包括一过性单克隆丙种球蛋白增多病和持续性单克隆丙种球蛋白增多病等。

二、免疫增殖性疾病的免疫损伤机制

免疫增殖性疾病所涉及的免疫细胞增殖是异常增殖,不具有免疫功能,其本身除可造成免疫系统的直接损害外,还可通过其生长行为和分泌有关物质进一步损害正常的免疫细胞和其他组织,最终导致疾病。

以浆细胞肿瘤为例,其免疫损伤机制包括浆细胞异常增殖、正常体液免疫被抑制、异常免疫球蛋白增多沉淀于组织所造成的病理损伤,以及破骨细胞与成骨细胞调节功能紊乱所导致的溶骨性病变等。

表 4-1　免疫增殖性疾病常见病理生理学机制及其临床表现

病理生理	临床表现
淀粉样变性:轻链的沉积	巨舌,唾液腺肿大,吸收不良,充血性心力衰竭,肾衰竭,神经功能紊乱
肾性尿毒症:轻链蛋白尿,高钙血症与高尿酸血症,淀粉样变性,浆细胞浸润	氮质血症,成人范可尼综合征(糖尿、氨基酸尿、肾小管性酸中毒)
黏稠度过高:单克隆蛋白高浓度	视力障碍,脑血管意外
血液凝固障碍:纤维蛋白聚合的障碍,M 蛋白包裹血小板	紫癜、鼻衄,其他出血现象
感染:正常球蛋白减少,迟发型超敏反应降低	肺炎球菌与葡萄球菌导致的肺炎,流感杆菌菌血症,革兰氏阴性杆菌脓毒症,带状疱疹

1.浆细胞异常增殖　浆细胞异常增殖通常是指单克隆浆细胞异常增殖并伴有单克隆免疫球蛋白或其多肽链亚单位合成异常。浆细胞在内因(HLA 抗原、染色体易位与缺失、癌基因过度表达等)和外因(物理因素、化学因素和生物因素等)的作用下,发生异常增殖,形成浆细胞瘤,后者浸润性生长和分泌的异常蛋白对免疫系统和骨髓细胞产生直接和间接的损害而致病。

2.正常体液免疫抑制　正常的体液免疫是 B 细胞增殖分化产生效应的过程,一系列细胞因子将有序地启动、调节 B 细胞,以保证正常的体液免疫功能的发挥。IL-4 可启动静息期的 B 细胞进入 DNA 合成期;IL-5 促进 B 细胞继续增殖;IL-6 促使 B 细胞分化为浆细胞。正常条件下,IL-6 可以反馈性地抑制 IL-4,从而控制 B 细胞的增殖与分化过程。上述过程构成了一个生物信息调节回路,恰到好处地控制体液免疫应答过程有序进行。浆细胞瘤患者体内 IL-6 水平异常增高,致使淋巴细胞合成的 IL-4 减少,导致 B 细胞活化受到影响,从而抑制正常的体液免疫反应。另外,浆细胞瘤可以分泌大量无抗体活性的免疫球蛋白,其 Fc 段与正常 B 细胞和原浆细胞以及其他有 Fc 受体的细胞结合,这些细胞表面将被无活性的免疫球蛋白封闭,阻断信号传导,进而阻断 B 细胞的增殖、分化与抗原提呈。

3.异常免疫球蛋白增多所造成的病理损伤　浆细胞异常增殖产生大量无活性的异常免疫球蛋白或片段,后者既无正常的免疫功能,又因数量过多而沉淀于组织,可直接或间接损害免疫系统和正常组织,进而导致相应器官的功能障碍。单克隆免疫球蛋白浓度过高,也可以导致血液黏稠度增加,产生一系列直接或间接的病理损害。

4.溶骨性病变　所谓溶骨性病变,就是破骨细胞活跃,破坏骨的正常结构,导致骨骼溶解破坏,骨骼数量体积减小,骨皮质及骨松质均有不同程度的破坏,骨组织被病理组织所取代,骨的完整性受到严重影响。

浆细胞瘤患者大多伴有溶骨性病变,主要与调控溶骨的破骨细胞功能过度激活和调控新骨形成的成骨细胞功能过度抑制有关,也可能与肿瘤向骨髓中浸润生长直接破坏有关。溶骨性病变与浆细胞的恶性增殖有着非常密切的关系,是骨髓瘤患者疾病恶化的重要原因之一。IL-6 是使破骨细胞数量增多的重要因子,如果体内 IL-6 的水平异常升高,可使破骨细胞数量异常增多、破骨活动异常活跃,而使骨质发生溶骨性改变。

第二节　异常免疫球蛋白常用的检测方法及应用原则

正常情况下,免疫球蛋白是机体的正常生理成分,具有高度特异性和多样性,由浆细胞合成和分泌。免疫球蛋白由四条肽链组成,轻链(L 链)两条,重链(H 链)两条,电泳时主要处于 γ 区,少数在 β 区,又称为 γ-球蛋白。

重链和轻链的氨基酸数量差别很大,正常合成的速度也不同。合成一条重链需要 18 分钟,合成一条轻链只需 10 分钟,两种肽链的产生时间差导致每组成一个完整的免疫球蛋白就有一条以上轻链剩余,过剩的轻链约 80% 在肾小管内重吸收,10% 通过肾小管被代谢,剩余 10% 从尿液排出。

异常免疫球蛋白是指理化和生物学性质发生改变的免疫球蛋白,主要包括血液中 M 蛋白、血液和尿中轻链蛋白。M 蛋白(monoclonal protein、monoclonal immunoglobulin、myeloma protein)是浆细胞或 B 淋巴细胞单克隆恶性增殖而大量产生的一种异常免疫球蛋白,其氨基酸组成及排列顺序十分均一,空间构象、电泳特征也完全相同,其本质是一种免疫球蛋白或免疫球蛋白的片段(轻链、重链等)。因其多见于多发性骨髓瘤(multiple myeloma)、巨球蛋白血症(macroglobulinemia)及恶性淋巴瘤(malignant lymphoma),英文名都以"M"开头,故称为 M 蛋白。此类蛋白大多无抗体活性,所以又称为副蛋白(paraprotein)。

M 蛋白包括以下三类:①由轻链和重链组成的完整的 IgG、IgA 或 IgM;②只有游离的 κ 或 λ 轻链;③只有游离的三类重链中的某一类。血清免疫球蛋白定量测定有利于丙种球蛋白病的诊断,也可用于其良性和恶性的鉴别:恶性单克隆丙种球蛋白血症血清常表现出某一类丙种球蛋白显著增高,大多在 30 g/L 以上;而良性丙种球蛋白血症血清标本中,M 蛋白的升高幅度一般低于恶性单克隆丙种球蛋白血症,多在 20 g/L 以下。对 M 蛋白含量的动态监测可为丙种球蛋白血症的病情和疗效判断提供一定的价值。一般情况下,M 蛋白含量的多少常反映病情的严重程度,M 蛋白含量明显增高常提示病情严重。若治疗有效,M 蛋白含量会逐渐下降,而正常免疫球蛋白的含量则逐渐升至正常。

出现于尿液中的免疫球蛋白轻链即为本-周蛋白(Bence-Jones protein,BJP),因 1847 年由 Bence-Jones 在尿中首次检出而得名。本-周蛋白在 pH 值 5.0 时,加热至 40～60 ℃时出现沉淀,继续加热至 90～100 ℃时又重新溶解,降温至 56 ℃时又出现凝固,故称为凝溶蛋白。本-周蛋白在免疫增殖性疾病中可大量出现,对轻链病的诊断是必不可少的项目,并对多发性骨髓瘤、原发性巨球蛋白血症、重链病等疾病的诊断、鉴别和预后判断均有较大意义。

尿本-周蛋白经典的检测方法是加热沉淀法,为筛查试验,是将尿液标本(一般是尿蛋白定性阳性的尿液)置于 56 ℃水浴 15 分钟,如有浑浊或沉淀,再将试管放入沸水中煮沸 3 分钟,如浑浊变清则提示本-周蛋白阳性。

无论哪种形式,由于 M 蛋白的电泳特征均一,因此在血清区带电泳时可检出 M 蛋白,但不能检出具体类型。而通过免疫电泳和免疫固定电泳可检出 M 蛋白的类型。

(一)异常免疫球蛋白的形成

免疫增殖性疾病中,异常免疫球蛋白的合成可归结为以下三种情况:

(1)合成量高:突变的 B 细胞转化为前 B 细胞或浆细胞,活性极高,可快速合成免疫球蛋白。

(2)合成时间短:在异常情况下,轻链合成时间大大缩短,导致轻链严重过剩。

(3)多余轻链:每合成一分子免疫球蛋白则会剩余两条轻链,多余的轻链在尿中排出,可达 1 mg/mL 以上。

以上异常情况继而可导致如下三种结果:①免疫球蛋白大量合成,血中含量大大增加,高于正常人数倍到数十倍。②大量异常免疫球蛋白成分是同一型别,理化性质十分均一,但不具有抗原结合活性,也不具有正常的免疫功能。③正常成分减少,即免疫球蛋白多样性减少,致正常免疫功能下降。

(二)异常免疫球蛋白常用的检测方法

异常免疫球蛋白常用的检测方法包括免疫比浊试验(用于血清免疫球蛋白与尿中轻链蛋白定量检测)、血清区带电泳、免疫电泳、免疫固定电泳等。

1.免疫比浊试验　免疫比浊试验是异常免疫球蛋白定量测定的首选方法,不仅可用于血清免疫球蛋白的测定,还可用于尿中轻链蛋白的测定。若某一类型免疫球蛋白明显高于正常值,应考虑 M 蛋白的存在,宜进一步做亚型分析及轻链检测,对轻链比例进行分析往往可以较准确地诊断疾病,正常血清中 κ/λ 比例约为 2:1,当 κ/λ 大于 4:1 或小于

1:1 时应考虑 M 蛋白血症。

对加热沉淀法检测本-周蛋白为阳性的标本,宜进一步做确证试验,可以直接采用免疫比浊法对尿中 κ 链和 λ 链进行定量分析,也可将尿液浓缩 50 倍后做免疫固定电泳分析。

2.血清区带电泳 血清区带电泳是测定 M 蛋白的一种定性试验,常采用乙酸纤维素膜和琼脂糖电泳两种方法。主要是将正常电泳图谱与标本图谱进行比较(见图 4-1),可看出异常免疫球蛋白的区带和位置。正常情况下,由于免疫球蛋白分子量较大,血清电泳时迁移缓慢,主要位于 γ 区。单克隆丙种球蛋白增高时常在 γ 区或 β 区,呈现浓密狭窄的蛋白带,经扫描显示为高尖蛋白峰(高:宽>2:1),称为 M 区带。一般来说,IgG 型 M 区带主要位于 γ 区,IgA 型位于 β 区与 γ 区,IgM 型位于 β2 区或 γ 区,IgD 型位于 β 区或 γ 区。在多克隆丙种球蛋白病如慢性感染、自身免疫病和肝病等中,γ 区带宽而浓密,扫描图显示为宽大而不均匀的蛋白峰。在低丙种球蛋白病中,γ 区无区带。

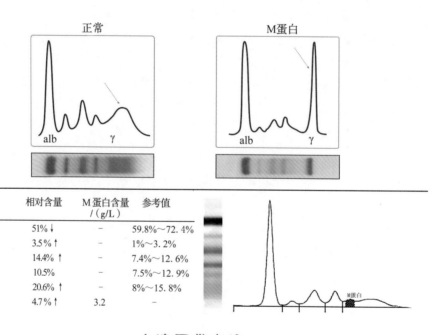

血清区带电泳

检验意见:在 γ 区出现异常条带, 疑似为单克隆免疫球蛋白条带, 建议加做免疫固定电泳以便确诊和分型。

条带名称	相对含量	M蛋白含量/(g/L)	参考值
Albumin	51% ↓	—	59.8%~72.4%
Alpha 1	3.5% ↑	—	1%~3.2%
Alpha 2	14.4% ↑	—	7.4%~12.6%
Bata	10.5%	—	7.5%~12.9%
Gamma	20.6% ↑	—	8%~15.8%
M蛋白1	4.7% ↑	3.2	—

图 4-1 正常与异常血清区带电泳

3.免疫电泳 免疫电泳是将区带电泳和双向免疫扩散相结合的一种免疫学分析技术。血清标本先经区带电泳将各种蛋白成分分离,继而用特定的抗血清进行免疫扩散,阳性样本的 M 蛋白将在适当的部位形成异常沉淀弧,根据抗血清的种类、电泳位置及沉淀弧的形状可以对 M 蛋白做出判定。

正常人血清与上述抗体进行免疫电泳时也可出现沉淀线,但其沉淀线是均匀的弧形,而 M 蛋白所形成的沉淀线或沉淀弧较宽,呈凸出的弓形或船形。如果待测血清标本仅与特异性抗体(抗 IgG、抗 IgA 或抗 IgM)产生一条沉淀弧,同时又与轻链抗血清中的一种抗体(抗 κ 或抗 λ)产生相同迁移率的特殊沉淀弧,则提示存在 M 蛋白。此现象多见于多发性骨髓瘤或原发性巨球蛋白血症。若患者血清仅与一种轻链抗血清产生特殊沉淀弧,而与五种抗重链血清均不出现沉淀弧,则可能为轻链病;若患者血清只与抗重链血清产生一种特殊沉淀弧,抗轻链血清中相应位置无沉淀线出现,须将血清标本经 β-巯基乙醇还原处理,排除 IgA 或 IgM 的四级结构阻碍轻链抗原决定簇与轻链抗体结合,若仍无改变,则可能是重链病。

4.免疫固定电泳 免疫固定电泳是血清区带电泳与免疫沉淀反应相结合的定性实验。本法将血清或其他标本在琼脂平板上做区带电泳,分离后分别在电泳条上加入不同类型的单克隆抗体,当抗体与某区带中的单克隆免疫球蛋白结合后,便形成免疫复合物沉淀(固定)下来,再通过漂洗与染色,呈现浓而窄的着色区带,即可判别免疫球蛋白及轻链和重链的类别(见图 4-2)。

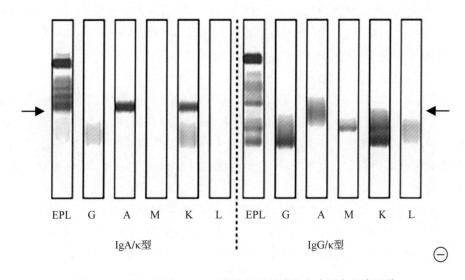

图 4-2 IgA/κ 型和 IgG/κ 型多发性骨髓瘤的免疫固定电泳图谱

(三)异常免疫球蛋白检测的应用原则

对异常免疫球蛋白的检测,一般应采用两种以上的检测方法互相验证。当临床上怀疑多发性骨髓瘤、巨球蛋白血症、重链病、轻链病或其他浆细胞恶性病变时,按下列程序进行测定:①用免疫比浊法对血清免疫球蛋白或尿本-周蛋白进行定量检测,若其异常增高,再行血清区带电泳分析,此为初筛试验。②对阳性者,宜做免疫电泳或免疫固定电泳分类鉴定,并进一步做 Ig 的亚型定量测定和血清及尿中轻链定量及比值计算等测定作为确证试验。③良性与恶性鉴别:良性免疫球蛋白增生者,其轻链含量与重链同时增高,比值无明显异常;恶性增生者轻链明显增多,与重链比发生异常改变。此外,还要结合骨髓和影像学、病理学检测,作出正确诊断。

第三节 常见免疫球蛋白增多病

免疫球蛋白增多病是指由于浆细胞的异常增殖而发生的免疫球蛋白异常增多,进而造成机体病理损伤的一组疾病。单克隆免疫球蛋白增殖病是指患者体内存在异常增多的单克隆免疫球蛋白的一类疾病。由于免疫球蛋白电泳位置在球蛋白区域(丙种球蛋白),故亦称为丙种球蛋白增殖病,其特点是单克隆细胞增殖,含大量 M 蛋白和尿本-周蛋白。

常见的单克隆免疫球蛋白增多病包括以下六种,即多发性骨髓瘤、巨球蛋白血症、重链病、轻链病、淀粉样变性、意义不明的单克隆丙种球蛋白病。

(一)多发性骨髓瘤(multiple myeloma,MM)

MM 是一种克隆性浆细胞异常增殖的恶性疾病,在很多国家的发病率位于血液系统疾病的第二位,疾病特征是骨髓中的浆细胞恶性增殖,大部分病例伴有单克隆免疫球蛋白分泌,最终导致器官或组织损伤。肿瘤多侵犯骨质和骨髓,产生溶骨性病变,骨盆、脊柱、肋骨和颅骨最常累及。本病病因不明,目前仍无法治愈。

1.发病机制 MM 发病机制不明,目前考虑与下列因素有关:①遗传因素;②细胞因子异常;③与黏附分子、IL-6 等信号传递受体和 Bcl-2 等抑制凋亡的受体高表达有关,这些物质可使恶变的浆细胞定植于骨髓,还与 *Myc*、*Ras* 等原癌基因的异常启动有关,这直接或间接损伤骨髓细胞和免疫系统;④造血干细胞异常;⑤外因如物理、化学和生物因素可引起发病。

2.常见的临床症状 临床上常表现为骨髓瘤相关器官功能损伤,可归结为"CRAB"症状,包括血钙增高(calcium elevation)、肾功能损害(renal insufficiency)、贫血(anemia)、骨病(bone disease)以及继发淀粉样变性等相关表现。其中,骨病多表现为骨质破坏,因骨髓瘤细胞增生,浸润破坏骨组织引起骨质疏松、溶骨性改变,导致患者出现骨痛、病理性骨折等。部分患者不表现为经典的"CRAB"症状,而表现为"SLiM"症状,其中"S"指骨髓单克隆浆细胞比例≥60%;"Li"指受累/非受累血清游离轻链比≥100(受累轻链含量需大于 100 mg/L);"M"指 MRI 检测到至少有 1 处 5 mm 以上局灶性骨质破坏。

3.免疫学特征 免疫学特征包括:①血清中有大量的 M 蛋白,IgG≥30 g/L、IgA≥10 g/L、IgM≥10 g/L、IgD≥2.0 g/L、IgE≥2.0 g/L 或尿中有本-周蛋白(>2.0 g/24 h 尿);②骨髓中有大量不成熟的浆细胞(≥10%)和(或)组织活检证实有浆细胞瘤;③正常的 Ig 水平明显下降。具备第 2 项免疫学特征且有 SLiM 或 CRAB 特征之一即可诊断。诊断中需注意,浆细胞白血病为 MM 变异型,其恶性浆细胞不仅在骨髓中可见,在血液中也可见,可与一般的骨髓瘤相鉴别。

4.分型 根据骨髓瘤细胞分泌的免疫球蛋白类型可分为以下类型:IgG 型、IgA 型、IgM 型、IgD 型、IgE 型、轻链型、双克隆型以及不分泌型,还可以根据轻链类型进一步分为 κ 型和 λ 型。一般多发性骨髓瘤根据其分泌的 M 蛋白不同分为:①IgG 型:约占 55%,易发生感染。②IgA 型:约占 20%,高钙和高黏血症多见。③IgM 型:与巨球蛋白血症的不同在于 IgM 型多发性骨髓瘤有溶骨性病变或广泛的骨质疏松,而巨球蛋白血症无骨质破坏。④轻链型:约占 20%,溶骨性病变、肾功能不全、高钙及淀粉样变发生率高,预后差。⑤IgD 型:约占多发性骨髓瘤的 2%,轻链蛋白尿严重、肾衰竭、贫血、高钙及淀粉样变发生率高,生存期短。⑥无分泌型:约占 1%,血清及尿中不能检出 M 蛋白。⑦IgE 型:极为罕见。

5.治疗 多发性骨髓瘤如有 CRAB 或 SLiM 表现,需要启动治疗。可选用含糖皮质激素、传统化疗药(环磷酰胺、阿霉素)、蛋白酶体抑制剂(硼替佐米、伊沙佐米、卡非佐米)、免疫调节剂(来那度胺、泊马度胺)、抗 CD38 单抗(达雷妥尤单抗)以及核输出蛋白抑制剂(塞利尼索)等药物的联合治疗。有条件且获得部分缓解及以上疗效的患者应采集自体干细胞,进行自体造血干细胞移植。

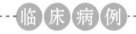

患者,女,53 岁,既往体健。

半年前患者无明显原因及诱因出现双侧肋部疼痛,呈持续性针刺样疼痛,无发热、胸闷、憋气,无咯血、呼吸困难、呕血、黑便,未予重视。3 个月前患者出现左侧锁骨处骨性突起,疼痛明显,未行诊治。1 个月前患者出现乏力,活动后明显,偶有咳嗽,无痰,无发热,无头痛、头晕,来院就诊。

辅助检查:①血常规:WBC 2.86×10^9/L, HGB 76 g/L,PLT 134×10^9/L。②肝功:白蛋白 36.5 g/L,球蛋白 61.5 g/L,β2-MG 3.2 mg/L。③CT:全身弥漫骨质破坏。右侧部分肋骨陈旧性骨折。④PET/CT:多发骨质破坏(左侧锁骨胸骨端,右侧第 8、第 9 肋,左侧第 9 肋,L4 椎体),部分代谢增高(SUV_{max} 4.7)。

【问题 1】通过上述信息,该患者最可能的诊断是什么?

诊断思路:患者骨痛起病,病情进展中出现贫血,球蛋白明显升高,影像学显示多发骨质破坏,上述临床表现支持多发性骨髓瘤可能性大。

【问题 2】该患者下一步尚需完善哪些检查项目?

思路:该患者仍需完善:①免疫学检测包括免疫球蛋白定量,血尿轻链、血清区带电泳,血尿免疫固定电泳,尿本-周蛋白等。②骨髓细胞形态学检测、免疫分型、骨髓活检、染色体核型、FISH 等检测。

本例患者补充检查结果如下:血 IgG 70 g/L,IgA 0.2 g/L,IgM 0.18 g/L,κ 171 mg/dL, λ 7120 mg/dL,尿 κ 轻链<1.85 mg/dL,λ 轻链 345.00 mg/dL;血清游离轻链 κ 7.65 mg/L,游离轻链 λ 872.5 mg/L,κ/λ 0.009。

血清区带电泳:ALB 36.90%,β 7.90%,γ 2.90%,M 蛋白 40.3%,M 蛋白 43.69 g/L。

血、尿免疫固定电泳:在 γ 区出现异常区带(M 蛋白),约占 41.9%,IgG-λ 型伴 λ 型 M 蛋白。

尿本-周蛋白定性:阳性。

游离轻链 λ:875.5 mg/L(参考范围:5.71~26.3 mg/L),κ/λ 0.009(参考范围:0.26~1.65)。

骨穿:骨髓增生活跃,异常浆细胞占 34%。

血片:白细胞无明显增减,中性粒细胞大致正常,成熟红细胞呈缗钱状排列。

免疫分型:异常浆细胞占有核细胞总数的 31%,全部表达 CD38、CD138、CD117、λ,全部表达 CD56、CD33,不表达 CD19、HLA-DR、CD20、CD71、CD22、CD45、κ。

骨髓活检病理:免疫组化 CD38(弥漫+)、CD138(弥漫+)、MUM-1(3+,70%)、κ(个别+)、λ(大部分+)、CD3(散在+)、CD20(散在+)、Ki-67 指数(10%)。

染色体核型:46,XX[10]。

FISH 检测:D13S319(13q14)缺失 99.5%,RB1(13q14)缺失 99.0%,1q21 扩增 91.0%,P53(17p13)缺失及 IGH(14q32)断裂阴性。

【问题3】通过上述信息,该患者的最终诊断是什么?

答案:多发性骨髓瘤(IgG-λ 型)。

诊断依据:①患者血清中有大量的 M 蛋白(43.69 g/L),IgG≥30 g/L(70 g/L),尿中有本-周蛋白。②骨髓中有大量不成熟的浆细胞(≥10%)。③患者临床表现符合"CRAB"症状中的骨病和贫血症状。

【问题4】根据上述信息,该患者的疾病分期及预后如何?

答案:该患者诊断为多发性骨髓瘤(IgG-λ 型),DS 分期为 Ⅲ 期 A 组,ISS 分期为 Ⅰ 期,R-ISS 分期为 Ⅰ 期。mSMART 分层预后高危(1q21 扩增)。

诊断依据:目前多发性骨髓瘤按照传统的 Durie-Salmon(DS)分期体系和修订的国际分期体系(R-ISS)进行分期。Durie-Salmon 分期主要反映肿瘤负荷与临床进程;ISS、R-ISS 主要用于预后判断。预后分层系统现多采用 Mayo 骨髓瘤分层及风险调整治疗分层系统(Mayo stratification of myeloma and risk-adapted therapy,mSMART)。

- -

(二)淋巴浆细胞淋巴瘤/华氏巨球蛋白血症

淋巴浆细胞淋巴瘤/华氏巨球蛋白血症(lymphoplasmacytic lymphoma/Waldenstrom macroglobulinemia,LPL/WM)是一种少见的惰性成熟 B 细胞淋巴瘤,在非霍奇金淋巴瘤中所占比例不足 2%。LPL 是由小 B 淋巴细胞、浆样淋巴细胞和浆细胞组成的淋巴瘤,常常侵犯骨髓,也可侵犯淋巴结和脾脏,并且不符合其他可能伴浆细胞分化的小 B 细胞淋巴瘤诊断标准。LPL 侵犯骨髓同时伴有血清单克隆性 IgM 丙种球蛋白时称为 WM。90%～95% 的淋巴浆细胞淋巴瘤为 WM。本病病因不明,可能与遗传因素和慢性抗原刺激及自身免疫等因素有关。男性发病多于女性,中位年龄为 65 岁。

1.临床特征　临床特征包括:①淋巴结-肝-脾肿大为其特征;②老年发病;③有不明原因贫血及出血倾向;④有中枢和(或)周围神经系统症状;⑤有雷诺现象;⑥有视力障碍。

2.免疫学特征　免疫学特征包括:①血清中有单克隆 IgM 含量升高,一般大于 10 g/L 为其特点;②红细胞正色素性贫血、白细胞和血小板减少;③骨髓中有淋巴细胞样浆细胞浸润;④血清相对黏度增高;⑤本-周蛋白尿(10%～30% 患者可有,常为 κ 型)。

3.诊断标准　①血清中检测到单克隆性 IgM。②骨髓中浆细胞样或浆细胞分化的小淋巴细胞呈小梁间隙侵犯。③免疫表型:CD19(＋),CD20(＋),sIgM(＋),CD5(－),CD10(－),CD22(＋),CD23(－),CD25(＋),CD27(＋),FMC7(＋),通常 CD38 和(或) CD138(＋),而 CD103(－)。但是,10%～20% 的患者也可表达 CD5、CD10 或 CD23。④除外其他已知类型的淋巴瘤。⑤90% 以上 WM 发生 *MYD 88 L 265P* 突变,但 *MYD 88 L 265P* 突变不是 WM 特异性突变,也可见于其他小 B 细胞淋巴瘤、弥漫大 B 细胞淋巴瘤等。

4.免疫学检测

在实验室检查时,血清呈胶冻状难以分离,电泳时血清有时难以泳动,集中于原点是本病的电泳特征。将血清做适当稀释后可检出高水平的 IgM 型 M 蛋白。

5.治疗指征

无症状的 WM 患者不需要治疗。WM 治疗指征包括:明显乏力;高黏滞血症;WM 相关的周围神经病变;淀粉样变;冷凝集素病;冷球蛋白血症;疾病相关的血细胞减少(HGB≤100 g/L、PLT＜100×10^9/L);髓外病变,特别是中枢神经系统病变(Bing-Neel 综合征);症状性淋巴结肿大或器官肿大;有症状的肿大淋巴结或淋巴结最大直径≥5 cm;或有证据表明疾病转化。单纯血清 IgM 水平升高不是本病的治疗指征。

目前,WM 常用的治疗药物有糖皮质激素、烷化剂(包括环磷酰胺和苯达莫司汀等)、蛋白酶体抑制剂(包括硼替佐米、卡非佐米等)、抗 CD20 单抗(利妥昔单抗)以及 BTK 抑制剂(包括伊布替尼、泽布替尼、奥布替尼等)等药物,可单独用药或联合用药。

(三)淀粉样变性

淀粉样变性(amyloidosis)是指患者体内产生的淀粉样蛋白质沉积到一处或多处组织器官的细胞间,压迫组织,影响其功能的一组疾病,临床上可分为系统性变性(主要是淋巴细胞和浆细胞相关的淀粉样变性)和非系统性变性(即器官或系统的局限性淀粉样变性)。淀粉样沉淀物可来源于免疫球蛋白轻链(AL 型淀粉样变)、淀粉样蛋白 A(AA 型)、β2-微球蛋白和甲状腺激素结合蛋白等。

AL 型淀粉样变性是系统性淀粉样变性最常见的类型,其临床表现多样,诊断治疗困难。AL 型淀粉样变性是由单克隆免疫球蛋白轻链错误折叠形成淀粉样蛋白,沉积于组织器官,造成组织结构破坏、器官功能障碍并进行性进展的疾病(见图4-3),主要与克隆性浆细胞异常增殖有关,少部分与淋巴细胞增殖性疾病有关。约80%原发性系统性淀粉样变性患者血清和尿中有单克隆免疫球蛋白成分,游离单克隆轻链最常见。AL型淀粉样变性患者的λ链与κ链的比例为3∶1。

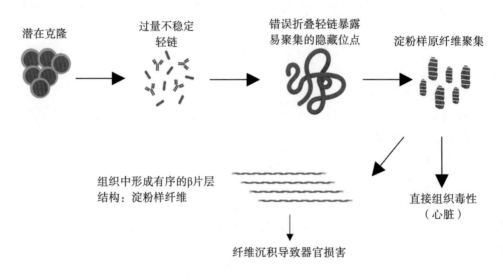

图 4-3　淀粉样变性发病机制

根据是否合并血液肿瘤,可将 AL 型淀粉样变性分为原发性和继发性,继发性 AL 型淀粉样变性常继发于其他浆细胞/B 细胞疾病,如多发性骨髓瘤、华氏巨球蛋白血症及部分能分泌球蛋白的套细胞淋巴瘤等。

1.临床表现　AL 型淀粉样变性的临床表现多种多样,可累及多个器官。肾脏及心脏是最常见的受累器官,其他受累器官包括肝脏、自主或外周神经、消化道和皮肤软组织等。大部分临床表现无特异性,但舌体肥大和眶周紫癜是 AL 型淀粉样变性较为特异的临床表现。

2.诊断标准　诊断 AL 型淀粉样变性需符合以下条件:

(1)临床表现、体格检查、实验室或影像学检查证实有组织器官受累。

(2)组织活检病理证实有淀粉样蛋白沉积,且淀粉样蛋白的前体蛋白为免疫球蛋白轻链或重轻链,具体病理表现为:①刚果红染色阳性,在偏振光下呈苹果绿色双折光;②免疫组化、免疫荧光或免疫电镜检查结果为轻链限制性表达,或质谱分析明确前体蛋白为免疫球蛋白轻链;③电镜下可见细纤维状结构,无分支,僵硬,排列紊乱,直径 8～14 nm。

(3)血液或尿液中存在单克隆免疫球蛋白或游离轻链的证据,或骨髓检查发现有单克隆浆细胞/B 细胞。

3.治疗方法　治疗方法主要有自体造血干细胞移植、抗浆细胞治疗、抗淀粉样纤维丝治疗、支持治疗等。

（四）重链病

重链病（heavy-chain disease，HCD）是一组少见的浆细胞恶性增殖性疾病，是突变的浆细胞所产生的重链异常增多或其质量异常，不能与轻链装配，导致血清重链过剩，致使血清和尿中出现大量游离的无免疫功能的免疫球蛋白重链所引起的疾病。其特征为单克隆免疫球蛋白重链过度生成，而没有轻链。按不同的重链类型，本病分为以下五类：

1.IgA 重链（α链）病　IgA 重链病最常见，10～30 岁患者多见，起病急，进展快。几乎所有患者都有弥漫性腹部淋巴瘤和吸收不良综合征，肝、脾淋巴结很少受累，骨骼无破坏。患者血清区带电泳可能不出现孤立 M 峰，常在 β-α2 区有 IgA 尖峰或 γ-球蛋白带组分减少。免疫学诊断需在免疫电泳上检测到只与抗 IgA 抗血清而不与抗轻链抗血清反应的异常成分。该异常蛋白存在于肠道分泌物中，并可在浓缩尿中检出。本-周蛋白阴性。

2.IgG 重链（γ链）病　IgG 重链病又称富兰克林病，这个命名是为了纪念 1964 年首次报道该疾病的医生。发病者主要是中老年男性，起病隐袭，患者通常有发热、淋巴结肿大和肝、脾大，常见贫血、白细胞减少、血小板减少、嗜酸性粒细胞增多以及外周血常出现不典型的淋巴细胞或浆细胞。反复感染常见，多无溶骨性病变。诊断的依据是免疫电泳或免疫固定电泳在血清和尿中检出游离的单克隆 IgG 重链碎片，未检出与单克隆轻链生成有关的证据。

3.IgM 重链（μ链）病　IgM 重链病报道较少，患者发病年龄大多在 40 岁以上，表现为病程漫长的慢性淋巴细胞性白血病或非霍奇金淋巴瘤等其他淋巴细胞增殖性疾病的征象，可有肝、脾及腹腔淋巴结肿大。本-周蛋白尿（κ 型）见于 10％～15％患者。患者血清区带电泳通常正常或显示低丙种球蛋白血症。免疫电泳如果发现血清成分可与抗 μ 链的抗血清起反应，但不与抗轻链的抗血清起反应，可作出诊断。

4.IgD 重链（δ链）病　本病罕见，患者骨髓浆细胞明显增多及颅骨溶骨性病损。在血清蛋白电泳中出现小 M 蛋白成分，该成分可与单一特异性抗 IgD 的抗血清起反应，而不与抗重链或抗轻链的其他血清起反应。

5.IgE 重链（ε链）病　本病至今尚未见报道。

（五）轻链病

轻链病（light-chain disease，LCD）是变异的浆细胞产生大量的异常轻链，而重链的合成相应减少，过多游离轻链片段在血清或尿液中大量出现而引起的疾病。一旦免疫球蛋白轻链在全身组织中沉积，引起相应的临床表现，即为轻链沉积病（light chain deposition disease，LCDD）。患者可表现为不明原因的贫血、发热、周身无力和出血倾向，浅表淋巴结及肝、脾大，继而出现局限性或多发性骨痛、病理性骨折或局部肿瘤。本病多发于中老年人。

本病患者血液和尿中可查到大量轻链蛋白，轻链蛋白沉积于组织器官是淀粉样变性发生的主要原因。根据轻链蛋白类型,可将本病进一步区分为 λ 型和 κ 型,λ 型肾毒性较强。

本病的临床特征:发病者年龄小,以发热、贫血和严重肾功能损害(λ 型)为特点,多数有溶骨性损害,有淀粉样变性。

本病的免疫学检测包括:①血清免疫球蛋白定量:可见各种免疫球蛋白正常或减少,轻链 κ/λ 比值异常。②血清区带电泳:可能出现轻链带。③免疫固定电泳:各重链泳道均无免疫沉淀带,只有轻链出现异常免疫沉淀带。④尿免疫球蛋白定量:可见单克隆轻链蛋白,轻链 κ/λ 比值异常,本-周蛋白阳性。

(六)意义不明的单克隆丙种球蛋白病

意义不明的单克隆丙种球蛋白病(monoclonal gammopathy of undetermined significance,MGUS)指患者血清或尿液中出现单克隆免疫球蛋白或轻链,但并无浆细胞恶性增殖,其自然病程、预后和转归暂时无法确定的疾病。本病病因不明,占 M 蛋白患者的 1/2 以上,发病率随年龄增长而增高。50 岁以上发病率约为 1%,70 岁以上为 3%,90 岁以上可高达 15%。患者免疫学检测主要表现为:①血清区带电泳时在 γ 区带内可见高而窄的尖峰或密集带,免疫电泳证实为单克隆 M 带,M 蛋白以 IgG 型最多,未见 IgD 和 IgE 型 MGUS 的报道;②M 蛋白浓度增高,但 IgG 一般低于 30 g/L,如为 IgA 或 IgM,则低于 10 g/L;③尿液中没有或仅有微量 M-蛋白。

约 1/4 的良性单克隆丙种球蛋白血症,在 10 年左右的时间里转变成恶性单克隆丙种球蛋白增多疾病,如果血中或尿中出现本-周蛋白,很可能是危险信号。良性与恶性意义不明单克隆丙种球蛋白病的鉴别诊断见表 4-5。

表 4-5　良性与恶性意义不明单克隆丙种球蛋白病的鉴别诊断

	恶性单克隆丙种球蛋白病	良性单克隆丙种球蛋白病
症状	骨髓瘤或淋巴瘤的症状	无症状或原有基础疾病的症状
贫血	几乎都出现	一般无,但可因其他疾病而伴发
骨损害	溶骨性损害很普遍	除转移性骨疾病外不常见
骨髓象	浆细胞>10%,形态正常或异常	浆细胞<10%,形态一般正常
M蛋白	常高于 2 g/dL,随病情而增高	低于 2 g/dL,保持稳定
正常 Ig	降低	增高或正常
游离轻链	常出现在血清和尿中	一般呈阴性

临床病例

患者,女,71岁,患者8个月前无明显诱因出现乏力,无心慌、胸闷,无咳嗽、咳痰,无发热,无鼻衄,无尿血及黑便,来诊。

辅助检查:①血常规:WBC 2.98×10⁹/L,LYMF 40.6%,GRAN 50.1%,HGB 66 g/L,PLT 164×10⁹/L,RET% 4.74%。ESR 146 mm/h。胆红素、肌酐均正常。白蛋白27.5 g/L,球蛋白41.5 g/L。LDH 257 U/L。β2-MG 4.23 mg/L。②直接抗球蛋白试验:多特异性IgG+C3阳性,单特异性IgG阴性,补体C3阳性。

免疫球蛋白定量测定结果:IgM 18.70 g/L,C3 0.44 g/L。游离轻链κ 18.1 mg/L,游离轻链λ 1140 mg/L,κ/λ 0.0159。

免疫固定电泳:IgM-λ型M蛋白血症。尿本-周蛋白阳性。

腹部彩超:肝脏弥漫性改变;脾大。

【问题1】通过上述信息,该患者最可能的诊断是什么?

思路:患者乏力起病,血常规显示三系降低,IgM升高,免疫固定电泳显示IgM-λ型M蛋白血症。临床特点支持单克隆免疫球蛋白增多病(IgM型)。

【问题2】该患者下一步尚需完善哪些检查项目?

思路:该患者仍需完善:①骨髓细胞形态学检测、免疫分型、骨髓活检、染色体、FISH等检测;②淋巴结/其他组织病理+免疫组化(若可取);③骨髓液或肿瘤组织进行MYD88 L265P突变检测;④影像学检查:颈、胸、腹部增强CT检查,有条件的患者建议行PET-CT。

该患者进一步检查的结果如下:骨髓穿刺提示骨髓增生活跃,浆细胞样淋巴细胞及浆细胞增高,浆细胞样淋巴细胞占42%,建议做免疫分型、染色体及分子生物学检查。

骨髓活检:(髂后骨髓组织)成熟骨小梁及骨髓造血组织,骨髓组织内造血成分减少,可见均匀一致的淋巴样细胞,结合免疫组化,符合B细胞淋巴瘤累及骨髓,考虑为小B细胞类(组织脱钙,影响免疫组化标记结果),穿刺组织成分少,请临床结合其他检查。

免疫组化:CD20(弥漫+)、CD19(弥漫+)、CD3(部分+)、CD21(局灶FDC网+)、CD23(局灶FDC网+)、CD38(少许+)、CD138(部分+)、Bcl-2(部分+)、Bcl-6(−)、CyclinD1(−)、SOX-11(−)、CD10(−)、Ki-67指数(15%)、MUM-1(1+,15%)、C-MYC(1+,2%)、P53(1+,2%)、sIgM(+)、lambda(+)、Kappa(−)。

流式免疫分型:异常B淋巴细胞占有核细胞的34.8%,异常浆细胞占有核细胞总数的2.1%。

突变检测结果:*MYD88 L265P* 基因突变阳性,*CXCR4* 基因突变阴性。

【问题3】通过上述信息,该患者的最终诊断是什么?

答案:华氏巨球蛋白血症。

诊断依据:①血清中检测到单克隆性IgM。②骨髓中浆细胞样或浆细胞分化的小淋巴细胞呈小梁间隙侵犯。③免疫表型：CD19（＋），CD20（＋），sIgM（＋）。④不符合其他已知类型的淋巴瘤。⑤存在 $MYD88L265P$ 突变。

【问题4】该患者的诊断需要与哪些疾病进行鉴别诊断？

答案：①与 IgM 型意义未明的单克隆免疫球蛋白血症、多发性骨髓瘤（multiple myeloma，MM）等鉴别；②与其他 B 淋巴细胞增殖性疾病鉴别。

思路：

（1）与 IgM 型意义未明的单克隆免疫球蛋白血症（MGUS）、多发性骨髓瘤（MM）等鉴别：IgM 型 MGUS 的诊断标准：①有血清单克隆 IgM 蛋白；②骨髓中无淋巴浆/浆细胞浸润；③无其他 B 淋巴细胞增殖性疾病的证据；④无相关器官或组织受损的证据，如淋巴瘤浸润所致的贫血，肝、脾肿大，高黏滞血症，系统性症状或淋巴结肿大，浆细胞疾病所致的溶骨性损害、高钙血症、肾功能损害或贫血。

IgM 相关性疾病：这类患者存在由单克隆性 IgM 升高引起的相关症状，如症状性冷球蛋白血症、淀粉样变，或自身免疫现象如周围神经病、冷凝集素病，但无淋巴瘤证据时，应诊断为 IgM 相关性疾病。

IgM 型 MM：IgM 型 MM 非常少见，细胞形态学为浆细胞形态，免疫表型为高表达 CD38、CD138，而 CD19、CD45 阴性，常伴溶骨性损害等，这些特征是 IgM 型 MM 与 WM 鉴别的主要标志。MM 常伴有 14q32（IGH）易位，在 WM 中罕见。此外，MM 一般不伴 $MYD88$ 基因突变，可作为两者的鉴别点。

（2）与其他 B 淋巴细胞增殖性疾病鉴别：多种其他 B 淋巴细胞增殖性疾病可伴有血清单克隆性 IgM 成分，并出现浆细胞分化的形态学特征，从而需与 WM 鉴别，如当慢性淋巴细胞白血病/小淋巴细胞淋巴瘤、套细胞淋巴瘤、滤泡性淋巴瘤、边缘区淋巴瘤、大 B 细胞淋巴瘤呈小细胞侵犯骨髓时，以及不典型的 WM 和 MZL 伴有浆细胞分化时，尤其难以鉴别。

【问题5】该患者目前是否需要治疗？治疗方案可选择哪些药物？

答案：①该患者目前应启动治疗；②目前 WM 常用的治疗药物有：糖皮质激素、烷化剂（包括环磷酰胺和苯达莫司汀等）、蛋白酶体抑制剂（包括硼替佐米、卡非佐米等）、抗 CD20 单抗（利妥昔单抗）以及 BTK 抑制剂（包括伊布替尼、泽布替尼、奥布替尼等）等药物，可单独用药或联合用药。

思路：该患者有乏力等症状、疾病相关血细胞减少（HGB 66 g/L）、器官肿大等治疗指征，应启动治疗。

本章小结

　　免疫增殖性疾病是由免疫器官、免疫组织或免疫细胞(淋巴细胞和单核吞噬细胞)异常增生(包括良性或恶性)所致的一组疾病,主要由淋巴细胞异常增殖所致,表现为免疫功能异常或免疫球蛋白水平增高。免疫球蛋白异常增生包括良性增生和恶性增生两类,良性增生多为多克隆免疫球蛋白增殖,恶性增生多为单克隆免疫球蛋白增殖。

　　以浆细胞肿瘤为例,免疫增殖性疾病的免疫损伤机制包括浆细胞异常增殖、正常体液免疫抑制、异常免疫球蛋白增多沉淀于组织所造成的病理损伤以及破骨细胞与成骨细胞调节功能紊乱所导致的溶骨性病变等。

　　免疫增殖性疾病中,免疫球蛋白合成异常体现在:①合成量高;②合成时间短;③出现多余轻链。由浆细胞或B淋巴细胞单克隆性增殖而大量产生的在类别、亚类、基因型和独特型均一的一种异常免疫球蛋白称为M蛋白。尿中的免疫球蛋白轻链称为本-周蛋白。异常免疫球蛋白的检测方法有免疫比浊法、血清区带电泳、免疫电泳、免疫固定电泳等,一般应采用两种以上的检测方法互相印证。

　　免疫球蛋白增多病是指由于浆细胞的异常增殖而导致的免疫球蛋白异常增多,进而造成机体病理损伤的一组疾病,常见的有多发性骨髓瘤、巨球蛋白血症、重链病、轻链病、淀粉样变性、意义不明的单克隆丙种球蛋白病。

(孙艳花　王洪省)

自身免疫病

1.识记：自身免疫、自身免疫病、隐蔽抗原、表位扩展、分子模拟、免疫忽视的概念；自身免疫病的分类、基本特征及常见疾病；常用自身抗体检测项目及临床意义。

2.理解：自身免疫病的诱发因素及机制；自身免疫病的病理损伤机制；自身免疫病治疗机理。

3.应用：免疫学检测项目与疗法分析，解决自身免疫病诊疗问题。

正常机体的免疫系统具有区别"自己"和"非己"的能力，对非己抗原，能够发生免疫应答；对自身抗原，则处于无应答或微弱应答状态，称为免疫耐受（immunological tolerance）。在免疫耐受状态下，一定量的自身反应性 T 细胞（autoreactive T lymphocytes）和自身抗体（autoantibody）普遍存在于所有个体的外周免疫系统中，有利于协助清除衰老变性的自身成分，对维持免疫自稳（immunological homeostasis）具有重要的生理学意义，称为自身免疫（autoimmunity）。

自身免疫病（autoimmune disease，AID）是在某些遗传因素和环境因素等内因和外因诱发下，自身免疫耐受状态被打破或自身免疫性细胞调节异常，免疫系统对自身抗原产生持续迁延的免疫应答，造成自身组织细胞损伤或功能异常而导致的临床病症。

第一节　自身免疫病的诱发因素与病理损伤机制

有很多诱发自身免疫病发生的相关因素。一般认为，在遗传因素与环境因素相互影响和作用下，自身抗原的改变和免疫系统的异常引起自身免疫耐受的终止和破坏，从而导致自身反应性淋巴细胞活化、自身抗体和（或）自身反应性 T 细胞产生，最终破坏表达相应自身抗原的靶器官和组织，导致自身免疫病发生。

一、自身免疫病的诱发因素

(一)自身抗原的改变

环境因素如感染、化学物质或药物,物理因素(如寒冷、潮湿、日晒)以及局部组织损伤可导致自身抗原释放或性质改变,从而诱发自身免疫应答。

1.免疫隔离部位抗原释放　免疫豁免部位,如脑、睾丸、眼球、心肌和子宫等,由于其中的某些自身抗原成分(如神经髓鞘磷脂碱性蛋白、精子、眼晶状体等)和免疫系统相对隔离,因此在免疫系统发育过程中,针对这些隔离自身抗原的淋巴细胞克隆未被清除,而存在于外周免疫器官中。存在于免疫隔离部位的自身抗原成分称为隐蔽抗原(secluded antigen)或隔离抗原(sequestered antigen)。在手术、外伤或感染等情况下,隔离抗原可释放入血液和淋巴液,与免疫系统接触,使自身反应性淋巴细胞活化,导致自身免疫病。例如,由于眼的外伤,使眼晶状体蛋白进入血液和淋巴液,刺激免疫系统产生特异性CTL,对健康侧眼组织发动攻击,引发自身免疫性交感性眼炎。

2.自身抗原的改变　生物、物理、化学以及药物等因素可使自身抗原发生改变,从而产生针对已改变自身抗原的自身抗体和 T 细胞,引起自身免疫病。例如,肺炎支原体感染可改变人红细胞的抗原性,使其刺激机体产生抗红细胞抗体,引起溶血性贫血。一些小分子药物,如青霉素、头孢菌素等可吸附到红细胞表面,使其获得免疫原性,刺激机体产生抗体,引起药物相关的溶血性贫血。抗原性发生变化的自身 IgG 可刺激机体产生针对此 IgG 的 IgM 类自身抗体,称为类风湿因子(rheumatoid factor,RF)。RF 和变性的自身 IgG 形成的免疫复合物可引发包括类风湿关节炎等多种自身免疫病。在系统性红斑狼疮(systemic lupus erythematosus,SLE)发病过程中,如果皮肤暴露于紫外线,可使其胸腺嘧啶二聚体增加,使自身 DNA 成为自身免疫应答的靶抗原;紫外线还可促进角质细胞产生 IL-1、TNF-β 等细胞因子,诱发自身免疫应答。

3.分子模拟　有些微生物与人体细胞或细胞外成分有相同或类似的抗原表位,在感染人体后激发针对微生物抗原的免疫应答,也能攻击含有相同或类似表位的人体细胞或细胞外成分,这种现象被称为分子模拟(molecular mimicry)。分子模拟可引发多种自身免疫病(见表 5-1)。

表 5-1　分子模拟机制相关的自身免疫病

疾病	相关微生物	结构同源性	免疫学致病机制
多发性硬化症	EBV	DRB1 * 15：01 限制性髓鞘碱性蛋白与 DRB5 * 01：01 限制性类似	在 EBV 感染后,自身反应性 T 细胞被激活
格林-巴利综合征	空肠弯曲菌	细菌脂寡糖与人 GM1 神经节苷脂的碳水化合物类似	自身反应性 γδ T 细胞的激活;B 细胞过度激活导致自身抗体产生

疾病	相关微生物	结构同源性	免疫学致病机制
1 型糖尿病	肠道病毒、巨细胞病毒	肠道病毒蛋白 1（PALTAVETGA/HT）与 β 细胞抗原酪氨酸磷酸酶 IA-2 同源，巨细胞病毒主要 DNA 结合蛋白与谷氨酸脱羧酶 65 类似	病毒激活自身反应性 T 细胞、B 细胞
类风湿性关节炎	牙龈卟啉单胞菌	牙龈卟啉单胞菌烯醇化酶与人 α-烯醇化酶部分氨基酸序列一致	牙龈卟啉单胞菌诱导产生的自身抗体与人蛋白发生交叉反应
	奇异变形杆菌	奇异变形杆菌的溶血素、尿素酶 C、尿素酶 F 与人蛋白之间有交叉反应	自身抗体
	大肠杆菌	含 QKRAA 模序的热休克蛋白 DnaJ 与 HLA-DRB1 表位相同	DnaJ 激活 T 细胞
系统性红斑狼疮	EBV	EBVNA-1 的 PPPGRRP 和第 35～38 位氨基酸分别与 Sm 的 PPPGMRPP 和第 95～119 位氨基酸交叉反应；EBVNA-1 的第 58～72 位氨基酸与 Ro 的第 169～180 位交叉反应	自身反应性 T 细胞、B 细胞激活
干燥综合征	巨细胞病毒	巨细胞病毒 UL194 蛋白与人显性表位多肽（GGIGGAGIWLVV）类似；拓扑异构酶 I 第 121～126 位氨基酸与巨细胞病毒晚期蛋白 UL70 同源	自身抗体通过与整合素-NAG2 相互作用诱导内皮细胞凋亡；激活自身反应性 B 细胞
自身免疫性甲状腺病	小肠结肠炎耶尔森菌	TSH-R（第 22～272、186～330、319～363、684～749 位氨基酸）分别与小肠结肠炎耶尔森菌包膜蛋白（YopM、Ysp、胞外多聚半乳糖醛酸酶、SpyA）类似	激活自身反应性 T 细胞
自身免疫性肝炎	HSV-1、HCV、巨细胞病毒、腺病毒	CYP2D6 与病毒蛋白类似	激活自身反应性 T 细胞
原发性胆汁性胆管炎	大肠杆菌	与大肠杆菌 PDC-E2 类似	未知

4.表位扩展　一个抗原可能有多种表位，包括优势表位（dominant epitope）和隐蔽表位（cryptic epitope）。优势表位也称原发表位（primary epitope），是在一个抗原分子的众多表位中首先激发免疫应答的表位。隐蔽表位也称继发表位（secondary epitope），其隐藏于抗原内部或密度较低，是在一个抗原分子的众多表位中后续刺激免疫应答的表位。表位扩展（epitope spreading）指免疫系统先针对抗原的优势表位发生免疫应答，如果未

能及时清除抗原,可相继对隐蔽表位发生免疫应答。表位扩展是自身免疫病发生发展的机制之一。在淋巴细胞发育过程中,针对自身抗原隐蔽表位的免疫细胞克隆可能未经历在骨髓或胸腺中的阴性选择,成为逃逸到外周的自身反应性淋巴细胞克隆。在自身免疫病的进程中,随着免疫系统对自身组织的不断损伤,表位扩展使隐蔽的自身抗原不断受到新的免疫攻击,导致疾病迁延不愈。SLE 类风湿关节炎、多发性硬化症和胰岛素依赖性糖尿病(insulin dependent diabetes mellitus,IDDM)患者能观察到表位扩展现象(见图 5-1)。

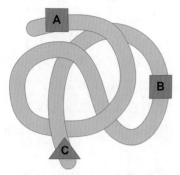 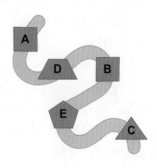

表面具有表位A、B、C的天然分子　　　　　暴露了隐蔽表位D和E的变性分子

图 5-1　表位扩展示意图

(二)免疫系统异常

多种环境因素和遗传因素可使免疫耐受机制发生紊乱,导致免疫系统功能异常,从而发生自身免疫病。

1.自身反应性淋巴细胞清除异常　自身反应性 T 细胞和 B 细胞分别在胸腺和骨髓中经历阴性选择而被克隆清除。少数逃避了克隆清除的自身反应性 T 细胞和 B 细胞,在外周免疫器官受自身抗原刺激被活化的过程中,通过活化诱导的细胞死亡(activation-induced cell death,AICD)机制继续被克隆清除。若胸腺或骨髓微环境基质细胞缺陷,阴性选择发生障碍,引起自身反应性 T 细胞、B 细胞的克隆清除异常,则可能产生对自身抗原的免疫应答,导致自身免疫病。例如,小鼠和人的 Fas 及 FasL 基因突变,胸腺基质细胞不表达功能性 Fas 及 FasL,阴性选择功能下降,易发生 SLE。自身免疫调节因子(autoimmune regulator,AIRE)基因突变或缺失,可导致胸腺基质细胞的组织限制性抗原(tissue restricted antigen,TRA)表达降低或缺失,相应自身反应性 T 细胞克隆清除发生障碍,引起自身免疫性多内分泌腺病综合征(autoimmune polyendocrine syndrome,APS)。

2.免疫忽视的打破　免疫忽视(immunological ignorance)是指免疫系统对低水平抗原或低亲和力抗原不发生免疫应答的现象。在胚胎发育的过程中,由于免疫忽视,针对低水平表达或低亲和力自身抗原的淋巴细胞克隆没有被清除,进入外周免疫系统,成为保持对自身抗原反应性的淋巴细胞克隆。多种因素如感染可打破这些淋巴细胞克隆对自身抗原的免疫忽视。

3.淋巴细胞的多克隆激活 一些病原微生物成分或超抗原可多克隆激活淋巴细胞。如果自身反应性 B 细胞被多克隆活化,即可产生自身抗体,引发自身免疫病。某些革兰氏阴性细菌和多种病毒如巨细胞病毒、EB 病毒、HIV 等均是 B 细胞的多克隆刺激剂。EB 病毒可刺激免疫系统产生抗 T 细胞抗体、抗 B 细胞抗体、抗核抗体和类风湿因子等自身抗体;AIDS 患者体内可出现高水平的抗红细胞抗体和抗血小板抗体。

4.活化诱导的细胞死亡障碍 免疫应答都以大部分效应淋巴细胞的死亡、少数效应淋巴细胞分化为记忆淋巴细胞为结局。AICD 相关基因缺陷时,细胞凋亡不足或缺陷,使效应淋巴细胞不能被有效清除而长期存在,易患自身免疫病。如 Hzs 基因突变的个体可发生系统性自身免疫综合征(systemic autoimmunity syndrome,SAS),其临床表现与 SLE 相似。

5.调节性 T 细胞功能异常 Treg 的免疫抑制功能异常是自身免疫病发生的原因之一。Treg 功能缺陷小鼠易发生自身免疫病(包括 1 型糖尿病、甲状腺炎和胃炎等),将正常小鼠的 Treg 过继给缺陷小鼠可抑制其自身免疫病发生。Foxp3 基因敲除小鼠的 Treg 不能发挥免疫抑制作用,易发生自身免疫病。

6.MHC-Ⅱ类分子表达异常 除了 APC 外,正常细胞几乎不表达 MHC-Ⅱ类分子。若某些因素使非 APC 表达较高水平的 MHC-Ⅱ类分子,这种细胞就可能利用 MHC-Ⅱ类分子将自身抗原提呈给自身的胰岛 β 细胞表达高水平的 MHC-Ⅱ类分子。IFN-γ 转基因小鼠的胰岛 β 细胞由于分泌 IFN-γ,刺激胰岛 β 细胞表达较高水平的 MHC-Ⅱ类分子,易自发糖尿病。

(三)遗传因素

遗传因素与自身免疫病的易感性密切相关。如同卵双生子中的一人若发生了 IDDM,另一人发生同样疾病的机会为 35%～50%,而异卵双生子间发生同样疾病的机会仅为 5%～6%。大多数自身免疫病被多个易感基因所影响,其中对自身免疫病发生影响最大的是 HLA 基因。但有些基因,如 AIRE 基因,其单一突变就可以导致自身免疫病的发生。

在环境因素的影响下,自身免疫病发生相关基因通过影响机体对自身免疫耐受的维持以及自身免疫应答的水平,促进自身免疫病的发生和发展。

1.HLA 基因与自身免疫病的相关性 目前,与自身免疫病发生相关的 HLA 基因及其发挥作用的分子机制见表 5-2,其中分子机制可归结为以下九种(见图 5-2、表 5-2)。

(1)常规对接:以多肽作为对角线与 T 细胞受体 α 链和 β 链的中心对接,从而最大限度地覆盖多肽-HLA 表面,并允许 TCR 进入暴露的多肽侧链。

(2)替代对接:TCR α 链和 β 链与肽轴水平对接,形成非常规氨基末端对接几何结构,从而限制了多肽-HLA 表面的覆盖范围,并阻止了 TCR 和肽羧基末端部分之间的相互作用。

(3)TCR 对弱结合的多肽-HLA 复合物的稳定作用:TCR 增强了不稳定肽-HLA 复

合物的相互作用。

（4）锚定残基多变：HLA-DR1 和 HLA-DR15 之间的多态性差异导致 α3135-145 多肽不同的锚定残基被用于提呈,从而导致截然不同的抗原表位。

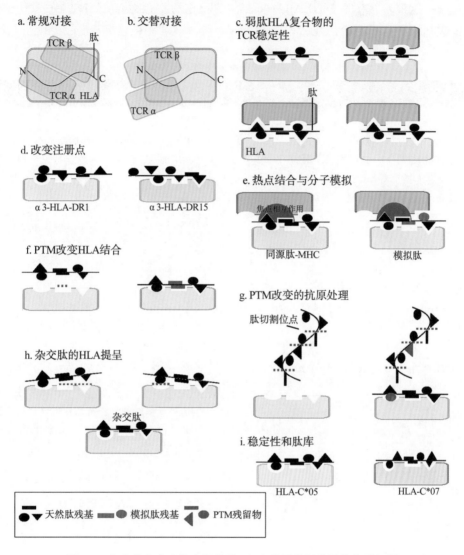

图 5-2　与自身免疫病发生相关的 HLA 基因发挥作用的分子机制

（5）热点结合和分子模拟：TCR 倾向于结合与初级序列相类似的模拟肽。

（6）翻译后修饰（post-translational modification,PTM）导致 HLA 结合位点改变：翻译后修饰可显著改变与 HLA 结合的多肽,暴露新的 TCR 结合位点。

（7）PTM 影响了抗原加工处理：如果抗原肽被切割成太短的片段,将无法进行 HLA 提呈;但如果 PTM 使蛋白酶切位点模糊不清,将可能引起对抗原的有效加工,从而产生可被 HLA 提呈的多肽。

（8）杂交肽的 HLA 提呈：通过形成杂交肽的方式,增加与 HLA 结合的锚定残基数,并为 TCR 识别提供新的特征。

（9）稳定性和肽库：HLA-C＊05 的相对较宽和较浅的多肽结合槽能够提呈具有大的芳香锚定残基的多肽，而 HLA-C＊07 的较深和较窄的多肽结合沟则选择较小的锚定残基来提呈。这种差异有助于 HLA-C＊05 形成更稳定的复合物，导致 HLA-C＊05 在细胞表面的表达水平高于 HLA-C＊07。

表 5-2　HLA 与自身免疫病之间的关系

HLA 位点（对疾病的影响）	自身免疫病	发挥作用的分子机制
替代对接		
HLA-DR15（高风险）	多发性硬化	TCR 的替代对接导致 MBP 多肽特异性 T 细胞逃脱胸腺选择，在外周，这些 T 细胞与微生物多肽发生交叉反应
热点分子模拟		
HLA-DR15（高风险）	多发性硬化	HLA-DR15 限制性的 MBP 与大肠杆菌或 EBV 来源的多肽增加了 TCR 的异常脱靶效应，自身反应性 TCR 与这些多肽区域结合更加紧密
低亲和力介导的胸腺选择逃脱		
HLA-A＊02：01（高风险）	胰岛素依赖性糖尿病	对前胰岛素原信号肽-HLA 低亲和力的 TCR 致自身反应性 T 细胞逃脱胸腺选择；在外周，这些 T 细胞以高亲和力与微生物多肽发生结合
TCR 稳定结合力较弱的多肽-HLA 复合物		
HLA-DR4（高风险）	多发性硬化	患者起源的 TCR 结合并稳定 MBP 多肽-HLA-DR4；胸腺中低浓度的自身抗原使得自身反应性 T 细胞逃脱了阴性选择；外周的高浓度自身抗原激起自身反应性应答
HLA 多态性导致同一多肽的锚定残基改变		
HLA-DQ2 与 HLA-DQ8（高风险）	胰岛素依赖性糖尿病	胰岛素 β 肽链与 HLA-DQ2 和 HLA-DQ8 以较低的亲和力结合，这导致自身反应性 T 细胞逃过胸腺选择，进入外周，通过分子模拟与微生物多肽发生交叉反应
HLA-DR15（高风险）与 HLA-DR1（保护效应）	肺出血-肾炎综合征	HLA-DR15 与 HLA-DR1 均能结合Ⅳ型胶原肽的 α3 链，但结合氨基酸位点不同；当 HLA-DR1 存在时，促进自身抗原特异性的调节性 T 细胞的产生，可抑制自身免疫病的发生
交叉提呈		
HLA-B27（高风险）	强直性脊柱炎	APC 加工外来抗原（吞噬的细菌或病毒感染的细胞）交叉提呈给 CTL 细胞

续表

HLA 位点（对疾病的影响）	自身免疫病	发挥作用的分子机制
翻译后修饰		
HLA-DQ2.5 与 HLA-DQ8（高风险）	乳糜泻	HLA-DQ2.5 和 HLA-DQ8 提呈具有高动力学稳定性的脱酰胺醇溶蛋白，导致持续的抗原提呈，促进致病性 T 细胞应答
HLA-DR4（高风险）	类风湿关节炎	自身抗原（例如波形蛋白）的瓜氨酸化促进了与 HLA-DR4 的结合，也调控多肽剪接，导致自身抗原滞留
HLA-DR4（高风险）	胰岛素依赖性糖尿病	HLA-DR4 提呈的胰岛素 A 链肽中的近端二硫键的产生为自身反应性 TCR 识别所必需
杂交肽		
HLA-DR8（高风险）	胰岛素依赖性糖尿病	胰岛 β 细胞产生的 HLA-DQ8-胰岛素原肽复合物导致免疫耐受被打破
HLA 表达异常		
远端基因间 XL9 调控元件的 MHC 风险变异	系统性红斑狼疮	MHC 风险变异改变了 IRF4 与 CTCF 的结合（该结合能调控 HLA-DRB1、HLA-DQA1 以及 HLA-DQB1 的转录），导致狼疮患者体内 HLA-DR 与 HLA-DQ 蛋白水平升高 2.5 倍
高表达 HLA-C（高风险）	克罗恩病	HLA 表达受 miR-148a 调控，后者表达受遗传变异调控
HLA 稳定性		
HLA-DQ2 与 HLA-DQ8（高风险）	胰岛素依赖性糖尿病、乳糜泻	HLA-DQ2 与 HLA-DQ8 不稳定性导致自身反应性 T 细胞逃脱胸腺阴性选择，进而导致外周 HLA-自身抗原肽弱结合复合物的形成
HLA-DQ6（保护效应）	胰岛素依赖性糖尿病、自身免疫性多腺体综合征、IgA 缺陷	稳定 HLA-DQ6 表达能抑制自身免疫病的发生

　　HLA 致人类对自身免疫病易感的可能机制如下：

　　（1）影响胸腺选择机制：MHC-Ⅱ类分子在胸腺的阴性选择过程中，通过提呈自身肽诱导自身反应性 T 细胞凋亡。某些特定 HLA 分子的抗原结合槽不能有效结合自身抗原肽，导致相应自身反应性 T 细胞不能被有效清除。这些自身反应性 T 细胞的异常活化将引起自身免疫病，如 HLA-DR3、HLA-DR4 分子的抗原结合槽与胰岛相关性自身肽亲和力较低，致使对胰岛细胞特异性 T 细胞的阴性选择不充分，这种个体发生 IDDM 的危险性是不携带 HLA-DR3、HLA-DR4 基因个体的 25 倍。

（2）影响抗原提呈作用：HLA 分子在免疫应答过程中通过抗原提呈作用活化效应 T 细胞。某些特定 HLA 分子能与类似自身抗原的病原体抗原肽更为有效结合，能以分子模拟的方式引发自身免疫病。HLA-B27 结合及提呈类似自身抗原的病毒抗原肽的能力较强，在病毒感染后更容易使自身反应性 CTL 活化，造成脊柱内细胞损伤，引发强直性脊柱炎。

2.非 HLA 基因与自身免疫病相关性　　非 HLA 基因可通过影响自身免疫耐受，如胸腺 T 细胞的阴性选择以及免疫应答过程中抗原识别和提呈，淋巴细胞分化、活化和效应，参与自身免疫病的发生和发展。

（1）自身抗原基因：胸腺髓质上皮细胞（medullary epithelial cells，mTEC）和 DC 表达的自身组织抗原，是一类组织特异性抗原（tissue specific antigen，TSA），也是胸腺阴性选择的重要分子。此类抗原基因的异常将导致胸腺的阴性选择障碍，使自身反应性 T 细胞逃逸到外周，引发自身免疫病。如胰岛素基因缺失与 IDDM 密切相关。由于 TSA 的表达受 AIRE 基因的调控，因此 AIRE 基因突变或缺失可导致胸腺基质细胞的 TSA 表达降低或缺失，相应自身反应性 T 细胞可能逃逸阴性选择而进入外周，引起自身免疫性多内分泌综合征 I 型（APS-I）。

（2）固有免疫相关基因：固有免疫细胞异常将不能有效防御病原体，从而导致慢性炎症，进而诱发自身免疫病。例如，NOD2 是表达在多种细胞（包括肠上皮细胞）识别细菌肽多糖的受体，其基因异常使肠道病原体清除障碍，使病原体能够穿过肠上皮，启动肠壁组织的慢性炎症，最终导致克罗恩病（Crohn disease，Crohn）。

（3）信号和转录因子基因：免疫细胞信号转导途径的异常可引发自身免疫病，如一种酪氨酸磷酸酶 PTPN22，其基因突变影响多种免疫细胞发生多重信号途径改变，从而导致类风湿关节炎、IDDM、自身免疫甲状腺炎等自身免疫病。

（4）细胞因子及受体基因：T 细胞亚群分化受细胞因子的调节，如 IL-23 通过调节 Th17 的分化参与炎症反应，如 IL-23R 基因异常，则增加炎症性结肠病和银屑病发病的可能性。

（5）淋巴细胞调控基因：免疫应答的调节受共刺激分子的影响，如 CTLA-4 基因异常易导致类风湿性关节炎、IDDM。

（6）补体基因：补体成分 C1q 和（或）C4 基因缺陷的个体清除免疫复合物的能力明显减弱，体内免疫复合物的含量增加，易发生 SLE。

（四）其他因素

1.性别因素　　一些自身免疫病的易感性与性激素相关，研究表明，雌激素可下调胸腺表皮细胞表面 AIRE 的表达，而雄激素能上调其表达。女性发生多发性硬化（MS）和系统性红斑狼疮（SLE）的可能性比男性高 10～20 倍，而患强直性脊柱炎的男性约为女性的 3 倍。SLE 患者的雌激素水平普遍升高，给 SLE 小鼠应用雌激素可加重其病情。妊娠期类风湿关节炎患者的病情通常减轻，分娩后妇女有时会出现自身免疫病加重的情况。患自身免疫性甲状腺疾病的女性在产后易出现甲状腺功能低下。

2.年龄因素 自身免疫病多发生于老年人,儿童发病非常少见。有 50% 以上 60 岁以上老年人可检出自身抗体,其原因可能是老年人胸腺功能低下或衰老,导致免疫系统功能紊乱,从而易发生自身免疫病。

二、自身免疫病的病理损伤机制

自身抗体和(或)自身反应性 T 淋巴细胞所介导的、对自身细胞或自身成分发生的免疫应答是导致自身免疫病病理损伤的原因。其发病机理与超敏反应的发生机理相同。针对自身抗原发生的免疫应答可通过下述一种或几种方式共同作用,导致组织损伤和功能异常,继而引发自身免疫病。

(一)自身抗体介导的自身免疫病

1.自身抗体直接介导细胞破坏 针对自身细胞膜成分的自身抗体结合细胞后,通过 Ⅱ 型超敏反应引起自身细胞的破坏,其病理损伤机制为:①激活补体系统,溶解细胞;②补体片段招募中性粒细胞,到达局部,释放酶和炎症介质,引起细胞损伤;③补体片段通过调理吞噬作用,促进吞噬细胞损伤自身细胞;④NK 细胞通过 ADCC 杀伤自身细胞。

自身免疫性血细胞减少症是抗血细胞自身抗体介导的自身免疫病。如图 5-3 所示,某些药物可吸附在红细胞表面并改变细胞的抗原性,进而刺激机体产生抗红细胞抗体,引起红细胞溶解,发生自身免疫性贫血。针对血液中其他细胞的自身抗体也可引起相应的自身免疫病,如自身免疫性血小板减少性紫癜、自身免疫性中性粒细胞减少症。

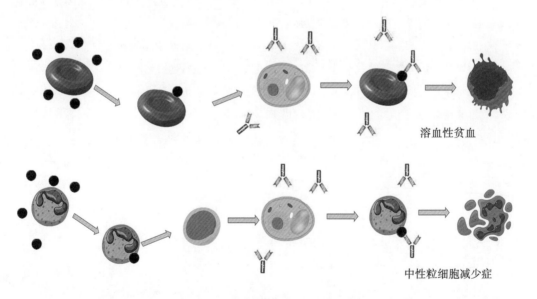

溶血性贫血

中性粒细胞减少症

图 5-3 自身免疫性血细胞减少症的发生机制

2.自身抗体介导细胞功能异常 抗细胞表面受体的自身抗体可通过模拟配体的作用或者竞争性阻断配体的效应,导致细胞和组织的功能紊乱,引发自身免疫病,如毒性弥漫性甲状腺肿(Graves disease)、重症肌无力(myasthenia gravis,MG)。

3.自身抗体与自身抗原形成免疫复合物介导组织损伤 自身抗体和相应的自身抗原结合形成的免疫复合物,沉积于局部或全身多处毛细血管基底膜后,激活补体,并在中性粒细胞、血小板、嗜碱性粒细胞等效应细胞参与下,导致自身免疫病,其病理损伤机制为Ⅲ型超敏反应,如SLE。

(二)自身反应性T细胞介导的自身免疫病

自身反应性T细胞在一定条件下可引发自身免疫病。参与此型组织损伤的效应细胞主要为CD4$^+$Th1和CD8$^+$CTL,其病理损伤机制为Ⅳ型超敏反应。活化的Th1释放多种细胞因子引起淋巴细胞、单核吞噬细胞浸润为主的炎症反应,活化的自身反应性CTL对局部自身细胞有直接杀伤作用。如IDDM、多发性硬化症。常见的人类自身免疫病见表5-3。

表5-3 常见的人类自身免疫病

		自身抗原	主要症状	发病范围
自身抗体介导的自身免疫病	自身免疫性溶血性贫血	血型抗原或药物	贫血	器官特异性
	自身免疫性血小板减少性紫癜	血小板	异常出血	器官特异性
	肺出血肾炎综合征	基底膜Ⅳ型胶原	肾小球肾炎、肺出血	器官特异性
	毒性弥漫性甲状腺肿	促甲状腺激素受体	甲状腺功能亢进	器官特异性
	桥本甲状腺炎	甲状腺球蛋白、过氧化酶	甲状腺功能低下	器官特异性
	低血糖	胰岛素受体	低血糖	器官特异性
	胰岛素抗性糖尿病	胰岛素受体	高血糖、酮症酸中毒	器官特异性
	重症肌无力	乙酰胆碱受体	进行性肌无力	器官特异性
	寻常性天疱疮	表皮成分	皮泡	器官特异性
	恶性贫血	胃壁细胞内因子	贫血	器官特异性
	风湿热	与链球菌胞壁抗原交叉的心脏、关节中组织成分	关节炎、心肌炎、心瓣膜瘢痕	器官特异性
	不孕症	精子	不孕	器官特异性
免疫复合物介导的自身免疫病	强直性脊柱炎	免疫复合物	脊柱骨损坏	全身性
	冷球蛋白血症	由类风湿因子形成	系统性血管炎	全身性
	类风湿关节炎	由类风湿因子形成	关节炎	全身性
	系统性红斑狼疮	由抗核抗体形成	肾小球肾炎、血管炎、红斑	全身性

	自身抗原	主要症状	发病范围
反应性 T 淋巴 细胞介 导的自 身免疫 病 多发性硬化	髓磷脂碱性蛋白	神经系统症状	全身性
桥本甲状腺炎	甲状腺抗原	甲状腺功能低下	器官特异性
胰岛素依赖性糖尿病	胰岛 β 细胞	高血糖	器官特异性
类风湿关节炎	关节滑膜抗原	关节炎症和损伤	全身性

第二节　自身免疫病的共同特征与分类

一、自身免疫病的共同特征

(1)患者体内可检测到高效价的自身抗体和(或)自身反应性 T 细胞。

(2)自身抗体和(或)自身反应性 T 细胞介导对自身细胞或自身成分的免疫应答,造成组织细胞损伤或功能障碍;病情转归与自身免疫应答的强度相关;应用免疫抑制剂治疗有效。

(3)血清或淋巴细胞转输可以被动转移疾病,应用自身抗原或自身抗体可在动物复制出具有相似病理变化的自身免疫病模型。

二、自身免疫病的分类

自身免疫病分为器官特异性和全身性自身免疫病(见表 5-3)。器官特异性自身免疫病(organ specific autoimmune disease)患者的病变一般局限于某一特定的器官,由针对特定器官的靶抗原的自身免疫反应引起。此外,某些自身抗体可通过对靶器官的正常功能过度刺激或抑制而引发器官特异性功能异常型自身免疫病。全身性自身免疫病又称为系统性自身免疫病,由针对多种器官和组织的靶抗原的自身免疫反应引起,患者的病变可见于多种器官和组织,病变分布广泛,如皮肤、肾脏和关节等均发生病变,表现出各种相关临床体征和症状。

第三节　常见自身免疫病

一、类风湿关节炎

类风湿关节炎(rheumatoid arthritis,RA)是一种以侵蚀性关节炎症为主要临床表现的自身免疫病,可发生于任何年龄。RA 的发病机制目前尚不明确,其基本病理表现分为关节表现和关节外表现。关节典型表现为单关节炎或多关节炎,并逐渐出现关节软骨和骨破坏,最终导致关节畸形和功能丧失。严重者关节周围肌肉逐渐萎缩,导致功能进一步丧失,生活不能自理。关节外表现为肺间质病变,类风湿结节,皮肤溃疡,神经系统、心脏、眼部病变等,亦常继发干燥综合征、骨质疏松症等,这些表现往往与 RA 控制不佳有关。

临床上普遍使用且对 RA 诊断价值最高的是类风湿因子(rheumatoid factor,RF)和抗环瓜氨酸多肽(anti-cyclic citrullinated peptide,抗 CCP)抗体。2010 年,美国风湿病学会/欧洲抗风湿病联盟制定的 RA 分类标准为:①至少一个关节表现为临床滑膜炎;②滑膜炎不能用其他疾病解释;③X 线未见到典型的骨侵蚀改变。如满足上述三个条件,则进行四项评分,最高分为 10 分,当总分≥6 分时可诊断 RA。

二、系统性红斑狼疮

系统性红斑狼疮(SLE)是以自身免疫性炎症为突出表现的经典弥漫性结缔组织病;其发病机制复杂,目前尚未完全阐明。

SLE 的临床特征具有高度异质性,系统受累表现多样,病程和疾病严重性不一,多表现为病情的加重与缓解交替,主要包括血清中出现以抗核抗体为代表的多种自身抗体和多器官及系统受累:①SLE 患者的全身症状包括发热、疲乏和体重下降。②皮肤黏膜损害见于大部分 SLE 患者,特异性狼疮皮肤损害典型表现为面颊部蝶形红斑;非特异性皮肤黏膜表现包括网状青斑、雷诺现象、荨麻疹、血管炎、扁平苔藓等。③肌肉骨骼典型的关节受累表现为对称分布的非侵蚀性关节痛和关节炎,通常累及双手小关节、腕关节和膝关节。④狼疮肾炎(lupus nephritis,LN)是 SLE 患者预后不良的主要危险因素。⑤SLE 出现中枢神经系统或外周神经系统受累,称为神经精神狼疮(neuropsychiatric SLE,NPSLE)。最常见的弥漫性中枢神经系统狼疮表现为认知功能障碍、头痛和癫痫。外周神经系统受累可表现为吉兰-巴雷综合征、单发或多发的单神经病变、自主神经功能障碍、重症肌无力、多神经病变等。SLE 患者中枢神经系统受累具有较高的致残率和致死率,是重症狼疮的表现,需要尽早识别并给予合适的治疗。⑥SLE 患者最常见的肺部症状是胸膜炎,部分患者可合并胸腔积液。⑦SLE 患者最常见的心脏受累表现为心包炎,可表现为有症状或无症状的心包炎,伴或不伴心包积液,但较少发生心脏压塞。⑧SLE 患者出现消化道症状并不少见,但很多症状与疾病活动无关。常见的与疾病相关的胃肠道症状包括腹痛、呕吐、腹泻及假性肠梗阻等。⑨血液系统受累较为常见,主要表现包括白细胞减少、贫血、血小板减少和淋巴结肿大。⑩SLE 患者可有眼部受累,常见干燥性角膜结膜炎,视网膜血管病和视神经炎是威胁患者视力的严重并发症,患者若未得到有效治疗,可在数天至数周内致盲。

"中国风湿病学之父"

张乃峥(1921～2014年),河南安阳人,医学博士,曾任北京协和医院风湿免疫科主任,开创了中国风湿病学科,被学界誉为"中国风湿病学之父"。他领导的团队在1983年就建立了系统性红斑狼疮患者的诊断标准,较之彼时美国风湿病协会的标准,增加了抗Sm抗体、补体降低、肾活检等条目。这些条目后来均被纳入国际通行的SLE标准并沿用至今。

三、原发免疫性血小板减少症

原发免疫性血小板减少症(primary immune thrombocytopenia,ITP)是一种获得性自身免疫性出血性疾病,以无明确诱因的孤立性外周血血小板计数减少为主要特点,其主要发病机制是血小板自身抗原打破机体的免疫耐受状态,导致体液和细胞免疫异常活化,共同导致血小板破坏及巨核细胞产血小板不足。

常用的诊断ITP的免疫学检查包括:①血小板糖蛋白特异性自身抗体:对抗体介导的免疫性血小板减少症有较高的特异性,可鉴别免疫性与非免疫性血小板减少,但不能区分原发与继发免疫性血小板减少。②血清血小板生成素(thrombopoietin,TPO)水平测定:可鉴别诊断ITP(TPO水平正常)和骨髓衰竭性疾病,如不典型再生障碍性贫血与低增生骨髓增生异常综合征常伴TPO水平升高。ITP的一线治疗首选糖皮质激素,对于急症或糖皮质激素不耐受者,可考虑静脉注射丙种球蛋白;二线治疗可应用促血小板生成药物、利妥昔单抗、脾切除术等。

四、重症肌无力

重症肌无力(myasthenia gravis,MG)是由自身抗体介导的获得性神经-肌肉接头传递障碍的自身免疫性疾病。乙酰胆碱受体(acetylcholine receptor,AChR)抗体是最常见的致病性抗体;此外,针对突触后膜其他组分,包括肌肉特异性受体酪氨酸激酶(muscle-specific receptor tyrosine kinase,MuSK)、低密度脂蛋白受体相关蛋白4(low-density lipoprotein receptor-related protein 4,LRP4)及兰尼碱受体(RyR)等抗体陆续被发现参与MG发病,这些抗体可干扰AChR聚集,影响AChR功能及神经-肌肉接头信号传递。

目前,MG的治疗仍以胆碱酯酶抑制剂、糖皮质激素、免疫抑制剂、静脉注射免疫球蛋白(intravenous immunoglobulins,IVIG)、血浆置换(plasma exchange,PE)以及胸腺切除为主。MG临床表现为全身骨骼肌均可受累,表现为波动性无力和易疲劳性,症状呈"晨轻暮重",活动后加重、休息后可减轻。眼外肌最易受累,表现为对称或非对称性上睑下垂和(或)双眼复视,是MG最常见的首发症状,见于80%以上的MG患者。多数疾病进展缓慢,但部分患者短期内病情可出现迅速进展,发生肌无力危象。

五、毒性弥漫性甲状腺肿

毒性弥漫性甲状腺肿（Graves disease）是由体内的抗促甲状腺激素受体抗体（thyrotropin receptor antibody，TRAb）刺激甲状腺细胞上的促甲状腺激素受体引起甲状腺激素生成和释放增多所致，也是引起甲亢的最常见的原因。本病与桥本甲状腺炎、特发性甲减关系密切，统称为自身免疫性甲状腺病。其典型病例具有高代谢、甲状腺肿、突眼三大症状，男女之比为 1 :（4～6）。

六、抗肾小球基底膜肾炎

抗肾小球基底膜肾炎（anti-glomerular basement membrane nephritis，anti-GBM nephritis）是循环中的抗 GBM 抗体在组织中沉积所引起的一组自身免疫性疾病。血液中的抗肾小球基底膜抗体易结合到肾小球基底膜上。如病变局限在肾脏，称为抗肾小球基底膜肾炎；当肾、肺同时受累时，称为肺出血肾炎综合征（Goodpasture syndrome），又称为肺出血-肾炎综合征。首选的疗法是血浆置换疗法，可帮助患者清除抗 GBM 抗体；其次是免疫抑制剂疗法，可阻断抗体的产生。

七、干燥综合征

干燥综合征（Sjogren's syndrome，SS）是一种以淋巴细胞增殖和进行性外分泌腺体损伤为特征的慢性炎症性自身免疫病。临床除有唾液腺、泪腺功能受损以外，亦可出现多系统、多脏器受累，血清中存在自身抗体和高免疫球蛋白血症。根据 SS 是否伴发其他结缔组织疾病，SS 分为原发 SS（primary SS，pSS）与继发 SS。前者指不具有另一诊断明确的结缔组织病（connective tissue disease，CTD）的干燥综合征，后者是指发生于另一诊断明确的 CTD 如系统性红斑狼疮、类风湿关节炎等的干燥综合征。

SS 患者血清中可检测到抗 SSA、抗 SSB、抗 ssDNA、RF 等多种自身抗体。目前针对 pSS 的治疗，除缓解患者口、眼干燥症状外，更重要的是终止或抑制患者体内发生的异常免疫反应，保护外分泌腺体和脏器的功能。

八、多发性肌炎及皮肌炎

多发性肌炎（polymyositis，PM）是指各种原因引起的骨骼肌群的间质性炎性改变和肌纤维变性为特征的综合征，主要临床表现为受累骨骼肌无力，继而产生肌肉萎缩。如病变局限于肌肉则称为多发性肌炎，病变同时累及皮肤则称为皮肌炎（dermatomyositis，DM）。

PM/DM 的抗体可分为肌炎特异性自身抗体（myositis-specific autoantibodies，MSAs）和肌炎相关性抗体。MSAs 主要包括抗氨基酰 tRNA 合成酶（aminoacyl-tRNA synthetase，ARS）抗体、抗信号识别颗粒（signal recognition particle，SRP）抗体和抗 Mi-2 抗体。

九、系统性硬化症

系统性硬化症(systemic sclerosis,SSc)是一种罕见的自身免疫病,最典型的表现为皮肤和内脏器官的纤维化以及微血管病变。当病变仅累及皮肤而不伴有内脏损害时,称为局限性硬化症,其特异性抗体为抗着丝点抗体;病变累及内脏器官时则称为弥漫性硬化症,其特异性抗体为抗 Scl-70 抗体。对于该病,首选药物为免疫抑制剂,如甲氨蝶呤或MMF 等。

十、1 型糖尿病

1 型糖尿病是遗传易感个体中 T 细胞介导的选择性破坏胰腺 β 细胞引起的一种自身免疫性疾病。自身反应性 CD4$^+$ Th 细胞和 CTL 细胞在 MHC-Ⅰ和 MHC-Ⅱ类分子的背景下分别识别 β 细胞表面肽段,导致胰岛 β 细胞损伤,逐渐丧失分泌胰岛素的功能。CTL被认为是导致胰岛 β 细胞被破坏的主要原因。胰岛自身抗体或抗原特异性 T 细胞是胰岛β细胞遭受免疫破坏的标志物,是诊断自身免疫性 1 型糖尿病的关键指标。

十一、自身免疫性肝病

自身免疫性肝病是一组由于自身免疫异常导致的肝脏疾病,突出特点是血清中存在自身抗体,包括原发性胆汁性肝硬化(primary biliary cirrhosis,PBC)、自身免疫性肝炎(autoimmune hepatitis,AIH)和原发性硬化性胆管炎(primary sclerosing cholangitis,PSC),以及其他自身免疫病肝脏受累等。

PBC 好发于 50 岁以上女性,由于肝内小叶间胆管肉芽肿炎症,导致小胆管破坏、胆汁淤积,最终出现纤维化、肝硬化,甚至肝功能衰竭。PBC 诊断基于以下三条标准:血清抗线粒体抗体(anti-mitochondrial antibody,AMA)阳性,血清胆汁淤积(酶升高超过 6 个月)以及肝脏组织病理提示或支持 PBC。多数病例明确诊断时可无临床症状,多伴有血清 AMA 阳性。该病发病机制至今仍未完全阐明,治疗上也缺乏特异手段。

PSC 是一种表现为肝内外大胆管和中胆管的非感染性胆管的局限性扩张、狭窄或胆管周围纤维化疾病,以肝内外大中胆管的狭窄、节段性扩张或枯枝样改变为主,男性多见,45 岁左右高发。临床主要表现为皮肤瘙痒与梗阻性黄疸,缺乏特异性的自身抗体,血清中有时会出现不典型抗中性粒细胞胞质抗体。PSC 是一种比较严重的疾病,所以患者一旦出现类似该病的症状时,一定要及时就医,及时治疗。

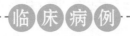

患者,女性,52 岁,因"四肢及多关节肿痛伴晨僵 5 年,加重 20 余天"入院。

现病史:患者 5 年前无明显诱因出现四肢关节肿痛,累及双肩、肘、腕、膝关节以及双手掌指、近指关节,伴晨僵,时间大于 1 小时,有活动受限,近 20 余天上述症状加重。

查体:双腕、双肘、双踝关节略肿胀,压痛阳性,屈伸活动可。其余关节无肿胀及压痛,双下肢无浮肿。实验室检查:血沉 110 mm/h(参考范围:10~20 mm/h),RF 80 IU/mL(参考范围:0~20 IU/mL),C 反应蛋白>6 mg/L(参考范围:6 mg/L 以下),抗 CCP 抗体 652.6 IU/mL(参考范围:≤25 IU/mL),ANA 与 ENA 均阴性,血常规正常。X 线检查:双膝关节骨质密度均减弱,关节面硬化性改变,右膝关节面部分融合。MRI 检查:双手腕滑膜改变,滑膜大量增生,软骨破坏,关节腔积液,腕骨及尺桡骨远端水肿,部分骨侵蚀,周围软组织损伤。

【问题 1】有哪些伴有晨僵的疾病?

思路:晨僵现象指的是早晨起来患者的四肢关节或者腰背部出现活动不适或疼痛,需要经过一段时间的缓慢的循序渐进的活动以后,这种僵硬的状态才能得到缓解。晨僵现象多见于炎性关节炎,如类风湿关节炎、强直性脊柱炎、银屑病关节炎、骨关节炎等。这些疾病患者在早晨起来的时候会感觉四肢的大小关节、腰背部非常不舒服。一般患者都是上午症状明显,到中午或下午,患者的症状能够得到明显的改善。在疾病活动期,晨僵现象更明显,疾病缓解期晨僵现象会明显减轻或消失。

抗 CCP 抗体

抗 CCP 抗体的靶抗原主要是丝集蛋白中的瓜氨酸,抗 CCP 抗体主要为 IgG 类抗体,对类风湿性关节炎的诊断特异性为 96%,明显高于类风湿因子,而且阳性者更易发生关节损害。该抗体在疾病早期就可阳性,具有很高的阳性预测价值。

【问题 2】抗 CCP 抗体阳性见于哪些疾病?

思路:抗 CCP 抗体阳性见于类风湿关节炎,是类风湿关节炎的特异性自身抗体。

【问题 3】通过上述资料,该患者可能的诊断是什么?诊断依据是什么?

思路:该患者可能的诊断是类风湿关节炎。诊断依据:①四肢及多关节肿痛伴晨僵 5 年,加重 20 余天;②滑膜炎不能用其他疾病解释;③影像学结果见到典型的骨侵蚀改变。④四项评分总分≥6 分。

第四节　自身免疫病的防治原则

自身免疫病是免疫耐受异常所引起的对自身抗原的免疫应答。因此,免疫治疗策略是去除引起免疫耐受异常的因素;抑制自身免疫应答;重建对自身抗原的特异性免疫耐受。

一、去除引起免疫耐受异常的因素

1.预防和控制微生物感染　多种微生物可诱发自身免疫病,采用疫苗和抗生素控制微生物的感染,尤其是微生物持续性感染,可降低某些自身免疫病的发生率。

2.谨慎使用药物　对能引发自身免疫病的药物,需谨慎使用,如能够引起溶血性贫血的青霉素、头孢菌素等,这些小分子药物可吸附到红细胞表面,使其获得免疫原性,刺激机体产生抗体,引起自身免疫病。

二、抑制对自身抗原的免疫应答

1.应用免疫抑制剂　免疫抑制剂是目前治疗自身免疫病的有效药物。一些真菌代谢物如环孢素和他克莫司均能抑制 IL-2 等基因活化,进而抑制 T 细胞分化和增殖,对多种自身免疫病有明显的临床疗效。皮质激素可通过抑制炎症反应减轻自身免疫病的症状。

2.应用抗细胞因子及其受体的抗体或阻断剂　如应用 TNF-α 单抗治疗类风湿关节炎;可溶性 TNF 受体/Fc 融合蛋白和 IL-1 受体拮抗蛋白(IL-1RA)治疗类风湿关节炎。

3.应用抗免疫细胞表面分子抗体　用抗体阻断相应免疫细胞的活化,或清除自身反应性 T 细胞、B 细胞克隆,可抑制自身免疫应答。如抗 MHC-Ⅱ类分子的单抗抑制 APC 的功能;抗 CD3 和抗 CD4 单抗抑制自身反应性 T 细胞活化;抗自身反应性 T 细胞 TCR 和自身反应性 B 细胞 BCR 独特型的抗体清除自身反应性细胞。

4.应用单价抗原或表位肽　自身抗原的单价抗原或表位肽可特异性结合自身抗体,封闭抗体的抗原结合部位,达到阻断自身抗体与自身细胞结合的目的。

三、重建对自身抗原的免疫耐受

治疗自身免疫病的理想方法是重新建立自身抗原的特异性免疫耐受,但由于免疫耐受的机理及免疫耐受异常的诱因还不清楚,目前的临床应用仍不理想。

1.通过口服自身抗原诱导免疫耐受　口服自身抗原有助于诱导肠相关淋巴组织(gut-associated lymphoid tissue,GALT)产生对自身抗原的免疫耐受,抑制自身免疫病的发生,如临床尝试以口服重组胰岛素的方法,预防和治疗糖尿病;以口服Ⅱ型胶原的方法,预防和治疗类风湿关节炎;用口服耐受的方法治疗多发性硬化症、类风湿关节炎和眼葡萄膜炎也开始了临床研究。

2.通过模拟胸腺阴性选择诱导免疫耐受　胸腺基质细胞表达的自身组织特异性抗原是胸腺阴性选择中诱导自身反应性 T 细胞凋亡的关键分子。已尝试通过 DC 表达自身组织特异性抗原,模拟阴性选择清除自身反应性 T 细胞。如通过 DC 表达蛋白脂质蛋白(proteolipidprotein,PLP)或碱性少突神经胶质细胞糖蛋白(myelin oligo-dendrocyte glycoprotein,MOG)诱导实验性变应性脑脊髓炎动物的免疫耐受来治疗多发性硬化症。

四、其他

脾脏是清除包被自身抗体的红细胞、血小板或中性粒细胞的主要场所。因此,脾脏切除是治疗自身免疫性溶血性贫血、自身免疫性血小板减少性紫癜和自身免疫性中性粒细胞减少症的一种疗法。补充维生素 B_{12} 可治疗由抗内因子自身抗体引起的恶性贫血。

本章小结

自身免疫病是在遗传因素与环境因素的相互影响下,诱发的自身抗原改变和免疫系统的异常所导致的自身免疫耐受的终止和破坏,产生自身抗体和(或)自身反应性 T 细胞,从而引起的一种以自身组织细胞病理损伤为特征的临床病症。

诱导自身免疫病发生的因素与机制多样,其是由自身抗体和(或)自身反应性 T 淋巴细胞所介导的、对自身组织细胞发生的病理性免疫损伤。

自身免疫病具有多个共同特征,其疾病类型多种多样,常见的有系统性红斑狼疮、类风湿关节炎、强直性脊柱炎、多发性硬化症以及 1 型糖尿病等。对该类疾病的防治,可从去除引起免疫耐受异常的因素、抑制对自身抗原的免疫应答、重建对自身抗原的免疫耐受等方面开展。

(孙艳丽　杨桂茂)

肿瘤免疫

第六章

📖 **学习目标**

1.识记:肿瘤抗原、肿瘤特异抗原、肿瘤相关抗原与肿瘤标志物的概念;诱发肿瘤发生的因素;常见的肿瘤标志物及其检测方法与临床应用原则。

2.理解:机体抗肿瘤的免疫学效应机制与免疫逃逸机制;肿瘤免疫疗法的原理及最新进展。

3.应用:运用肿瘤标志物开展对肿瘤诊断、复发、转移、预后的评估。

肿瘤是目前严重威胁人类生命健康的主要疾病之一,每年因肿瘤死亡的人数居世界所有疾病之首,2020年全世界新发癌症病例高达1930万例,死亡人数近1000万。肿瘤细胞是机体自身细胞发生了恶性转化,表现为其生长调控机制完全失控。免疫系统与肿瘤的发生具有十分密切的关系:一方面,免疫系统能通过多种免疫效应机制杀伤和清除肿瘤细胞;另一方面,肿瘤细胞也能通过多种机制抵抗或逃避免疫系统对肿瘤细胞的杀伤和清除。基于这两方面机制的研究,还可以针对性地对肿瘤进行免疫诊断和免疫治疗。肿瘤免疫学(tumor immunology)即是研究肿瘤抗原性质、机体对肿瘤的免疫应答、机体免疫功能与肿瘤发生、发展的关系以及肿瘤的免疫诊断和防治的一门学科。它可以用于肿瘤的辅助诊断、疗效观察、复发监测和对患者免疫功能状态的评估。

免疫学的飞速发展为肿瘤学的研究提供了一个新的平台。现代肿瘤免疫学始于20世纪50年代,近交系小鼠的培育成功为肿瘤抗原的发现与研究奠定了基础,也开启了肿瘤免疫学研究的序幕:①首先,在近交系小鼠体内发现了肿瘤排斥抗原(tumor reject antigen),表明肿瘤个体能够识别肿瘤抗原;②在肿瘤细胞免疫的近交系动物体内,能够排斥同一肿瘤;③介导肿瘤排斥反应,以细胞免疫为主,体液免疫产生的抗体作用不大。这些研究成果是肿瘤免疫学的里程碑。随后又陆续发现诱导肿瘤发生的化学、物理与病毒因素,并发现机体的抗肿瘤效应机制。20世纪60年代,提出了机体内肿瘤免疫监视理论和免疫逃逸机制。20世纪70年代,单克隆抗体制备技术的发展推动了肿瘤学诊断与治疗技术的迅速发展,并取得了一系列可喜的成果。

第一节　机体抗肿瘤的免疫效应机制

一、肿瘤抗原

肿瘤抗原(tumor antigen,TA)是指在肿瘤发生、发展过程中新出现的或过度表达的抗原物质。肿瘤抗原常根据其特异性或产生机制进行分类。

(一)根据肿瘤抗原的特异性分类

根据肿瘤抗原的特异性,将其分为肿瘤特异性抗原(tumor specific antigen,TSA)和肿瘤相关性抗原(tumor associated antigen,TAA)两大类。

1.肿瘤特异性抗原　肿瘤特异性抗原指肿瘤细胞所特有的新抗原,它只表达于肿瘤细胞,而不存在于正常组织细胞。如黑色素瘤相关排斥抗原就仅见于黑色素瘤细胞(见图 6-1)。

2.肿瘤相关性抗原　肿瘤相关性抗原非肿瘤细胞所特有,正常组织或细胞也可以表达,但此类抗原在癌变细胞的表达水平远远超过正常细胞,如胚胎抗原、分化抗原和过度表达的癌基因产物等。

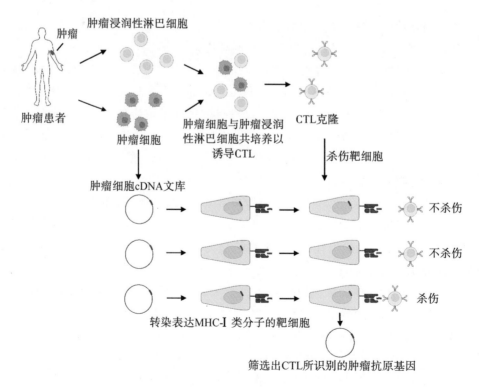

图 6-1　人肿瘤特异性抗原的发现与鉴定

（二）根据肿瘤抗原产生机制分类

根据机体产生肿瘤抗原的机制，主要将其分为以下四类：

1.理化因素诱发的肿瘤抗原　机体受到化学致癌物质（如甲基胆蒽、氨基偶氮染料、二乙基亚硝胺、甲醛等）或物理致癌因素（如紫外线、X射线、放射性粉尘等）作用，可使某些基因产生突变。此类肿瘤抗原具有随机诱导突变的特点。

2.病毒诱发的肿瘤抗原　某些病毒通过其DNA或RNA整合到宿主基因中，使细胞发生恶性转化并表达出新的肿瘤抗原，又被称为病毒相关的肿瘤抗原。例如，EB病毒诱发B细胞淋巴瘤和Burkitt淋巴瘤，Ⅰ型和Ⅱ型人类嗜T细胞白血病病毒诱发人T细胞白血病，人乳头瘤病毒（human papilloma virus，HPV）诱发人宫颈癌等。与物理或化学因素诱发的肿瘤抗原不同，病毒诱发的肿瘤抗原无种系、个体和器官特异性，但有病毒特异性及较强的免疫原性。

3.自发性肿瘤抗原　某些抗原为正常细胞所表达（无基因突变），但在肿瘤细胞中因基因突变出现异常表达，主要包括突变癌基因编码的蛋白（如突变的Ras基因等）、突变的抑癌基因编码蛋白（如突变的p53基因等）、染色体易位产生的融合蛋白（如引起慢性粒细胞白血病的BCR-ABL蛋白）等。

4.正常细胞成分的异常表达　正常细胞癌变过程中，抗原合成的某些环节发生异常或正常情况下隐蔽状态的抗原表位暴露出来，主要表现为以下几种类型：

（1）分化抗原：分化抗原是组织细胞在分化、发育的不同阶段表达或消失的正常分子。恶性肿瘤细胞的去分化或逆分化导致细胞停滞在发育的某个幼稚阶段，其形态和功能均类似于未分化的胚胎细胞，如胃癌细胞可表达该组织自身的胚胎期分化抗原。

（2）胚胎抗原：在胚胎发育阶段由胚胎组织产生的正常成分，在胚胎后期减少，胎儿出生后逐渐消失或仅存微量，发育成熟的组织一般不表达的抗原成为胚胎抗原。但当细胞发生癌变时，此类抗原可重新合成。胚胎抗原是最早用于肿瘤免疫学诊断和免疫学治疗的抗原，如甲胎蛋白（alpha-fetoprotein，AFP）、癌胚抗原（carcinoembryonic antigen，CEA）等。AFP由胎儿卵黄囊、肝脏和上消化道上皮产生，妊娠期间以及患良性肝脏疾病时，AFP表达增加；恶性肿瘤，如肝细胞癌、部分胃癌、胰腺癌以及支气管癌患者表现为外周血AFP增高；而妇科癌症领域内，主要涉及胚细胞来源的卵巢恶性肿瘤。研究表明，所有内胚窦瘤患者，62％的不成熟畸胎瘤以及12％的无性细胞瘤患者表现为外周血AFP增高，因此是诊断上述肿瘤的有效辅助标志，AFP水平上升提示胚细胞来源的恶性肿瘤含有卵黄囊成分。CEA在成人的结肠中有少量表达，在良性的肝脏、胃肠道以及肺的疾病中，也会表达增加。免疫组化结果表明，在大部分内膜样卵巢癌、勃勒纳（Brenner）肿瘤以及肠道来源的黏液性上皮肿瘤中表达量增加。与CA125不同的是，它仅出现在恶性肿瘤疾病中，在炎性疾病中不会表达。

（3）过度表达的抗原：正常细胞发生癌变后，多种信号转导分子过度表达。这些信号分子可以是正常蛋白，也可以是基因突变的产物，其过度表达还具有抗凋亡作用，可使肿瘤细胞长期存活,此类抗原包括 Ras、MYC 等基因产物。

二、机体抗肿瘤的免疫效应机制

机体的免疫功能与肿瘤的发生发展密切相关。当宿主免疫功能低下或受抑制时,肿瘤发病率增高,而在肿瘤进行性生长时,肿瘤患者的免疫功能受到抑制,两者互为因果,双方各因素的消长直接影响肿瘤的发生和发展。机体抗肿瘤免疫效应机制包括细胞免疫和体液免疫两方面,一般认为,细胞免疫是抗肿瘤免疫的主力。

(一)抗肿瘤的固有免疫机制

抗肿瘤的固有免疫应答细胞主要有 NK 细胞、巨噬细胞、树突状细胞等。

1.NK 细胞 NK 细胞在抗肿瘤免疫早期发挥重要作用,是机体抗肿瘤的第一道防线。NK 细胞在趋化因子作用下迁移至肿瘤局部。由于突变细胞或肿瘤细胞表面的 MHC-Ⅰ类分子缺失或降低,不能与 NK 细胞表面的杀伤细胞抑制受体(killer inhibitory receptor,KIR)结合,不能启动杀伤抑制信号;但其表面糖类配体可与 NK 细胞表面的杀伤细胞活化受体(killer activation receptor,KAR)结合,从而激活 NK 细胞并发挥杀伤效应。NK 细胞可通过四种方式杀伤靶细胞,包括 ADCC、Fas/FasL 途径、穿孔素-颗粒酶途径和通过释放 TNF 等细胞因子杀伤靶细胞(见图 6-2)。

NK 细胞是大颗粒淋巴细胞亚群中的一种,其细胞表面标志缺乏 CD3 分子(为 T 细胞特有),但却表达 CD16 和 CD56。NK 细胞无需 MHC 分子提呈抗原即可发挥杀伤肿瘤细胞的作用,因此 NK 细胞无 MHC 限制性。T 细胞来源的细胞因子可显著增强 NK 细胞的杀伤活性。

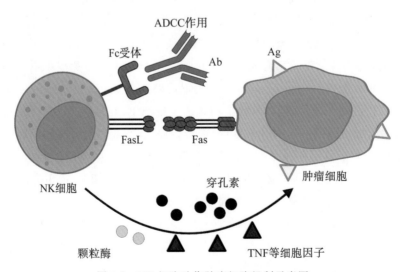

图 6-2 NK 细胞杀伤肿瘤细胞机制示意图

NK 细胞对靶细胞的杀伤过程不同于 T 细胞,在未接触抗原时,能直接对细胞进行杀伤。研究发现,NK 细胞的活化与靶细胞(病毒感染细胞或肿瘤细胞)表面 MHC-Ⅰ类分子表达有关:当 MHC-Ⅰ类分子无表达或表达下降时,NK 细胞启动对靶细胞的杀伤;而当 MHC-Ⅰ类分子的表达增加时,能够保护靶细胞免受 NK 细胞的攻击,即 NK 细胞的"迷失自我"(missing self)学说。该假说认为,NK 细胞是体内专门针对无 MHC 分子表达的异常细胞的免疫防线。研究发现,NK 细胞表面同时表达有杀伤抑制受体和杀伤活化受体,而 MHC 分子表达量对 NK 细胞毒性有抑制作用,即 MHC 分子与其受体结合,能够向 NK 细胞内传导杀伤抑制性信号。目前已发现的 NK 细胞表面杀伤抑制受体主要有 C 型凝集素超家族受体(CD94/NKG2)和 KIR 两大类。

现在以 NK 细胞为基础的肿瘤治疗方法主要有两种:一是选择表达 MHC 抑制性受体的 NK 细胞系,可对 MHC 表达缺陷的肿瘤细胞直接进行杀伤;二是通过体内给予 IFN-γ、IL-2、IL-12 和 IL-15 等细胞因子,刺激 NK 细胞的增殖、分化,并增强细胞毒功能。

2.巨噬细胞　巨噬细胞由单核细胞分化而来,主要分为 1 型巨噬细胞(type-1 macrophage,M1)和 2 型巨噬细胞(type-2 macrophage,M2)两种。其中 M1 富含溶酶体颗粒,可通过合成分泌 CCL2(MCP-1)、CCL3(MIP-1α)、CXCL8(IL-8)等趋化因子和 IL-1β、IL-6、TNF-α 等促炎细胞因子介导炎症反应,又被称为经典活化的巨噬细胞;M2 可通过合成分泌 IL-10、TGF-β、血小板衍生生长因子(platelet-derived growth factor,PDGF)和纤维母细胞生长因子(fibroblast growth factor,FGF)介导产生抑炎作用和参与损伤组织的修复和纤维化,又被称为旁路活化的巨噬细胞。

巨噬细胞在肿瘤免疫中具有双重作用:一方面,巨噬细胞作为专职性 APC 通过提呈肿瘤抗原,诱导特异性抗肿瘤免疫应答,活化巨噬细胞可非特异吞噬或通过 ADCC 杀伤肿瘤细胞,还可通过分泌 TNF、NO 等细胞毒性因子间接杀伤肿瘤细胞;另一方面,巨噬细胞可被肿瘤细胞分泌的某些因子驯化,成为免疫抑制性肿瘤相关巨噬细胞,促进肿瘤发展。

3.树突状细胞　树突状细胞(dendritic cell,DC)作为一种抗原提呈细胞,是免疫系统的核心参与者,也是先天免疫和获得性免疫反应的重要调节剂。DC 主要通过摄取并呈递抗原给 T 细胞、细胞之间的直接接触和提供细胞因子来调节免疫应答。

DC 包括来源于骨髓共同髓样前体的经典 DC、来源于骨髓共同淋巴样前体的浆细胞样 DC 和来源于间充质祖细胞的滤泡 DC。其中,在抗肿瘤免疫中发挥主要作用的是经典 DC 和滤泡 DC。经典 DC 可分泌对初始 T 细胞具有趋化作用的 CCL18,同时高表达 MHC-Ⅱ类分子和共刺激分子,可有效提呈抗原激活初始 T 细胞,从而启动适应性免疫应答。滤泡 DC 不表达 MHC-Ⅱ类分子和 CD80、CD86 等共刺激分子,没有抗原加工提呈作用,但其可合成分泌 B 淋巴细胞趋化因子(B lymphocyte chemoattractant,BLC,又称 CXCL13),可募集表面具有相应受体 CXCR5 的 B 细胞趋化到 FDC 周围,有效识别摄取、加工提呈抗原,进而启动适应性体液免疫应答。

(二)抗肿瘤的细胞免疫机制

抗肿瘤的细胞免疫应答细胞有 CD4$^+$T 细胞、CD8$^+$CTL 等,其中 CD8$^+$CTL 是主要效应细胞。

1.CD4$^+$T 细胞　CD4$^+$T 细胞一方面通过激活 CD8$^+$T 细胞发挥抗肿瘤效应,另一方面通过分泌细胞因子和趋化因子间接发挥抗肿瘤免疫效应。CD4$^+$T 细胞在功能上主要分为 Th1 和 Th2 两个亚群,Th1 细胞分泌 IFN-γ、TNF-α 和 IL-2,通过激活 CTL、NK 以及巨噬细胞,在细胞介导的免疫应答中发挥作用;Th2 细胞产生 IL-4、IL-5、IL-10 和 IL-13,通过产生抗体发挥体液免疫应答效应。细胞因子能调节 CD4$^+$T 细胞向 Th1 或 Th2 细胞分化,IL-4 和 IL-6 诱导 T 细胞向 Th2 型细胞转化,而 IL-12,IFN 可促进 T 细胞向 Th1 型细胞转化。

2.CD8$^+$T 细胞　凋亡或坏死的肿瘤细胞释放抗原,被 APC 包括 DC 等摄取后加工和提呈给 CD4$^+$T 细胞或 CD8$^+$T 细胞,导致这两类 T 细胞的活化和增殖。当肿瘤细胞高表达共刺激分子时,可直接将抗原提呈给 CD8$^+$T 细胞,刺激其合成 IL-2,增殖分化为对肿瘤细胞具有特异性杀伤作用的 CTL,此途径称为 CD8$^+$T 细胞的直接激活;当肿瘤细胞不表达或低表达共刺激分子时,CD8$^+$T 细胞还需活化的 CD4$^+$Th 的辅助,此途径称为 CD8$^+$T 细胞的间接激活。

CTL 主要通过穿孔素-颗粒酶途径和死亡受体途径(Fas-FasL 或 TNF-TNFR 途径)对突变细胞或肿瘤细胞进行特异性杀伤。

（三）抗肿瘤的体液免疫机制

肿瘤细胞因表达肿瘤抗原而能激活 B 细胞分泌具有抗肿瘤作用的抗体,这些抗体可通过如下机制发挥抗肿瘤作用:

1.提呈肿瘤抗原　B 细胞以其 BCR 捕捉肿瘤细胞释放(或分泌、脱落)的可溶性抗原,加工处理后与 MHC-Ⅱ类分子结合,诱导 CD4$^+$T 细胞对肿瘤的免疫应答。

2.抗体介导的抗肿瘤效应　这些抗体可通过如下机制发挥抗肿瘤作用(见图 6-3):①激活补体,进而通过 CDC 溶解肿瘤细胞:细胞毒性抗体 IgM 和某些 IgG 亚类(G1/G3)与肿瘤细胞结合后,在补体参与下溶解肿瘤细胞,但 CDC 仅可杀伤单个肿瘤细胞,对实体瘤无效。②IgG 可介导巨噬细胞和 NK 细胞发挥 ADCC。③抗体可增强巨噬细胞的吞噬作用。④抗体可封闭肿瘤细胞上的某些受体,如封闭肿瘤细胞表面转铁蛋白受体,抑制肿瘤细胞生长。

由于肿瘤抗原的免疫原性较弱,肿瘤患者体内自然产生的抗体不是抗肿瘤免疫的重要效应因素。相反,在某些情况下,肿瘤特异性抗体还能通过如下机制干扰抗肿瘤作用的发挥(见图 6-3):①抗体结合肿瘤细胞表面的黏附分子,导致肿瘤细胞的黏附特性改变或丧失,从而促进肿瘤细胞的转移,这种具有促进肿瘤生长作用的抗体被称为增强抗体(enhancing antibody);②抗体与肿瘤细胞结合可干扰 CTL、NK 细胞对肿瘤细胞的杀伤作用。

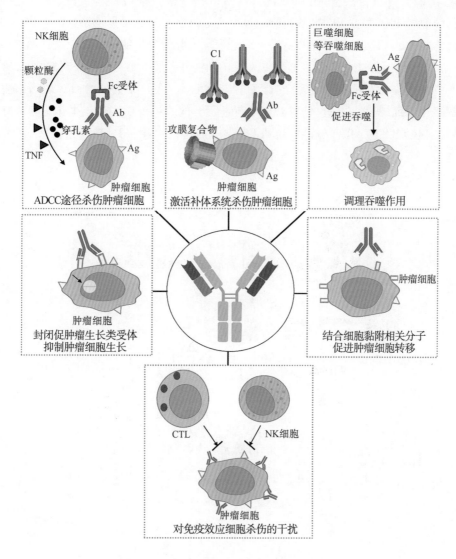

图 6-3　抗体在抗肿瘤免疫中具有双重作用

第二节　肿瘤的免疫逃逸机制

免疫逃逸是指恶性肿瘤通过躲避机体免疫系统的识别与攻击,使肿瘤细胞得以在体内生存和增殖。肿瘤免疫编辑(cancer immunoediting)学说是当前被认可的肿瘤免疫逃逸理论。该学说认为,肿瘤免疫编辑是一个动态的过程,可分为清除期、平衡期和逃逸期三个阶段:①清除期(elimination phase):此阶段机体的免疫监视功能通过抗肿瘤免疫效应机制发挥抗肿瘤作用,如能清除突变细胞,机体则保持健康。②平衡期(equilibrium phase):在此阶段,免疫系统和肿瘤细胞的斗争处于势均力敌的态势,免疫系统选择性地消灭一部分肿瘤细胞,另一部分肿瘤细胞通过突变等改变力图逃避免疫系统的杀伤。肿瘤细胞在此阶段通过不断改变,重塑自身特点的过程称为肿瘤免疫编辑。③免疫逃逸期(escape phase):此时肿瘤细胞具备抵抗免疫系统清除的功能并发展为具有临床表现的肿瘤。

肿瘤的免疫逃逸机制相当复杂,涉及肿瘤细胞本身、肿瘤生长的微环境和宿主免疫系统等多个方面(见图6-4)。针对特定环节进行干预的免疫疗法近年来作为新兴疗法迅速发展并显示出良好的治疗效果,受到人们越来越多的关注。

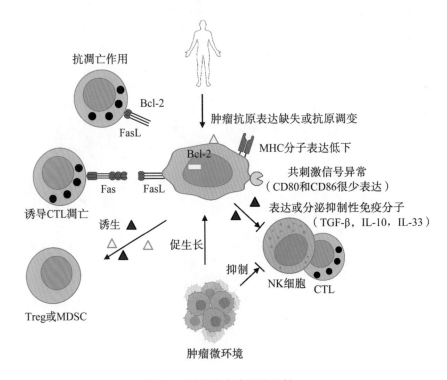

图 6-4　肿瘤的免疫逃逸机制

一、肿瘤细胞逃避免疫监视的能力

突变细胞在体内生长和增殖的过程中,部分免疫原性较强的细胞被机体的免疫系统所识别和杀伤,部分突变细胞通过多种机制逃避免疫系统的识别和清除(见图6-4),导致肿瘤的形成。肿瘤细胞通过自身改变适应机体的内环境,阻碍机体产生有效的免疫应答,且能抵抗或抑制机体的免疫效应功能。

1.肿瘤细胞的肿瘤抗原缺失和抗原调变　肿瘤细胞表达抗原与正常细胞相比,表达量与免疫原性均差别很小,故无法诱发机体产生有效的抗肿瘤免疫应答。抗原调变(antigenic modulation)是指由于宿主免疫系统攻击肿瘤细胞,致使其表面抗原表位减少或丢失,从而可有效逃避免疫识别和杀伤。

2.肿瘤细胞 MHC-Ⅰ类分子表达低下　肿瘤细胞内抗原需经胞内加工处理并与MHC-Ⅰ类分子结合后,才能被提呈至肿瘤细胞表面,被 CD8$^+$CTL 识别。通常情况下,肿瘤细胞 MHC-Ⅰ类分子表达缺陷或低下,致使肿瘤细胞不能或弱提呈肿瘤抗原,无法诱导 CTL 以杀伤肿瘤细胞。

3.肿瘤细胞共刺激信号异常　尽管某些肿瘤细胞可表达肿瘤抗原,具有一定的免疫原性(可提供 T 细胞活化的第一信号),但其很少表达 CD80 和 CD86 等共刺激分子,却表达 PD-L1 等共抑制分子,因而不能为 T 细胞活化提供第二信号,无法有效诱导抗肿瘤免疫应答,T 细胞的失能致使机体对肿瘤产生免疫耐受。

4.肿瘤细胞表达或分泌某些免疫分子　这些分子能抑制机体的抗肿瘤免疫功能,包括能促进肿瘤细胞生长的表皮细胞生长因子以及具有强大的免疫抑制作用、可抑制机体抗肿瘤免疫应答的 TGF-β 等。肿瘤细胞表达 FasL 可诱导肿瘤特异性 T 细胞凋亡。

5.肿瘤细胞主动诱导 Treg 和 MDSC 的产生　肿瘤细胞可主动诱导荷瘤机体产生 Treg 和 MDSC 等调节性细胞抑制机体的抗肿瘤免疫应答。

6.肿瘤细胞的抗凋亡作用　肿瘤细胞可高表达多种抗凋亡分子如 Bcl-2,不表达或弱表达 Fas 等凋亡诱导分子,从而抵抗 CTL 等诱导的凋亡,逃避杀伤效应。

二、肿瘤微环境

肿瘤微环境(tumor microenvironment,TME)这一概念于 1979 年由洛德(Lord)提出。这个学说形象地将肿瘤细胞喻为"种子",将其他维持肿瘤细胞生长的成分叫作"土壤",也被称为"种子与土壤"学说。肿瘤微环境是指肿瘤细胞赖以生存的复杂环境,由肿瘤细胞、基质细胞、成纤维细胞、浸润的免疫细胞以及相应细胞的分泌产物和细胞外基质组成。其中,免疫细胞是塑造抑制性微环境的关键参与者。与在正常组织中相比,在肿瘤微环境中,免疫细胞发挥着截然不同甚至相反的功能。肿瘤微环境呈现出的离子稳态失衡、偏酸性、低氧、乳酸增加、葡萄糖浓度降低、营养竞争以及代谢组变化等特征,可导致免疫细胞的代谢重编程,进而改变它们应有的功能,以致表现出减弱的炎症反应或增强的抑制性功能,从而协助肿瘤的免疫逃逸。因此,免疫细胞的代谢重编程是其功能转变的基础,对于肿瘤细胞增殖和转移的影响尤为关键。

肿瘤与微环境之间既相互依存,又相互促进,也存在相互拮抗和相互斗争。某些个体形成肿瘤的原因之一是肿瘤微环境促进肿瘤细胞的生长,保护肿瘤细胞免受免疫效应细胞的清除。

三、宿主免疫功能的影响

宿主免疫功能的高低也是肿瘤细胞实现免疫逃逸的关键。当宿主处于免疫功能低下状态时,如长期服用免疫抑制剂或 HIV 感染等、APC 功能低下或缺陷以及体内存在一定量的"增强抗体"时,都有助于肿瘤逃避宿主免疫系统的攻击。肿瘤细胞本身产生的免疫抑制因子及其诱导产生的免疫抑制细胞也能导致宿主免疫功能低下或免疫抑制,从而在免疫应答诱导和效应等多个环节抑制机体抗肿瘤免疫应答。

第三节　常见恶性肿瘤与相关肿瘤标志物

肿瘤标志物(tumor marker,TM)是指在肿瘤发生和增殖过程中,由肿瘤细胞生物合成、释放或机体对肿瘤细胞反应而产生的一类物质,其可存在于肿瘤细胞与组织、血液和体液中。1978年,TM由赫伯曼(Herberman)提出,1979年作为专业术语被业界公认。

一、肿瘤标志物概述

理想的肿瘤标志物应符合以下条件:①敏感性高,能早期发现和诊断肿瘤;②特异性强,仅肿瘤患者阳性,能鉴别诊断良恶性肿瘤;③肿瘤标志物浓度与肿瘤转移、恶性程度有关,可协助肿瘤分期和预后判断;④肿瘤标志物浓度与肿瘤大小有关,标志物半衰期短,能较快反映体内肿瘤的实际情况;⑤肿瘤标志物存在于体液特别是血液中,易于检测;⑥与预后有关,具有可靠的预测价值。但至今所发现的一百余种肿瘤标志物中,没有一种能完全满足上述要求。

肿瘤标志物可存在于细胞表面、细胞质、细胞核和细胞外(血液/体液)。习惯上将体液肿瘤标志物按其本身的性质分为以下七类(见表6-1)。

1.胚胎抗原类　胚胎抗原类如AFP、CEA等于肝癌、结肠癌组织中发现,而胚胎期的肝、胃肠管组织也能合成,并存在于胎儿的血液中,因此称为胚胎抗原。

2.糖蛋白抗原类　糖蛋白抗原是用各种肿瘤细胞株制备单克隆抗体来识别的肿瘤相关抗原,大多是糖蛋白或黏蛋白,如CA125、CA15-3、CA19-9等。

3.激素类　正常情况下,不产生激素的组织恶变时会产生一些肽类激素,如绒毛膜细胞癌患者人绒毛膜促性腺激素(human chorionic gonadotropin,hCG)升高。

4.酶和同工酶类　肿瘤发生时可出现某些酶或同工酶合成增加或酶活性异常,如前列腺癌患者前列腺特异性抗原(prostate specific antigen,PSA)升高等。

5.特殊蛋白质类　β_2-微球蛋白、铁蛋白等在肿瘤发生时会升高;多发性骨髓瘤时,本-周蛋白阳性,是临床常用的肿瘤标志物。

6.癌基因产物类　癌基因的激活和抑癌基因的变异可使正常细胞发生恶变,导致肿瘤发生,如Ras基因蛋白、Myc基因蛋白、p53抑癌基因蛋白等。

7.其他肿瘤标志物　如易感基因、肿瘤细胞分子靶标和microRNA检测等在不同肿瘤中的诊断及预后价值已成为关注的热点。

表6-1　肿瘤标志物的分类和主要应用范围

分类	名称	性质	相关脏器及肿瘤
胚胎抗原	AFP	糖蛋白	肝细胞
	CEA	糖蛋白	结肠、直肠、胰腺、肺、乳腺

分类	名称	性质	相关脏器及肿瘤
糖类抗原	CA125	糖蛋白	卵巢、子宫内膜
	CA15-3	糖蛋白	乳腺、卵巢
	CA19-9	唾液酸化 lexa	胰腺、胃肠、肝
	CA72-4	唾液酸化 Tu	胃肠、卵巢、乳腺、结肠
酶类	PSA		前列腺
	NSE		肺
	淀粉酶		胰腺
激素类	β-hCG		胚胎绒毛膜、睾丸(非精原细胞)
	促肾上腺皮质激素		库欣综合征
特殊蛋白类	β₂-微球蛋白		MM、B细胞淋巴瘤、CLL、巨球蛋白血症
	本-周蛋白		游离轻链病、MM
	铁蛋白		肝、肺、乳腺、白血病
基因类	c-Myc	细胞株,原发肿瘤	乳腺、胃、肺、结肠、AML
	K-Ras	细胞株,原发肿瘤	结肠、膀胱、胰腺、卵巢
	p53	染色体 17p13.1	肺、结肠、胃

二、常见恶性肿瘤相关肿瘤标志物

恶性肿瘤严重威胁人类健康。我国以肺癌、肝癌、胃癌、结直肠癌、前列腺癌、乳腺癌、卵巢癌等最为多见,占全部恶性肿瘤的 $70\%\sim80\%$。

(一)肺癌

原发性肺癌是我国最常见的恶性肿瘤。从病理和治疗角度看,肺癌大致可以分为非小细胞肺癌(non-small cell lung cancer,NSCLC)和小细胞肺癌(small cell lung cancer,SCLC)两大类,其中非小细胞肺癌占 $75\%\sim80\%$,包括腺癌、鳞癌、大细胞肺癌等组织学亚型,其余为小细胞肺癌。目前常用的血清学标志物包括神经元特异性烯醇化酶(neuron specific enolase,NSE)、胃泌素释放肽前体(pro-gastrin-releasing peptide,ProGRP)、CYFRA21-1、鳞状细胞癌抗原(squamous cell carcinoma antigen,SCCA)、CEA 等。

1.NSE NSE 是 SCLC 的首选肿瘤标志物,其敏感性可高达 $65\%\sim100\%$。NSE 可用于 SCLC 的鉴别诊断、放疗和化疗的疗效监测,首次化疗开始后的 $24\sim72$ 小时,NSE 水平可因肿瘤细胞溶解等出现短暂性升高。治疗前患者 NSE 水平升高,在化疗开始或第一轮化疗结束前,若出现快速下降,提示化疗有效;若 NSE 仍持续增高则提示无效或恶化;复发时血清 NSE 水平升高,且通常早于临床表现。

2.ProGRP ProGRP 是胃泌素释放肽(gastrin-releasing peptide,GRP)的前体结构,

主要表达于胃肠道、呼吸道和中枢神经系统。ProGRP可用于SCLC的诊断、疗效监测及预后判断,诊断敏感性为47%～86%,特异性接近100%,初始治疗前ProGRP值较低,预后好,其作为单个肿瘤标志物的特异性要优于NSE。

3.CYFRA21-1　CYFRA21-1是角蛋白CK19的两个可溶性片段,广泛分布于正常组织表面,如支气管上皮细胞等,肿瘤发生时释放入血。CYFRA21-1诊断不同组织类型肺癌的敏感性不同,其诊断鳞状细胞癌、腺癌和大细胞癌的阳性率分别为67%、46%、67%,对SCLC敏感性最低;其血清水平随肿瘤分期的增加逐渐升高,与肿瘤的恶性程度和转移一致,是NSCLC重要的预后评估因素。

4.SCCA　SCCA是从子宫颈鳞状细胞分离的抗原TA-4的亚组分,其酸性成分仅见于恶性细胞。SCCA测定可应用于鳞状上皮源性肿瘤如宫颈、食管、头颈、肺等,其浓度和鳞状细胞癌分化程度有关。肺鳞癌患者SCCA阳性率约60%,而其他类型肺癌患者SCCA阳性率不足30%;患者接受根治性手术后,SCCA可在72小时内降至正常,而接受姑息性切除或探查术者术后SCCA仍高于正常值。术后肿瘤复发或转移时,SCCA在临床表现出现之前即可再次升高,无转移或复发时,会持续稳定在正常水平。

5.CEA　CEA在肺癌早期不升高,中晚期有30%～70%患者升高。腺癌中常见,病期越晚,浓度越高。一些良性病变也可引起CEA升高,一般不超过10 ng/mL。

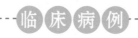

临床病例

患者,男性,66岁,平素体健,因"刺激性咳嗽2个月,痰中带血40余天"就诊,抗感染药物治疗后症状无缓解,体重下降5 kg。有吸烟史40余年,20支/日。其母亲因乳腺癌去世。胸部CT检查结果:右上叶前段可见一3.6 cm×3.0 cm的软组织肿块影,有分叶,边缘见细短的棘状突起,CT值为32 Hu。增强后肿块明显强化,密度不均匀,CT值57 Hu。其他肺野未见异常密度灶,各支气管腔通畅,未见胸水征。

【问题1】通过上述信息,该患者可能的诊断是什么?

思路:①患者为老年男性,痰中带血,吸烟指数大于400年支,母亲患乳腺癌,均提示患者为肺癌好发人群,应予重视。②刺激性咳嗽、痰中带血是肺癌最常见的临床症状,问诊要特别关注体重有无下降等消耗症状,对恶性疾病的诊断有提示作用。③问诊时还应注意肺癌的一些特殊症状,如声音嘶哑、关节疼痛、肌无力等肺癌转移或伴随的综合征表现。

【问题2】除胸部影像学检查外,临床常用的实验检查,尤其是肿瘤标志物检测对诊断肺癌有何帮助?

思路:肿瘤标志物是反映肿瘤是否存在的化学类物质。临床常用的与肺癌有关的肿瘤标志物有CYFRA21-1、SCCA、NSE、ProGRP、CEA等。迄今为止,尚无一种血清肿瘤标志物对诊断肺癌具有绝对的特异性,同时检测多项指标可以提高诊断的灵敏度和特异性。

> 知识点
>
> 1.肺癌的流行病学 肺癌是目前最常见的恶性肿瘤之一,好发人群为中老年人群,男性发病率比女性高60%。近年来,女性腺癌发病率有升高趋势。
>
> 2.肺癌常见临床症状 肺癌的表现复杂多样,5%~15%的患者无症状,仅在体检时发现,主要表现为咳嗽、痰血、喘鸣、胸痛等局部症状和体重下降、副癌综合征以及肺癌转移所致的症状。
>
> 3.肺癌特殊症状 肺癌转移到纵隔淋巴结后压迫喉返神经致声音嘶哑。
>
> 4.副癌综合征 可表现为男性乳房发育、多发性神经炎、重症肌无力、库欣综合征、抗利尿激素分泌不当综合征、精神异常等。

患者行支气管镜检查,结果见声带活动对称,声门闭合良好。气管、隆突正常。右上叶开口可见菜花样新生物,周围支气管黏膜增厚、凹凸不平。右中叶、右下叶及左侧所见支气管黏膜光滑,管腔通畅。右上叶病变组织病理结果提示低分化鳞癌。入院评估后行右上肺叶切除加系统淋巴结清除手术,手术后病理结果报告:(右上肺)送检一叶肺12 cm×10 cm×4 cm,其内肿块大小约3.5 cm×2.6 cm×2.9 cm,高分化鳞癌,支气管残端未见癌侵犯。第2、第4、第7、第9、第10、第11组淋巴结无转移(0/1,0/2,0/1,0/3,0/2,0/2)。

患者术后定期随访。术后第九年,因"感冒后咳嗽、咳痰,有时痰中带血10余天"再次就诊,复查胸部CT发现左下肺3 cm×4.6 cm肿块,并双肺多发结节,对该肿块实施经皮穿刺活检,病理报告为高分化肺腺癌。临床诊断:左下肺腺癌(Ⅳ期)。

【问题3】该患者再次诊断肺癌是肺癌复发转移还是新发肺癌?如何治疗?

思路:长期存活的SCLC患者和NSCLC患者都有发生第二种原发性肺癌的可能,发生率为3%~5%。患者9年前患右上肺鳞癌,手术治疗后每年复诊检查未发现肺部病变,随访时间大于5年,应考虑原右上肺鳞癌已治愈。9年后现再次发现左下肺肿块,活检确诊肺腺癌,考虑两者之间无因果关系,分别为原发肺鳞癌和原发肺腺癌,后者不是鳞癌复发与转移。

近年来,表皮生长因子受体(epidermal growth factor receptor,EGFR)突变的酪氨酸激酶抑制剂(tyrosine kirase inhibitor,TKI)治疗中晚期非小细胞肺癌成为研究热点。检测EGFR突变丰度可预测表皮生长因子受体-酪氨酸激酶抑制剂(EGFR-TKI)治疗非小细胞肺癌的疗效。该患者病理类型为肺腺癌,应进行EGFR基因检测。

在该病例中,患者采用扩增阻滞突变系统PCR(amplification refractory mutation system PCR,ARMS-PCR)法检测左下肺腺癌组织EGFR突变,显示19外显子缺失突变,选用吉非替尼(易瑞沙)治疗。随访过程中,发现血清CEA由原来的4.5 ng/mL升至8.6 ng/mL,无症状。胸部CT见肺部病变无变化。

【问题4】如何评价随访过程中血清CEA升高?

思路:迄今为止,国内外对于肺癌等实体瘤治疗效果的评价仍采用RECIST标准,主要依据可测量病灶变化。当患者存在可测量非靶病灶以及不可测量非靶病灶(如胸腔积液)时,如果靶病灶评估为稳定或部分缓解,非靶病灶整体的恶化程度要求达到必须终止治疗的程度,才能定为进展。而一个或多个非靶病灶尺寸的一般性增大往往不足以达到进展标准。因此,患者治疗 18 个月时,虽然已有 CEA 升高,但尚不足以定为进展,不需要调整治疗方案。

📝 知识点

肿瘤标志物与疗效评估:手术切除的 NSCLC 患者术前 CEA 升高,提示预后不良,术后持续升高者预后更差。动态监测 CEA 和 CYFRA21-1 可以考虑 NSCLC 化疗有效或进展。肿瘤标志物不能单独用来评价肿瘤客观缓解,但如果标志物水平在基线时超过正常值上限,用于评价完全缓解时必须回到正常水平。

(二)肝细胞癌

原发性肝癌是目前我国第 4 位常见恶性肿瘤及第 2 位肿瘤致死病因,严重威胁我国人民的生命和健康,可借助于肝脏超声显像和血清 AFP 进行肝癌早期筛查,并建议高危人群至少每隔 6 个月进行一次检查。

1.AFP　AFP 是在胎儿期主要由胎肝和卵黄囊合成的一种血清糖蛋白,至少有三种异质体(AFP-L1、AFP-L2、AFP-L3)。孕 4 周即可在胎儿血清中检测到,出生后 AFP 含量降至 50 ng/mL,周岁末 AFP 浓度接近成人水平。血清 AFP 是当前常用的肝癌诊断和疗效监测指标。血清 AFP≥400 μg/L,在排除妊娠、慢性或活动性肝病、生殖腺胚胎源性肿瘤以及消化道肿瘤后,高度提示肝癌;而血清 AFP 轻度升高者,应结合影像学检查或进行动态观察,并与肝功能变化对比分析,有助于肝癌诊断。血清 AFP 水平与肝癌病灶大小及血管侵袭程度有关,对早期肝功能正常及无血管侵袭的肝癌患者灵敏度较低,该项技术的灵敏度为 39%～65%,特异性为 76%～94%。特别是临床上有 30%～40% 的肝癌患者为 AFP 阴性,因此存在一定的误诊率和漏诊率。

2.去饱和-γ-羧基-凝血酶原　去饱和-γ-羧基-凝血酶原(des-γ-carboxy-prothrombin,DCP 或 PIVKA Ⅱ)是 1984 年由利布曼(Liebman)等从肝癌患者中检出的一种缺乏凝血活性的异常凝血酶原。DCP 与肿瘤大小、分级相关,可用于患者的预后判断。在鉴别肝硬化和肝细胞癌方面,DCP 与传统 AFP 检测相比,具有更高的灵敏度(90%:77%)、特异性(91%:71%)、阳性预测值(85%:81%)和阴性预测值(90%:74%)。因此,DCP 在部分国家和地区如日本、韩国及印度被批准作为肝细胞癌的有效标志物。我国多中心队列研究数据表明,以 37.5 mAU/mL 为临界值时,DCP 可以有效地从 HBV 慢性感染者中检出肝细胞癌患者,灵敏度和特异度分别为 91.78% 和 96.30%。

3.磷脂酰肌醇蛋白聚糖-3　磷脂酰肌醇蛋白聚糖-3(glypican-3,GPC-3 或 MER7)是一种存在于细胞膜表面的硫酸乙酰肝素糖蛋白,正常人群和肝炎患者的肝细胞中不表达,可见于75%的肝细胞癌患者,但某些恶性黑色素瘤患者中也可见GPC-3水平升高。有研究显示,GPC-3检测肝癌的灵敏度为36%～65%,特异度为65%～100%,尤其对小肝癌的检测灵敏度优于AFP。

（三）胃癌

在我国,胃癌发病率居恶性肿瘤发病率的第四位,死亡率的第三位。临床常用的胃癌血清学肿瘤标志物包括CA72-4、CA19-9等,但早期敏感性低于35%,不能用于胃癌的筛查和早期诊断。近年来,研究者提出胃蛋白酶原(pepsinogen,PG)可作为辅助胃癌早期诊断的较好指标。

1.CA72-4　CA72-4含有两种抗体:B72.3是抗乳腺癌肝转移细胞株单抗,CC49的抗原来自直肠癌株,其升高可见于40%的胃肠道肿瘤,良性疾病假阳性率约为5%。高水平CA72-4通常提示预后不佳,但CA72-4的敏感性不高,若联合CEA,可提高胃癌诊断的灵敏度和特异性。此外,CA72-4被认为是疾病分期和判断胃肠道癌症患者是否有残存肿瘤的良好指标,如果肿瘤完全切除,CA72-4在23.3天内降至正常。

2.CA19-9　CA19-9是一种与胰腺癌、胆囊癌、结肠癌和胃癌相关的肿瘤标志物,又称胃肠癌相关抗原。CA19-9升高可见于胰腺癌、胆管癌、胃癌等消化系统肿瘤,用于患者的转移复发监测等。若术后2～4周仍未降至正常,提示手术失败;若术后降低后又升高,提示复发。

3.胃蛋白酶原(pepsinogen,PG)　PG是由胃黏膜分泌的胃蛋白酶前体,主要由胃主细胞及颈黏液细胞合成,可分为PG-Ⅰ和PG-Ⅱ两个亚群。PG-Ⅰ与PG-Ⅰ/PG-Ⅱ比值可反映胃黏膜的功能状态,且与胃黏膜萎缩范围及严重程度显著相关。有研究显示,当PG-Ⅰ<70 ng/mL,PG-Ⅰ/PG-Ⅱ<3时,对于胃癌诊断的特异性为73%。我国不建议将血清胃蛋白酶原检测单独用于胃癌筛查。PG、血清胃泌素-17(gastrin-17,G-17)、血清胃癌相关抗原MG7-Ag和血清Hp-Ag等联合检测,配合评分系统有利于胃癌的精准筛查。

（四）结直肠癌

结直肠癌作为消化道常见的恶性肿瘤之一,居全球总癌症新发病例第三位,更是癌症死亡的第二大主要原因。结直肠癌可通过早诊早治进行预防,开展该病的早期筛查和诊治具有重大社会意义。

1.CEA　CEA在直肠癌早期无症状人群中的检出率较低,不用于结直肠癌的筛查。直肠癌患者在诊断时、治疗前、评价疗效时、随访时可检测外周血CEA、CA19-9;疑有肝转移建议检测AFP;疑有腹膜、卵巢转移建议检测CA125。肿瘤治疗有效,CEA下降,若CEA水平又升高,往往意味着肿瘤复发或出现远处转移;Ⅱ期或D1期的结直肠癌患者接受手术治疗或转移灶的全身性治疗后,应每3个月检测一次CEA水平,持续3年;在排除氟尿嘧啶治疗等因素引起的假阳性升高后,CEA浓度增高超过30%常提示肿瘤进展,若连续3次增高15%～20%,需进行临床干预。

2.结肠镜与粪便隐血试验　结肠镜与粪便隐血试验（fecal occult blood test，FOBT）是目前结直肠癌筛查指南中主要推荐的两种筛查方法。在当前的研究和临床实践中，结肠镜是结直肠癌筛查普遍应用的"金标准"。FOBT被广泛用于无症状人群的筛查。粪便免疫化学试验（fecal inununochemical test，FIT）对于结直肠癌（carcinoma of colon and rectum，CRC）的筛查具有更高的灵敏度，在有相关症状的人群中，可识别最需要优先进行结直肠检查的患者。该方法不受饮食和药物的影响，目前已经取代FOBT成为主要的粪便潜血检测技术，可用于检测下消化道出血。

（五）前列腺癌

前列腺癌是男性泌尿生殖系统中最常见的恶性肿瘤，根据WHO 2018年的统计数据，在世界范围内，其发病率在男性所有恶性肿瘤中居第二位。

PSA是一种由前列腺上皮细胞分泌的存在于精液中的蛋白酶，有高度器官特异性。血中总PSA（total PSA，t-PSA）有游离与结合两种形式，游离PSA（free PSA，f-PSA）占t-PSA的5%～40%，大量存在的是f-PSA与α_1-抗糜蛋白酶（α_1-antichymotrypsin，ACT）或α_2-巨球蛋白结合形成的复合物。

我国前列腺癌筛查专家共识建议，对于身体状况良好且预期寿命大于10年的男性，建议每2年检测一次血清PSA，当PSA≥4 ng/mL时，应做其他检查以进一步确诊。不推荐仅根据1次PSA检测结果采取下一步诊疗措施，建议在PSA初检异常时进行重复检测。两次血清PSA＞4 ng/mL，排除影响PSA检测水平其他因素干扰后，推荐由泌尿专科医师引导进一步临床检查和干预；血清PSA≤4 ng/mL时，建议定期（每2年一次）监测。另外，监测血清PSA水平的变化是前列腺癌随访的基本内容。PSA复发往往早于临床复发。根治性手术后，6周内可能检测不到PSA水平。

（六）乳腺癌

乳腺癌标志物早期诊断灵敏度较低，为15%～35%，现多用于监测乳腺癌术后复发或转移。乳腺癌相关肿瘤标志物主要包括以下几种：

1.CA15-3、CEA　CA15-3和CEA是乳腺癌中应用价值较高的肿瘤标志物，主要用于转移性乳腺癌患者的病程监测。CA15-3和CEA联合应用可显著提高检测肿瘤复发和转移的灵敏度。由于其对局部病变的敏感性低，且在某些良性疾病和其他器官的恶性肿瘤中也可升高，因此不适合用于乳腺癌的筛查和诊断。

2.乳腺癌易感基因 BRCA 1 和 BRCA 2　乳腺癌易感基因（breast cancer susceptibility gene，BRCA）包括 BRCA 1 和 BRCA 2，BRCA 1/2 基因检测在相关肿瘤的遗传风险评估、治疗选择、预后判断等方面具有重要意义。约45%的家族性乳腺癌和90%的遗传性乳腺癌可检测到 BRCA 基因突变。为了评估遗传风险，建议相关高风险人群进行遗传咨询及胚系 BRCA 1/2 基因检测，包括来自 BRCA 1/2 基因致病或可能致病突变家系中的个体；肿瘤检测发现 BRCA 1/2 基因致病或可能致病但不能明确是否为胚系突变的患者；发病年龄在40岁及以下的乳腺癌患者；发病年龄在60岁及以下的三阴性乳腺癌患者；男性乳腺癌患者;有 1 个及以上的 1 级或 2 级血亲满足上述检测标准的个体等。

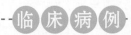

临 床 病 例

患者,女性,47 岁,因"发现左乳包块 4 个月"入院。4 个月前无意间发现左乳无痛性包块,大小约 4cm×3cm×3cm,质硬,活动度差,无触痛,无乳头溢液,无橘皮样外观。未行治疗,肿块生长缓慢。既往体健。母亲有"乳腺癌"病史。体格检查:左乳腺外上象限可触及一包块,大小约 4 cm×3 cm×3 cm,质韧,无触痛,边界欠清,活动度差,无乳头溢液及凹陷,无橘皮样外观及酒窝征,腋下未触及肿大淋巴结。彩超提示左侧乳腺不均质团块伴钙化,BI-RADS 5 类。

【问题 1】通过上述信息,该患者可能的诊断是什么?

思路:患者有左乳无痛性包块,且质硬,活动度差,母亲有"乳腺癌"病史。考虑诊断乳腺包块,不能排除乳腺癌。

【问题 2】针对该患者,她的家族史与她的疾病有无相关性? 可以通过何种检测来明确?

思路:乳腺癌的家族史为乳腺癌的高风险因素之一,家族史阳性女性与无家族史女性相比,患乳腺癌风险增加 2～4 倍。乳腺癌易感基因有害突变相对较少,但与乳腺癌风险增加相关。

> 📝 **知识点**
>
> 1. 早期乳腺癌的症状多不明显,常以乳房肿块、乳房皮肤异常、乳头溢液、乳头或乳晕异常等局部症状为主。早期乳腺癌不具备典型症状和体征,不易引起患者重视,常通过体检或乳腺癌筛查发现。
>
> 2. 80% 的乳腺癌患者因乳腺肿块首诊。患者常无意中发现肿块,多为单发,质硬,边缘不规则,表面欠光滑。大多数乳腺癌为无痛性肿块,仅少数伴有不同程度的隐痛或刺痛。

【问题 3】该患者行左乳肿物穿刺,病理结果提示(左乳腺穿刺)乳腺导管内癌。入院后行手术治疗,术后病理结果提示(左乳腺肿物)乳腺高级别导管内癌,伴小叶癌化,伴多灶状浸润,浸润区为浸润性癌,未见脉管内癌栓及神经侵犯,上、下、内、外、底、顶切缘均净。免疫组化:ER(+),PR(+),AR(+),HER-2(+),P53(+),Ki-67 指数 30%。随访过程中,患者可行何种肿瘤标志物检查?

思路:CA15-3 和 CEA 是乳腺癌中应用价值较高的肿瘤标志物,主要用于转移性乳腺癌患者的病程监测。CA15-3 和 CEA 联合应用可显著提高检测肿瘤复发和转移的敏感性。由于其对局部病变的敏感性低,且在某些良性疾病和其他器官的恶性肿瘤中也可升高,因此不适合用于乳腺癌的筛查和诊断。

> **知识点**
>
> 遗传性乳腺癌-卵巢癌综合征基因检测标准如下：
>
> (1)具有血缘关系的亲属中有 *BPCA 1/BRCA 2* 基因突变的携带者。
>
> (2)符合以下一个或多个条件的乳腺癌患者：①发病年龄≤45 岁；②发病年龄≤50 岁并且有一个及以上具有血缘关系的近亲也为发病年龄≤50 岁的乳腺癌患者和(或)一个及以上的近亲为任何年龄的卵巢上皮癌/输卵管癌/原发性腹膜癌患者；③单个个体患两个原发性乳腺癌，并且首次发病年龄≤50 岁；④发病年龄不限，同时两个及以上具有血缘关系的近亲患有任何发病年龄的乳腺癌和(或)卵巢上皮癌、输卵管癌、原发性腹膜癌；⑤具有血缘关系的男性近亲患乳腺癌；⑥合并卵巢上皮癌、输卵管癌、原发性腹膜癌的既往史。
>
> (3)卵巢上皮癌、输卵管癌、原发性腹膜癌患者。
>
> (4)男性乳腺癌患者。
>
> (5)具有以下家族史：①具有血缘关系的一级或二级亲属符合以上任何条件；②具有血缘关系的三级亲属中有两个及以上乳腺癌患者(至少一个发病年龄≤50 岁)和(或)卵巢上皮癌/输卵管癌/原发性腹膜癌患者。

【问题 4】根据患者的免疫组化结果，可行何种免疫治疗？

思路：目前，针对 HER2 阳性的乳腺癌患者，可进行靶向治疗，国内主要药物是曲妥珠单抗、帕妥珠单抗、吡咯替尼、T-DM1、拉帕替尼等。

> **知识点**
>
> 评估 HER2 状态的意义在于确认适合 HER2 靶向治疗的患者群体以及预测预后。
>
> HER2 阳性的定义：
>
> (1)HER2 基因扩增：免疫组化染色 3＋、荧光原位杂交(fluorescence in situ hybridization，FISH)阳性或者显色原位杂交(chromogenic in situ hybridization，CISH)阳性。
>
> (2)HER2 免疫组化染色 2＋的患者，需进一步行 FISH 或 CISH 检测 HER2 基因是否扩增。

(七)卵巢癌

长期以来，卵巢癌以死亡率高居妇科恶性肿瘤首位而受到国内外研究者的广泛关注。然而，目前尚无指标可单独用于卵巢癌的早期诊断。CA125 和 HE4 近年已用作卵巢肿瘤的标志物，在此基础上，国外学者又相继提出卵巢癌风险算法(risk of ovarian malignancy algorithm，ROMA)、恶性风险指数(risk of malignancy index，RMI)、哥本哈根指数(Copenhagen index,CPH-I)等用于卵巢癌风险评估。

1.CA125　作为最早用于卵巢癌的肿瘤标志物,CA125虽已应用于临床30余年,但其诊断Ⅰ期卵巢癌的灵敏度仅为50%～60%,且在许多妇科良性疾病及其他系统疾病中,其值也可能升高,临床应用受到很大限制。CA125不宜用于筛查,但联合经阴道盆腔超声或其他标志物可提高特异性;CA125可用于鉴别良恶性卵巢包块,当绝经后女性CA125>95 U/mL时,阳性预测值达95%。

CA125高水平时,最常见的诊断可能是卵巢上皮性癌、输卵管癌或腹膜癌。原发性胃癌或结肠癌转移至卵巢时具有类似卵巢癌的表现,CEA或CA19-9升高。如果CA125和CEA的比值高于25∶1,则支持原发性卵巢癌诊断。此外,卵巢癌的随访中,定期检测CA125已成为常规。卵巢癌患者第一个化疗周期后,CA125水平如降至原来水平的1/10,表明病情转归良好;首次治疗过程中,CA125水平持续升高,表明预后不佳,建议每2～4个月检测一次,持续2年,之后可逐渐减少检测频率。尽管血清CA125检测在临床上有一定局限性,但目前CA125仍是筛查早期卵巢癌的主要血清标志物,而且许多临床研究提出的早诊检测组合均包含血清CA125检测。因此,血清CA125检测仍是卵巢癌生物标志物研究的基础。

2.HE4　HE4是附睾上皮组织的一种分泌型糖蛋白。研究证实,其在上皮浆液性、子宫内膜样卵巢癌和部分透明细胞癌的细胞中高表达,而在其他癌症及妇科良性疾病的细胞中低表达。HE4是诊断Ⅰ期卵巢癌患者灵敏度最高的标志物;HE4对上皮性卵巢癌诊断效能较高,并与卵巢癌分期显著相关,但在子宫内膜异位症中几乎不升高,可鉴别诊断子宫内膜异位症和卵巢癌。但是,HE4在卵巢癌中的表达因肿瘤组织学亚型不同而相差很大,同时,HE4的检测特异性同样未达到100%,其在子宫内膜癌中也有较高阳性率。因此,HE4在卵巢癌筛查诊断中的应用依然存在较大的局限性。

3.ROMA　ROMA是以患者血清CA125和HE4水平为基础,并结合患者月经状态和年龄而建立的卵巢恶性肿瘤风险评估模型。ROMA值可减少30%～50%生物标志物阴性卵巢癌的漏诊,能更好地区分卵巢良恶性疾病。ROMA准确度为90%,灵敏度可达86.9%,已被纳入《卵巢恶性肿瘤诊断与治疗指南》。CA125与HE4的联合检测,以及在此基础上计算的ROMA指数是目前临床上最简单、最高效的卵巢癌早期筛查手段之一。

（八）胰腺癌

中国国家癌症中心2021年统计数据显示,胰腺癌居我国男性恶性肿瘤发病率的第7位,女性第11位,占恶性肿瘤相关死亡率的第6位。临床上常用的与胰腺癌诊断相关的肿瘤标志物有CA19-9、CEA和CA125等。

1.CA19-9　CA19-9是胰腺癌中应用价值最高的肿瘤标志物,可用于辅助诊断、疗效监测和复发监测。血清CA19-9>37 U/mL为阳性指标,重复检测通常优于单次检测,而重复测定应至少相隔14天。未经治疗的胰腺导管癌患者CA19-9可表现为逐步升高,可高达1000 U/mL,灵敏度与肿瘤分期、大小及位置有关,特异性为72%～90%。但需要指出的是,约10%的胰腺癌患者为路易士(Lewis)抗原阴性血型结构,不表达CA19-9,故此类胰腺癌患者检测不到 CA19-9 水平的异常,需结合其他肿瘤标志物,如 CEA 和 CA125 协助诊断。

同时,CA19-9 在胆道感染(胆管炎)、炎症或胆道梗阻(无论病因为何)的病例中可能出现假阳性,无法提示肿瘤或晚期病变。因此,CA19-9 水平的术前检测最好在胆道减压完成和胆红素水平恢复正常后进行。CA19-9 测定值通常与临床病程有较好的相关性:外科根治术(Ⅰ期)后 2～4 周内,升高的 CA19-9 可恢复正常水平;肿瘤复发、转移时,CA19-9 可再次升高。血清 CA19-9 水平也可在一定程度上反映肿瘤负荷或存在微转移灶的可能。胰腺癌术后血清 CA19-9 水平升高虽可提示复发或转移,但需要结合影像学证据等综合判断。

2.CEA CEA 被广泛用于辅助肿瘤的诊断及预后评估,特别是用于术后肿瘤复发转移的监测。CEA 在胰腺癌诊断与预后评估中,其敏感性和特异性都较低,因此往往与其他肿瘤标志物联合诊断。

(九)睾丸肿瘤

睾丸肿瘤较为少见,好发于中青年男性,占所有男性肿瘤的 1%,泌尿系肿瘤的 5%。我国睾丸肿瘤的发病率在 1/10 万左右,占男性所有恶性肿瘤的 1%～2%,占泌尿生殖系肿瘤的 3%～9%。血清肿瘤标志物 AFP、乳酸脱氢酶(lactate dehydrogenase,LDH)和 β-hCG 是诊断生殖细胞肿瘤,确定预后及评估治疗效果的关键。血清肿瘤标志物应在治疗前后及随访期间测定。根据 IGCCCG 风险分级,睾丸切除术前的肿瘤血清指标对划分患者病情至关重要。睾丸切除术后血清肿瘤指标持续升高,往往提示肿瘤转移(宏观/微观)。但是,睾丸切除术后的肿瘤血清指标正常并不代表肿瘤未发生转移。化疗期间,肿瘤指标应下降,若不下降,往往提示预后不良。

1.AFP AFP 是由非精原细胞瘤细胞(如胚胎癌、卵黄囊瘤)生成的一种血清肿瘤标志物,可见于任何分期。AFP 的半衰期为 5～7 天。因此,非精原细胞瘤与血清 AFP 浓度升高有关。若患有组织学上"单纯"睾丸精原细胞瘤的患者的 AFP 水平升高,一般认为存在未发现的非精原细胞瘤病灶。非精原细胞瘤是临床上更具有侵袭性的肿瘤。当精原细胞瘤和非精原细胞瘤成分均存在时,按照非精原细胞瘤处理。因此,精原细胞瘤的诊断限定为单纯精原细胞瘤组织学类型伴血清 AFP 浓度正常。

2.β-hCG hCG 半衰期为 24～36 小时。在胚胎正常发育过程中,hCG 由胚胎滋养层组织分泌,而睾丸发生肿瘤时,hCG 由肿瘤合体滋养层细胞产生。因此,睾丸肿瘤患者 hCG 浓度显著升高时应高度怀疑绒毛膜癌或非精原细胞瘤。绒毛膜癌患者 hCG 几乎 100% 升高,而非精原细胞瘤 hCG 升高者占 40%～60%。40%～60% 的胚胎癌和 10%～30% 的精原细胞瘤也因含有合体滋养层细胞而发生 hCG 升高。

3.LDH 与 AFP 和 hCG 相比,LDH 是一种特异性较差的标志物,与肿瘤负荷相关,主要用于转移性睾丸肿瘤患者的检查,在 80% 的进展性睾丸肿瘤中升高。

三、肿瘤标志物的临床应用原则

现用的肿瘤标志物敏感性和特异性均有限,对肿瘤早期诊断的阳性率低,并且有些肿瘤细胞可产生多种标志物,单一的肿瘤标志物难以准确反映肿瘤的复杂性。科学、合理地运用现有肿瘤标志物,有助于对肿瘤进行有效的诊断、鉴别诊断、疗效观察、复发监测和预后评价。

1.肿瘤的辅助诊断 如对慢性 HBsAg 携带者、慢性乙型肝炎和丙型肝炎患者进行 AFP 检测,结合超声可早期发现肝癌;CA125 不宜用于卵巢癌的筛查,但联合经阴道盆腔超声或其他标志物可提高其检测特异性,CA125 与阴道超声联合可作为高危女性卵巢癌早期诊断指标。肿瘤标志物不能代替影像学和病理学检查,只能用于辅助诊断。

2.肿瘤的鉴别诊断和临床分期 在临床已获得足够证据证明患者可能患某脏器肿瘤后,肿瘤标志物往往能提供有用的信息,帮助区分良、恶性肿瘤和肿瘤类型,如 CEA 和 NSE 可辅助区分胃肠道肿瘤是腺癌(CEA 阳性、NSE 阴性)还是类癌(CEA 阴性、NSE 阳性);CYFRA21-1 血清水平随肺癌分期的增加而逐渐升高,与肿瘤的恶性程度和转移一致,是非小细胞肺癌重要的预后评估因素。

3.肿瘤的疗效监测 肿瘤标志物有助于明确手术、放疗或药物治疗是否有效。通常在成功的治疗如肿瘤完全切除和有效化疗后,肿瘤标志物即明显下降,若下降至正常或治疗前水平的 95% 即认为治疗成功;如果术后肿瘤标志物未如预期下降,说明手术未能成功切除肿瘤。前列腺癌根治性手术后,6 周内应检测不到 PSA 水平;卵巢癌患者第一个化疗周期后,CA125 水平如降至原来水平的 1/10,表明病情转归良好。

4.肿瘤的复发或转移监测 动态测定血清肿瘤标志物是监测病情的重要指标。经手术或放疗、化疗后,血清肿瘤标志物降至正常水平一段时间后再度升高,常表示出现转移复发,而居高不降者常提示有残存肿瘤或早期复发。如 CEA 被推荐作为结直肠癌肝转移、乳腺癌骨和肺转移的监测指标;CA125 可反映卵巢癌手术或化疗疗效,治疗后其水平减低超过 50% 的患者有较好的预后。此外,睾丸癌时 β-hCG 和 AFP 等的变化都有预后价值。一般建议,治疗后第 6 周进行第一次测定,前 3 年内,每 3 个月测定一次,3~5 年每 6 个月测定一次,5~7 年每年一次。如发现肿瘤标志物升高(高于首次值 25%),应在 2~4 周后再测定一次,连续两次升高者,提示复发或转移。

5.个体化医疗靶标检测 个体化医疗是指在适当的治疗时间,使用适当的给药途径,对适当的患者施以适当的药物和适当剂量,以避免不当治疗和有害治疗,降低药物的不良反应。识别患者个体差异的依据主要是某些特定的分子标志物(靶标),实现对这些靶标的准确检测和评估是肿瘤个体化医疗的基础。如检测肺癌 EGFR、结直肠癌 KRAS、乳腺癌 KIT 等基因突变可用于指导患者相应靶向药物的应用。

6.肿瘤标志物的联合检测 恶性肿瘤的复杂生物学特性决定了肿瘤标志物的复杂性和多样性。一种肿瘤可产生多种肿瘤标志物,不同肿瘤或同种肿瘤的不同组织类型可有相同的肿瘤标志物,不同肿瘤患者体内肿瘤标志物的质和量变化也较大。肿瘤标志物联合检测可能提高其临床诊断敏感性,但前提是单个标志物在肿瘤诊断中具有较好的特异性和灵敏性。某些肿瘤标志物的联合检测仅对特定肿瘤有意义,如 AFP、β-hCG 和乳酸脱氢酶可作为睾丸癌诊断、疾病分期、预后、复发和治疗监测联合指标;HE4 和 CA125 联合应用(即 ROMA 值)可更好地区分卵巢良恶性疾病。现有大多数肿瘤标志物特异性不高,基本上只能用于肿瘤的疗效观察以及治疗和复发监测。常用肿瘤标志物的组合见表 6-2。

表 6-2　常用肿瘤标志物的联合检测

恶性肿瘤类型	常用联合检测项目
前列腺癌	t-PSA、f-PSA、f-PSA/t-PSA
乳腺癌	CA15-3、CEA
肺癌	NSE、CYFRA21-K、ProGRP、SCCA、CEA、CA125
卵巢癌	HE4、CA125、ROMA
胰腺癌	CA19-9、CEA、CA125
结直肠癌	CEA、CA242、CA19-9、FOBT
胃癌	PG-Ⅰ、PG-Ⅱ、PG-Ⅰ/PG-Ⅱ、CA72-4、CEA、CA19-9
睾丸癌	AFP、β-hCG、LDH

第四节　肿瘤免疫防治

一、肿瘤的免疫治疗

(一)肿瘤免疫治疗的意义

肿瘤的免疫治疗是通过激发和增强机体的免疫功能,以达到控制和杀伤肿瘤细胞的目的。免疫疗法主要清除少量或已播散的肿瘤细胞,对于晚期负荷较大的实体肿瘤的疗效有限,故常将其作为一种辅助疗法与手术、放疗、化疗等常规疗法联合应用。先用常规疗法清扫大量肿瘤细胞后,再用免疫疗法清除残留的肿瘤细胞,可提高肿瘤综合治疗的效果并有助于防止肿瘤复发和转移。

(二)肿瘤免疫治疗的分类

根据机体抗肿瘤免疫效应机制,肿瘤免疫治疗主要分为主动免疫治疗和被动免疫治疗两大类。有些免疫治疗方法既可激发宿主抗肿瘤免疫应答,又可作为外源性免疫效应物质直接作用于肿瘤细胞。此外,一些免疫调节剂(如卡介苗、短小棒状杆菌、酵母多糖、香菇多糖、OK432 等)可非特异性地增强宿主的免疫功能,激活宿主的抗肿瘤免疫应答,也具有一定的抗肿瘤效果。

1.肿瘤的主动免疫治疗　　肿瘤的主动免疫治疗是利用肿瘤抗原的免疫原性,采用各种有效的手段,激活针对肿瘤抗原的免疫应答。给荷瘤宿主注射具有免疫原性的瘤苗,如灭活瘤苗、异构瘤苗、抗独特型抗体瘤苗等,有助于诱导抗肿瘤免疫应答。比较受到关注的瘤苗有蛋白多肽瘤苗、基因修饰瘤苗和 DC 瘤苗等。蛋白多肽瘤苗是采用化学合成或基因重组的方法制备的肿瘤抗原多肽或多肽与佐剂的融合蛋白等。基因修饰瘤苗是将某些细胞因子基因、共刺激分子基因、MHC-Ⅰ类抗原分子基因等转入肿瘤细胞后所制成的免疫原性增强的瘤苗。考虑到 DC 具有很强的抗原加工与提呈能力,所以用已知的肿瘤抗原或肿瘤细胞甚至肿瘤组织的裂解物(含有已知和未知的肿瘤抗原)预先在体外致敏患者的 DC,然后将携带肿瘤抗原信息的 DC 瘤苗接种荷瘤宿主,诱导有效的抗肿瘤免疫应答。2010 年 4 月 29 日,美国 FDA 批准首个树突状细胞疫苗 Provenge(sipuleucel-T)用于转移性前列腺癌的治疗。

主动免疫疗法应用的前提是肿瘤具有免疫原性,宿主有较好的免疫功能状态,以保证瘤苗免疫后能激发宿主产生抗肿瘤免疫应答。该类方法对于清除手术后残留的微小转移瘤灶和隐匿瘤,预防肿瘤复发与转移有较好的效果。

2.肿瘤的被动免疫治疗 肿瘤的被动免疫治疗是给机体输注外源性免疫效应物质,包括抗体、细胞因子、免疫效应细胞等,由这些外源性的免疫效应物质在宿主体内发挥抗肿瘤作用。该疗法不依赖于宿主本身的免疫功能状态,可比较快速地发挥治疗作用。

应用基因工程抗体治疗肿瘤是肿瘤免疫治疗方面最令人瞩目的进展之一,疗效确切的多种基因工程抗体已广泛应用于临床。例如,用于乳腺癌治疗的基因工程抗体曲妥珠单抗(trastuzumab),其靶抗原为人类表皮生长因子受体-2(Her-2);治疗 B 细胞淋巴瘤的基因工程抗体利妥昔单抗(rituximab),其靶抗原为 CD20;治疗转移性结直肠癌的基因工程抗体西妥昔单抗,其靶抗原为表皮生长因子受体。抗体偶联某些能够直接杀伤肿瘤细胞的物质(如毒素、化疗药物、放射性核素等)有望取得更佳疗效。体内应用细胞因子能增强机体的抗肿瘤免疫功能,也可直接作用于肿瘤细胞,发挥抗肿瘤作用。临床应用的基因工程细胞因子包括 IL-2、IFN-α,以及与骨髓移植联合应用的 G-CSF、GM-CSF。将体外扩增和激活的免疫效应细胞包括细胞因子诱导的杀伤细胞(cytokine-induced killer,CIK)、肿瘤浸润淋巴细胞(tumor infiltrating lymphocyte,TIL)、肿瘤抗原特异性 CTL、活化的单核吞噬细胞等过继回输入荷瘤宿主体内,也具有一定的抗肿瘤效果。该方面最重要的成果是嵌合抗原受体(chimeric antigen receptor,CAR)修饰的 T 细胞(CAR-T)疗法在白血病治疗中取得很大成功,其原理是将识别肿瘤相关抗原的单链抗体(ScFv)和T 细胞的活化基序相结合,通过基因转染使得 T 细胞对肿瘤细胞具备良好的靶向性和更强的杀伤活性。新研发的 CAR 含有共刺激分子胞内段,具备更好的 T 细胞活化作用。该疗法在实体瘤治疗方面效果不佳,有待突破。

3.肿瘤的免疫检查点治疗 解除肿瘤患者的免疫抑制状态以治疗肿瘤是肿瘤免疫治疗理论和应用方面的最大突破,最突出的进展是免疫检查点疗法。免疫检查点分子是一类免疫抑制性分子,可调节免疫反应的强度和广度,从而避免正常组织的损伤和破坏,在肿瘤的发生、发展过程中成为诱导肿瘤免疫耐受的主要原因之一。免疫检查点疗法是通过靶向共抑制或共刺激信号等一系列途径以调节 T 细胞活性来提高抗肿瘤免疫反应的治疗方法。针对 CTLA-4 和 PD-1 或其配体 PD-L1 研制的系列抗体在临床治疗肿瘤中取得良好效果，被认为是肿瘤免疫治疗的里程碑事件。

二、对病原体所致肿瘤的预防

已知多种病原体感染与高发的肿瘤有关，如 HBV 或 HCV 感染与原发性肝癌、HPV 感染与宫颈癌、EBV 感染与鼻咽癌、HTLV-1 感染与成人 T 细胞白血病等。制备相关的病原体疫苗或探索新的干预方式将可能降低这些肿瘤的发生。成功的范例是 HPV 疫苗应用于宫颈癌的预防。20 世纪 80 年代初期，我国在肝癌高发地江苏省启东市开展的 HBV 疫苗的免疫接种在降低乙型肝炎发生率的同时，也大大降低了肝癌的发生率。

本章小结

肿瘤抗原是指在肿瘤发生、发展过程中新出现的或过度表达的抗原物质，是肿瘤免疫诊断和免疫防治的分子基础。根据特异性，肿瘤抗原可分为肿瘤特异性抗原和肿瘤相关性抗原；根据产生机制，肿瘤抗原可分为理化因素诱发的肿瘤抗原、病毒诱发的肿瘤抗原、自发性肿瘤抗原和正常细胞成分异常表达的抗原。

细胞免疫特别是特异性 CTL 和 Th1 应答是机体抗肿瘤免疫效应的主要机制。肿瘤细胞通过抗原缺失或调变、MHC-Ⅰ类分子表达减少、共刺激信号缺乏以及分泌免疫抑制性物质和诱导机体产生免疫抑制性细胞等方式，并在宿主免疫系统功能低下时，逃避免疫系统的攻击。

肿瘤标志物是指在肿瘤发生和增殖过程中，由肿瘤细胞生物合成、释放或者是宿主对癌类反应性的一类物质，一般分为胚胎抗原类、糖蛋白抗原类、激素类、酶和同工酶类、特殊蛋白质类、癌基因蛋白类等，其检测是肿瘤免疫学检验的重要组成部分。科学、合理地联合检测肿瘤标志物，对肿瘤的诊断、复发和疗效监测及预后评估具有重要的意义。

肿瘤的免疫治疗通过激发和增强机体的免疫功能，以达到控制和杀伤肿瘤细胞的目的。根据机体抗肿瘤免疫效应机制，肿瘤免疫治疗主要分为主动免疫治疗和被动免疫治疗两大类。已知多种病原体感染与高发的肿瘤有关，制备相关的病原体疫苗或探索新的干预方式将可能降低这些肿瘤的发生。

（丁晓艳　董苹）

第七章 移植免疫

📖 学习目标

1.识记:移植、供者、受者、移植排斥反应、组织配型的概念;常见的组织和器官移植;移植排斥反应的分类;组织配型的位点;器官移植后排斥反应的免疫学监测指标及控制措施。

2.理解:移植的分类;移植免疫的特点;排斥反应的发生机制。

3.应用:组织配型在器官移植中的应用;免疫学指标在器官移植后排斥反应监测中的应用;免疫抑制剂在控制排斥反应中的应用原则。

移植(transplantation)指用自体或异体正常细胞、组织、器官置换病变的或功能缺损的细胞、组织、器官,以重建机体正常的生理功能的治疗手段。其中,被移植的细胞、组织或器官称移植物(graft),提供移植物的个体称为供者(donor),而接受移植物的个体称为受者(recipient)。伴随着组织配型技术、器官保存技术、外科手术方法的不断改进以及高效免疫抑制剂的相继问世,移植已成为治疗终末期器官功能衰竭最有效的手段。

根据移植物的来源及供受者间免疫遗传背景的差异,可将移植分为以下四种类型:①自体移植(autologous transplantation):指移植物取自受者自身,不发生排斥反应;②同系移植(syngeneic transplantation):指遗传基因完全相同(isogeneic)或基本近似(syngeneic)个体间的移植,如同卵双生子间的移植或近交系动物(inbred animal)间的移植,一般不发生排斥反应;③同种异体移植(allogeneic transplantation):指同种内遗传基因不同的个体间移植,临床移植多属此类型,一般均发生排斥反应;④异种移植(xenogeneic transplantation 或 xeno-transplantation):指不同种属个体间的移植,由于异种动物间遗传背景差异甚大,移植后可能发生严重的排斥反应。尽管异种移植研究取得了很大进展,但同种异体移植仍是目前临床组织器官移植的主要类型,故本章重点介绍同种异体移植的相关免疫学问题。

第一节　移植的免疫学基础

早在 1943 年,梅达瓦(Medawar)根据临床皮肤移植排斥反应的特点提出移植排斥反应的本质是一种主动获得性免疫应答,开启了移植免疫学研究。1953 年,Medawar 等利用近交系小鼠及鸡进行了一系列皮肤移植实验,证明在胚胎期可诱导免疫耐受。1955 年,穆雷(Murray)等成功完成首例同卵双胞胎间的肾移植;1959 年,托马斯(Thomas)成功进行首例同卵双胞胎间骨髓移植。Murray 和 Thomas 因在人类器官移植方面的贡献而共同获得 1990 年诺贝尔生理学或医学奖。

一、常见组织或移植器官

临床器官移植术的建立先后经历了理论、伦理、技术等的考验,现已比较成熟,并已被人们所接受。临床已开展的有肾、肝、心、胰、肺、小肠、脾、肾上腺、甲状旁腺、睾丸、卵巢等单器官移植,还有心肺、肝小肠、心肝、胰肾联合移植和腹内多器官联合移植以及造血干细胞移植等。

(一)肾脏移植

肾脏移植是终末期肾病患者的重要治疗手段。肾脏供者短缺是限制肾移植的主要原因,亲属是主要移植肾脏的供者,而影响亲属之间肾移植成功率的主要因素是血型不合问题。随着抗体消除方法、有效的免疫抑制剂以及新型药物(如抗 B 细胞药物)的引入,ABO 血型不相容的活体肾移植获得良好远期结局已成为可能,但患者面临更高的医疗费用以及感染风险。一般肾移植患者生存期可达 10 年以上,人类白细胞抗原(human leucocyte antigen,HLA)基因背景与供者相同或相近的患者,移植肾存活时间可长达十几年或数十年。肾脏移植中,供肾的选择应遵循以下原则:①以 ABO 血型完全相同者为好,至少能够相容;②选择最佳 HLA 配型的供者器官,如难以选择到完全匹配的肾脏,可根据"可允许的不相容匹配法则"扩大选择范围;③预存抗体必须为阴性。

肾脏移植中,急性、超急性排斥反应和慢性排斥反应均可出现。肾移植术后免疫抑制治疗的基本原则是生存平衡,既需要足够剂量的药物抑制排斥反应,又要尽可能不损害患者的健康。免疫抑制剂的应用会导致病毒等细胞内寄生的微生物感染,也将影响移植物的存活和受者的健康。肾脏移植后需定期监测血清肌酐、肾小球滤过率、血压、尿蛋白、免疫抑制和肾移植后的并发症,必要时可进行肾穿刺活检、感染因素查找以及抗 HLA 抗体检测。在肾脏移植中,如果供受者 HLA 抗原不匹配,但是属于同一个交叉反应组,即在交叉反应水平上相匹配,移植效果一般也较好。

(二)肝脏移植

自从 1967 年人类首例肝脏移植手术获得成功以来,肝脏移植已被确立为治疗各类型急慢性终末期肝病的有效手段。与其他实体脏器相比,肝脏不易发生排斥反应,需要的免疫抑制强度亦较低,是特殊的免疫豁免器官。

目前,研究者认为肝脏的这种免疫特点与其独特的免疫学微环境有关:一是肝脏有动脉和门静脉两套血供系统,其中门静脉系统接受来自胃肠道的血液回流,肝脏形成了一套行之有效的机制,以确保肝脏对来自胃肠道抗原的免疫耐受,因此,肝脏在一定程度上表现出"耐受"而非"排斥"的特性;二是微嵌合体的形成有利于诱导移植肝脏的免疫耐受;三是淋巴细胞活化诱导的细胞死亡(activated induced cell death,AICD)、肝脏未成熟树突状细胞和调节性 T 细胞(Treg)激活等机制也可能参与肝脏特殊免疫耐受状态的形成。

尽管 HLA 配型在肝脏移植中并不十分重要,但 HLA 型别不符对移植物长期存活也有一定的影响。肝移植术后的排斥反应一般较弱,主要由浸润 T 细胞、B 细胞和巨噬细胞等介导。肝移植术后移植物抗宿主病(graft-versus-host-disease,GVHD)发生率不高,约为 1%,但死亡率高,如果能在 GVHD 对靶器官造成损害之前,即在免疫激活状态的早期进行治疗,应该能更有效地控制 GVHD。

肝移植术后停药时机是影响停药成功率的重要因素:移植术后超过 11 年患者的停药成功率高达 76%,而低于 6 年病例的成功率只有 19%。HLA 位点配型越好者发生急性排斥反应越少,然而 HLA 位点相容的数量并不影响移植肝总的存活率。受者体内预存有抗供者抗体与移植肝存活率低直接相关。HLA-A、HLA-B 基因型一致,移植肝存活率明显提高;HLA-DR 无错配者,移植肝存活率较好,但却增加移植肝 CMV 肝炎发病率。HLA 配型相符,可减少免疫排斥反应,但却可能促进与排斥反应无关的其他免疫反应导致的移植肝功能丧失,特别是自身免疫性或感染疾病的复发。

(三)心脏移植

自 1967 年南非巴纳德(Barnard)医生首次在临床上原位同种心脏移植成功以来,心脏移植在全世界 300 个心脏中心共进行 5 万余例,已成为挽救终末期心脏衰竭患者的常规治疗方法。伴随着临床经验的积累以及免疫抑制剂的发展,心脏移植的效果越来越好,5 年生存率达 80% 以上,10 年存活率达 50% 以上。然而我国心脏移植工作起步较晚,与国际差距较大。

心脏移植供者选择需满足下列条件:①年龄最好 50 岁以下,无心脏病史;②无恶性肿瘤,且 HIV、各种肝炎病毒为阴性;③无活动性全身感染;④供者与受者血型相同,交叉配型试验为阴性;⑤体重、身高匹配,体重相配比身高重要;⑥供受者的胸部 X 光片心影大小匹配;⑦脑死亡后,取心脏器官时循环稳定,心跳正常,无损伤,缺血时间不超过 4 小时,如果综合利用供者多种器官,应遵循心脏优先采取的原则。

由于体表心电图、超声心动图、心脏 MRI、脑钠肽、肌钙蛋白 I 或肌钙蛋白 T 和全身炎症反应标志物(如 C 反应蛋白)等无创检查灵敏度较差,国际指南并不建议临床常规使用以上方法诊断和监测排斥反应,心内膜心肌活检(endomyocardial biopsy,EMB)被认为是诊断急性排斥反应的"金标准"。急性排斥反应目前仍然是心脏移植受者死亡的主要原因之一。移植心脏发生的急性细胞排斥反应实质是 T 细胞介导的淋巴细胞和巨噬细胞浸润,以及心肌坏死。

(四)心肺联合移植

心肺联合移植指将供者心脏和双侧或单侧肺脏同时植入受者胸腔,取代受者终末期病变的心脏和肺脏。自库利(Cooley)于 1968 年成功施行世界首例心肺联合移植手术以来,迄今全球已完成 5000 余例,常用于晚期肺病合并难治性左心衰竭的治疗。晚期肺病患者如果只合并右心功能衰竭,而不是左心衰竭,双肺移植可以改善患者的心肺功能,不需要做心肺联合移植。心肺联合移植后由排异反应所引起的阻塞性支气管炎是患者死亡的重要原因,因此,术后排斥反应监测应该以肺为主。心肺联合移植患者第一年病死率较高,术后已经存活 1 年的患者中,半数存活期超过 10 年。心肺联合移植时,应进行 ABO 血型鉴定、HLA 配型、淋巴细胞毒交叉配型和群体反应性抗体检测。

心肺联合移植术后并发症除了与单独心脏或单独肺移植所共有的并发症之外,尚有一些特殊并发症在心肺联合移植中较为常见,如膈神经功能异常、胃肌瘫痪、乳糜胸等。

(五)胰腺移植

自 1980 年科尔布等首次报道 1 型糖尿病患者接受胰岛移植后完全脱离胰岛素以来,经过 40 余年的发展,临床胰岛移植技术及疗效逐渐成熟,目前已成为临床治疗胰岛素绝对分泌不足的糖尿病患者的理想方案之一。胰岛移植是指将供者捐献的胰腺,在符合产品生产管理规范的实验室中通过消化、分离、纯化等步骤,获得高纯度的胰岛细胞团,并移植给患者的手术。胰岛移植完全不同于创伤较大的实体器官移植,如肝移植、肾移植,仅需在局部麻醉下,借助超声及数字化处理血管造影的影像引导,穿刺注射到患者体内(见图 7-1)。胰岛移植手术后的患者借助新的胰岛细胞,体内能够重新分泌胰岛素和胰高血糖素,进而达到长期脱离胰岛素和稳定血糖的效果。

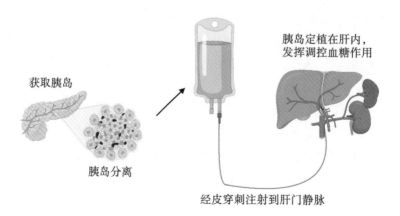

图 7-1　胰岛分离-胰岛移植示意图

胰岛移植之前要进行血型测定、HLA(A、B、DR 位点)组织配型、群体反应性抗体(panel reactive antibody,PRA)检测、补体依赖的淋巴细胞毒性试验等免疫学检查。与其他器官移植不同的是,胰岛移植后如果发生排斥反应,胰岛移植物将在很短时间内被免疫系统所摧毁,基本很难有机会进行挽救性抗排斥反应治疗。因此,胰岛移植后,患者的免疫状态检测尤为重要。

胰岛移植后常用的监测指标包括 T 细胞亚群、PRA 等。另外,如果接受胰岛移植的患者原发病为 1 型糖尿病,则要考虑自身免疫病的因素,在胰岛移植后常规检测胰岛素自身抗体(insulin autoantibody,IAA)、胰岛细胞抗体和谷氨酸脱羧酶抗体等自身抗体。目前,胰岛移植免疫抑制治疗以埃德蒙顿(Edmonton)方案为基础,不使用激素类药物,使用兔抗人胸腺细胞免疫球蛋白(rabbit anti-human thymocyte immunoglobulin,ATG)或利妥昔单抗作为诱导治疗,低剂量他克莫司联合西罗莫司或吗替麦考酚酯作为免疫抑制维持治疗。虽然胰岛移植术后并发症的发生率很低,但临床研究显示,胰岛移植后还是可能出现出血、血栓形成、感染、肝内脂肪变性、胆囊穿孔等并发症。

(六)干细胞移植

干细胞移植已被用于多种血液系统疾病、失代偿期肝硬化、帕金森等疾病的治疗。根据来源,可供移植的干细胞类型主要有骨髓干细胞、外周血干细胞、脂肪间充质干细胞、脐血干细胞、胚胎干细胞等类型。

1.造血干细胞移植 造血干细胞移植(hematopoietic stem cell transplantation,HSCT)是通过大剂量放化疗预处理,清除受者体内的肿瘤或异常细胞,再将自体或异体造血干细胞移植给受者,使受者重建正常造血及免疫系统。目前,造血干细胞移植已被应用于血液系统恶性肿瘤如各类白血病、淋巴瘤,血液系统非恶性肿瘤如再生障碍性贫血、地中海贫血、重度阵发性睡眠性血红蛋白尿症,其他实体瘤如乳腺癌、卵巢癌、睾丸癌,免疫系统疾病如重症联合免疫缺陷症、严重自身免疫病等的治疗。

造血干细胞常见的来源有骨髓、外周血和脐带血。造血干细胞的特征性表面标记之一是 CD34。骨髓中,$CD34^+$ 细胞占单个核细胞的 $1\%\sim4\%$,外周血中 $CD34^+$ 细胞仅占 $0.01\%\sim0.1\%$。当受到 G-CSF、CXCR4 抑制剂等作用后,外周血中 $CD34^+$ 细胞可大幅增高。使用药物动员促使造血干细胞从骨髓释放到外周血,从中获取足量的干细胞用于移植,可达到与骨髓移植同样的治疗目的。与骨髓移植相比,外周血造血干细胞是目前提倡的采集方式,从捐献者手臂静脉处采集全血,通过血细胞分离机提取造血干细胞,具有采集方便、患者依从性好的特点。根据供者与宿主之间的关系,造血干细胞移植分为自体造血干细胞移植、同基因异体造血干细胞移植、同种异基因造血干细胞移植三种类型。同基因异体造血干细胞移植主要见于同卵双胞胎之间的移植,成功率高。同种异基因造血干细胞移植在临床中最为常见,但同时会发生宿主抗移植物反应(host versus graft reaction,HVGR)和移植物抗宿主反应(graft versus host reaction,GVHR)。

二、移植免疫特点

实体器官或组织移植手术之后,移植物能否长期存活取决于以下三个方面:①移植器官在移植过程中活力的保持;②手术时的血管吻合和血液循环重建的质量;③移植排斥反应的控制。移植排斥反应包括宿主抗移植物排斥反应和移植物抗宿主排斥反应,其中,宿主抗移植物排斥反应是导致移植物功能丧失的根本原因,其本质上是受者免疫系统针对供者移植物抗原的免疫应答,与普通抗原诱导的免疫应答一样,其同样具有特异性和记忆性,T细胞在移植排斥反应中起关键作用。移植排斥反应的控制是一个复杂的过程,移植前需要根据移植免疫学的特点筛选匹配的供者与受者,移植后要进行移植排斥反应的监测,并及时对个体进行负向免疫调节,以达到延长移植物存活时间的目的。

(一)器官和组织移植的一般规律

1.移植器官或组织的抗原性异物属性　移植器官、组织或细胞,无论从分子大小、化学组成还是结构方面来分析,对于与供者基因不完全相同的受者来说,其可被视为异物且具有完全抗原的特征,能够刺激受者产生免疫应答,因此,移植排斥反应在器官移植时是普遍存在的。对于无血缘关系个体之间的组织或器官移植,若术后无免疫抑制处理,移植物一般难以长期存活。受者、供者之间的血缘关系越近,移植物被排斥的可能性就越小。

2.排斥移植物的记忆特性　排斥移植物的记忆特性常见于皮肤移植,术后若发生排斥反应,则来自供者的植皮通常在两周之内即被排斥而脱落,如果再次移植同一供者的皮肤,被排斥的速度将明显加快。限于器官来源的困难,心、肝、肾、肺等大器官很少重复移植,因此少见排斥移植物的记忆特性。研究发现,不仅参与适应性免疫应答的T细胞和B细胞具有免疫记忆功能,参与天然免疫应答的单核细胞和巨噬细胞也能产生对MHC-Ⅰ类抗原的记忆特性。

(二)诱导移植排斥反应的靶抗原

移植物存在着激发受者产生免疫应答的靶抗原,其抗原性的强弱是决定移植排斥反应强度的重要因素,如主要组织相容性抗原(major histocompatibility complex,MHC)、次要组织相容性抗原(minor histocompatibility antigen,mH或mHAg)、红细胞血型抗原和其他组织特异性抗原等。

决定组织器官移植后的相容性的分子,称为组织相容性抗原(histocompatibility antigen)或组织相容性分子,它是引起移植排斥反应的抗原,故又称为移植抗原(transplantation antigen)。

1.主要组织相容性抗原　MHC分子能结合和提呈抗原肽给T细胞,引起强烈且快速的排斥反应。人类MHC分子即人类白细胞抗原(HLA),1999年10月发行的《自然》(Nature)杂志刊登了HLA基因的完整序列。HLA基因复合体位于人第6号染色体短臂6p21.31内,全长3.6 Mb,共有224个基因座,其中128个可表达蛋白分子,为有功能基因座。HLA基因复合体包括HLA-Ⅰ类、HLA-Ⅱ类和HLA-Ⅲ类基因区。HLA-Ⅰ类基因区由经典Ⅰ类基因座(HLA-Ⅰa)和非经典Ⅰ类基因座(HLA-Ⅰb)等组成,其中HLA-Ⅰa包括HLA-A、HLA-B、HLA-C。HLA-Ⅱ类基因区由经典的DP、DQ、DR和参与抗原加工提呈的DM、TAP、PSMB等基因座组成。HLA-Ⅲ类基因区包括补体基因

C2、B、C4 及参与炎症反应的基因 TNF、LTA、LTB 和 HSP 等基因座位。

在进行同种异体移植时,HLA 是引起移植排斥反应最强烈的抗原。在 HLA 的三类抗原分子中,Ⅰ、Ⅱ类分子是触发移植排斥反应的首要抗原,包括 HLA-A、HLA-B、HLA-C、HLA-DR、HLA-DP、HLA-DQ。目前,研究者认为 HLA-DR 位点抗原最重要,其次是 HLA-A、HLA-B、HLA-DQ 和 HLA-DP,HLA-C 与移植排斥反应无明显关系。HLA 之所以具有强烈的移植排斥反应的效应,与其广泛的组织分布和特殊的分子结构密切相关。同时,HLA 具有多态性、非随机性表达和连锁不平衡的特点。

在骨髓和其他细胞输注时,来自供者的抗原提呈细胞和其他免疫细胞强表达 HLA,这些 HLA 发挥着双重作用:一方面作为同种异体抗原介导 HVGR;另一方面作为过客细胞的重要膜分子参与 GVHR。

2.次要组织相容性抗原　mHAg 是一组能被 MHC 提呈的多肽,来源于多态性基因编码的自身蛋白。即使受者与供者间 MHC 完全相同,二者具有差异性的 mHAg 仍可引起弱而缓慢的排斥反应。主要包括两类:①H-Y 抗原:由 Y 染色体上的基因编码的 mHAg,其分布广泛,无组织和器官特异性,常见的编码基因有 KDM 5D、DDX 3Y、USP 9Y、RPS 4Y1、UTY、TMSB 4Y;②常染色体上基因编码的 mHAg,在人类迄今已发现约 60 种,以 HA-1、HA-2、HA-8 以及 HB-1 研究得最多。它们有些表达于机体所有组织细胞,有些仅表达于造血细胞和白血病细胞。HLA 完全相同的供受者间进行移植所发生的排斥反应主要由 mH 抗原所致,尤其是骨髓干细胞移植后引起的 GVHR。

3.其他参与排斥反应发生的抗原

(1)人类 ABO 血型抗原:主要分布于红细胞表面,也表达于肝、肾等组织细胞和血管内皮细胞表面。若供受者间 ABO 血型不合,受者血清中血型抗体可与供者移植物血管内皮细胞表面的血型抗原结合,通过激活补体而引起血管内皮细胞损伤和血管内凝血,导致超急性排斥反应。

(2)组织特异性抗原:指特异性表达于某一器官、组织或细胞表面的抗原,如血管内皮细胞抗原和皮肤抗原等。

(三)移植排斥反应的免疫学机制

同种异体器官、组织或细胞移植排斥反应本质上是一种针对异体移植抗原(主要是 HLA 抗原)的适应性免疫应答,包括 T 细胞介导的细胞免疫和 B 细胞介导的体液免疫等。

1.T 细胞介导的细胞免疫应答

(1)T 细胞对同种异型抗原的识别:同种反应性 T 细胞(alloreactive T cell)是参与同种异体移植排斥反应的关键效应细胞,可直接、半直接和间接识别同种异型抗原。

1)直接识别(direct recognition):指受者 T 细胞直接识别供者 APC 提呈的完整 MHC 分子,不需要受者 APC 加工提呈抗原(见图 7-2A)。直接识别在急性排斥反应中发挥重要作用。按照经典的 MHC 限制性理论,若同种移植供者的 APC 与受者的 T 细胞间 MHC 型别不同,则不能发生相互作用,故不能用经典理论解释直接识别的机制。

目前,关于直接识别的确切机制尚不清楚。比较公认的观点是 TCR 交叉识别可能是直接识别的分子基础(见图 7-2)。实验表明,TCR 识别靶分子并非绝对专一,而是具有交叉识别性。正常情况下,识别外源肽-自身 MHC 的同种异型反应性 T 细胞,在同种异基因移植中,也能识别结构上与外源肽-自身 MHC 相似的自身肽同种异型-MHC 分子复合物(见图 7-2A),进而诱导免疫应答。

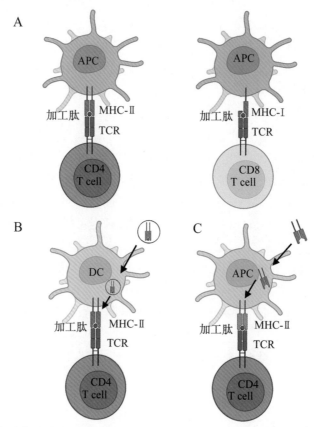

A:在直接途径异体识别中,MHC-Ⅱ类和Ⅰ类异体抗原分别被 CD4[+] 细胞和 CD8[+] T 细胞识别为供体 APC 表面完整的蛋白。B:在间接同种异体识别中,移植物同种异体抗原(典型的 MHC 抗原)被受者 APC(主要是树突状细胞)内在化,在受者 MHC 的背景下加工并呈现为肽片段,被受者 T 细胞自我识别。虽然理论上 CD4 T 细胞和 CD8 T 细胞都可以通过间接途径识别加工过的异体抗原,但间接途径 CD8 T 细胞应答与血管化异体移植的排斥反应并不相关。C:在半直接异体识别中,MHC 异体抗原是由受者 DC 获得的,但不作为加工的异肽呈现,而作为构象完整的蛋白质再现。

图 7-2 T 细胞对同种异型抗原的识别机制

与一般抗原诱导的免疫应答不同,直接识别导致的排斥反应具有以下特点:因为无须经历抗原摄取和加工,所以排斥反应发生速度快,在急性移植排斥反应的早期发挥重要作用;在每一个体中,具有同种抗原反应性的 T 细胞克隆占 T 细胞总数的 1%~10%,所以排斥反应强烈。实验证明,参与初次移植排斥的同种反应性 T 细胞中,许多具有记忆细胞的表型。接受器官移植后,受者体内的记忆性 T 细胞可通过交叉识别机制识别移植物 APC 表面的某种供者自身肽-MHC 分子复合物而被激活。由于交叉识别,受者体内原本仅针对普通外来抗原的 T 细胞成为数目庞大的同种反应性 T 细胞并介导强烈的移植排斥反应。

2)半直接识别(semi-direct recognition):指受者 T 细胞能够直接识别自身 APC 提呈的来自移植物的完整 MHC 复合体(包含供者 MHC 和抗原肽)(见图 7-2B),不需要受者 APC 加工提呈抗原。并且,这些完整 MHC 分子可能是通过细胞间囊泡进行传递的。

3)间接识别(indirect recognition):指受者 T 细胞识别自身 APC 加工提呈的来自供者的抗原肽(主要是 MHC 抗原,见图 7-2C)。一般认为,间接识别机制在急性排斥反应的中、晚期,以及慢性排斥反应中起重要作用。移植术后,受者 APC 随血流进入移植物内,可摄取并加工从移植物细胞脱落的同种异型 MHC 分子(等同于普通外源性抗原),并经 MHC-Ⅱ类分子途径提呈给受者 CD4$^+$ T 细胞,被同种异型抗原激活的 CD4$^+$ T 细胞可分泌多种细胞因子,促进抗原特异性 CTL 及 B 细胞的增殖,导致移植排斥反应的发生。另外,某些被吞噬的同种异型 MHC 分子可进入 MHC-Ⅰ类分子途径,通过抗原提呈活化 CD8$^+$ T 细胞。间接识别以 CD4$^+$ Th 为主,在急性排斥反应的中晚期和慢性排斥反应中均发挥重要作用。

(2)同种反应性 T 细胞的活化:一般来说,同种反应性 T 细胞的活化需要双信号刺激:TCR 识别 APC 上的完整 MHC 分子或抗原肽-MHC 分子传递第一信号;T 细胞上的共刺激分子受体与 APC 表面的共刺激分子相互作用,为 T 细胞的活化提供第二信号。目前,已知的共刺激分子对包括 CD28 与 CD80/CD86、CD40 与 CD40L、ICOS 与 ICOSL、4-1BB 与 4-1BBL,以及 CD27 与 CD70 等。在双信号刺激下,同种反应性 T 细胞增殖、分化成效应性 CD4$^+$ T 细胞和 CD8$^+$ T 细胞,进而发挥免疫效应。

(3)同种反应性 T 细胞的效应功能:如下。

1)CD8$^+$ CTL 介导的效应:CTL 细胞是同种异体移植排斥反应中的主要效应细胞。CTL 是通过识别供者 MHC-Ⅰ类分子而活化的。CTL 不仅可识别供者 APC 上的完整 MHC 分子,也可识别供者血管内皮细胞上的 MHC 分子。CTL 活化、增殖并分化成效应性 CTL,通过释放穿孔素、颗粒酶和死亡受体途径引起移植细胞的凋亡或死亡,引发急性排斥反应。

2)CD4$^+$ Th 细胞及其亚群在移植排斥中的作用:CD4$^+$ Th 细胞是同种异体移植排斥反应中的主要参与细胞。尽管已知同种反应性 Th 可介导皮肤等移植物的排斥反应,但研究发现,不同 Th 细胞亚群在移植排斥反应中的作用不尽相同:①Th1 通过分泌 IL-2、IFN-γ 和 TNF-α 等促炎细胞因子,募集单核吞噬细胞等炎性细胞,导致迟发型超敏反应性炎症损伤;②间接途径中,Th2 细胞是 Ig 类别转换的关键调控细胞,因此,同种异体抗体介导的急性排斥反应是早期间接途径 CD4$^+$ T 细胞活化的有力临床证据;③Th17 可释放 IL-17,继而募集中性粒细胞,促进局部组织产生 IL-6、IL-8、MCP-1 等炎症因子和趋化因子,并表达基质金属蛋白酶,介导炎性细胞浸润和组织破坏。

2.B 细胞介导的体液免疫应答 受者 MHC 可作为抗原刺激 B 细胞产生抗同种异型

抗原的抗体,从而诱导体液免疫应答,并与 MHC 抗原结合形成抗原抗体复合物,一方面可激活 NK 细胞,通过 ADCC 效应对移植细胞进行直接杀伤;另一方面可激活补体,通过 CDC 效应直接溶解靶细胞。释放的细胞裂解片段造成移植物局部炎症反应加重。参与这种作用的抗体主要是 IgM,在超急性排斥反应中最典型,在肾移植中最常见。

(四)负向免疫调节

为了控制必然发生的移植术后的移植物排斥反应,免疫抑制剂的应用及免疫耐受的诱导必不可少。前者是通过抑制受者的免疫功能,使其失去对移植物的免疫应答能力;后者则是诱导针对移植物的特异性无应答性,使其避免移植排斥反应发生。目前,临床常规给予免疫抑制剂防治移植排斥反应,但长期使用此类药物可产生广泛而严重的不良反应。因此,诱导受者对移植物产生免疫耐受被视为预防移植排斥反应的最佳策略。研究表明,同种异体抗原特异性的诱导型调节性 T 细胞(induced regulatory T cells,iTregs)在预防移植排斥反应方面比天然调节性 T 细胞(natural regulatory T cells,nTregs)更有效。

第二节　移植排斥反应

同种异体移植排斥反应包括宿主抗移植物反应(host versus graft reaction,HVGR)和移植物抗宿主反应(graft versus host reaction,GVHR)两大类。HVGR 指受者免疫系统对供者移植物产生的排斥反应,见于一般器官移植。GVHR 指移植物中免疫细胞对受者组织器官产生的排斥反应,主要见于免疫组织或器官的移植,如同种异型骨髓移植、造血干细胞移植(hematopoietic stem cell transplantation,HSCT)和胸腺移植等。

一、宿主抗移植物反应

临床上,根据排斥反应的发生机制、病理改变、发病时间与临床特点将其分为四种类型,即超急性排斥反应(hyperacute rejection,HAR)、急性加速性排斥反应(acute accelerated rejection,AAR)、急性排斥反应(acute rejection,AR)和慢性排斥反应(chronic rejection,CR)。国际统一的班夫(Banff)移植病理学诊断标准(Banff 标准)将移植排斥反应分为 T 细胞介导的排斥反应(T cell mediated rejection,TCMR)和抗体介导的排斥反应(antibody mediated rejection,AMR)两大类,二者在发病机制、病理改变和临床预后等方面存在明显不同,前者临床较多见,及时处理多可以逆转,而后者却常可导致移植物失去功能。

(一)超急性排斥反应

超急性排斥反应指移植器官与受者血管接通后数分钟至 24 小时内发生的排斥反应,是临床表现最为剧烈且后果最为严重的一类排斥反应,其本质是受者体内预先存在抗供者抗原的抗体(多为 IgM 类)介导的 Ⅱ 型超敏反应。预存抗体包括抗供者 ABO 血型抗原、血小板抗原、HLA 抗原及血管内皮细胞抗原的抗体。超急性排斥反应多见于反复输血、多次妊娠、长期血液透析、再次移植、被细菌或病毒感染致敏的个体，免疫抑制药物对治疗此类排斥反应效果不佳。

1.发病机制　超急性排斥反应的发病机制为受者循环中预存抗体与移植物血管内皮细胞表面抗原结合，激活补体级联反应，形成膜攻击复合体（membrane attack complex，MAC），导致内皮活化。此过程发生极快，伴有基因表达迅速上调及新蛋白质快速合成，称为Ⅰ型内皮细胞活化，表现为：①内皮细胞相互分离，导致血管内液体和红细胞外渗、组织水肿及出血；②内皮细胞内肝素亚硫酸盐丢失，导致细胞表面凝血酶原改变，进而发生血管内凝血，形成血栓。

2.病理与临床表现　超急性排斥反应的特征性病理学表现为动脉管壁纤维素样坏死（受者循环中预存抗体与移植物血管内皮细胞表面抗原结合，激活补体级联反应，形成膜攻击复合体，导致内皮细胞被破坏）和（或）广泛微血栓形成（内皮细胞内肝素亚硫酸盐丢失，导致细胞表面凝血酶原改变，进而发生血管内凝血，形成血栓），导致移植肾缺血性或出血性坏死、间质内明显水肿及大量中性粒细胞浸润。

3.预防与治疗　超急性排斥反应一旦发生，则常在极短时间内导致移植器官功能丧失，因此关键是预防。预防措施为移植前行补体依赖淋巴细胞毒性试验、流式细胞仪交叉配型（flow cytometry crossmatch，FCXM）、群体反应性抗体（panel reactive antibody，PRA）和抗 HLA 抗体的检测，可有效地降低 HAR 的发生风险。常规行 FCXM 可检测出受者体内预存抗体，如果为阴性，超急性排斥反应发生率明显降低。PRA 测定有助于发现高致敏受者，有利于及时采取相应的干预措施，减少或预防超急性排斥反应的发生。

（二）急性加速性排斥反应

急性加速性排斥反应多发生在移植术后 2~5 天内，发生越早，程度越重，严重时可致移植器官功能迅速丧失。其病因与超急性排斥反应类似，参与的抗体可能有三种，即预存低浓度抗体、记忆 B 细胞新产生的抗体以及抗供者抗原的新生特异性抗体。

1.发病机制　急性加速性排斥反应的发病机制与移植物血管内皮细胞活化有关，此种内皮活化与超急性排斥反应不同，其不需要补体的参与，发生较缓慢，有充分的时间允许内皮细胞新的基因转录和蛋白质合成，称为Ⅱ型内皮细胞活化，与超急性排斥反应的Ⅰ型活化相对应。因此，急性加速性排斥反应并非超急性排斥反应的迟发形式，而是完全不同的病理过程：超急性排斥反应的内皮活化由补体级联反应所启动，而急性加速性排斥反应的内皮活化则由早期的抗原抗体反应所引起。

受者循环中抗供者抗体与移植物血管内皮的结合是启动Ⅱ型内皮细胞活化的最重要因素。Ⅱ型内皮细胞活化通过激活核因子（nuclear factor，NF）-κB 启动一系列基因的转录与翻译，其生理学效应表现为两个方面：一方面通过启动多种促炎性介质的表达，包括细胞间黏附分子（intercellular adhesion molecule，ICAM）-1、IL-2 和选择素-E，促进炎症效应；另一方面，通过增强组织因子和其他血栓调节因子的表达，同时抑制血栓调节素的表达，促进凝血发生。此两种效应与急性加速性排斥反应的病理学表现密切相关，包括血管内血栓、纤维素沉积和炎性细胞浸润,其中主要为 NK 细胞和巨噬细胞。

2.病理与临床表现 急性加速性排斥反应的特征性组织病理学表现为血管性排斥反应,以小血管炎和动脉纤维素样坏死为主要特征。光学显微镜下可见血管壁内淋巴细胞浸润,血管内纤维蛋白和血小板沉积,管腔内不同程度的血栓形成,小动脉中层纤维素样坏死,间质可有水肿及不同数量的淋巴细胞浸润;免疫荧光和免疫组化可见动脉壁和毛细血管壁 IgM、IgG、C3、C5 和(或)纤维黏连蛋白沉积。

3.预防与治疗 急性加速性排斥反应的治疗方法与超急性排斥反应相同。临床上,急性加速性排斥反应治疗困难,一旦明确诊断,应尽早应用兔抗人胸腺细胞免疫球蛋白(rabbit anti human immunothymocyte globulin,ATG)治疗,一般疗程为 5~7 天,可联合应用血浆置换或免疫吸附和 IVIG 治疗。预存抗体阳性者应尽早使用血浆置换,以清除循环中的抗体和免疫复合物。对于肾移植患者,可同时行持续性肾脏替代治疗(continuous renal replacement therapy,CRRT)清除炎性因子,减轻对移植肾的损害。

(三)急性排斥反应

急性排斥反应是器官移植中最常见的排斥反应,一般在移植术后数天至 2 周左右出现,80%~90%发生于术后 1 个月内,3 个月后反应强度逐渐减弱,及早给予适当免疫抑制剂治疗,此型排斥反应大多可获缓解。T 细胞介导的细胞免疫和抗体介导的体液免疫均参与急性排斥反应。病理表现为组织、器官实质性细胞坏死,并伴有淋巴细胞和巨噬细胞浸润。

由于移植后远期(如 5 年、10 年以上)偶可发生 AR 且症状多不典型,如不能及时发现和处理,可导致移植器官严重损害甚或失去功能,因此,及时诊断和恰当治疗 AR 仍然是现阶段的重要课题。根据 Banff 标准,急性排斥反应分为急性 TCMR 和急性 AMR 两大类。

1.急性 TCMR TCMR 是急性排斥反应最常见的临床类型,约占 90%,多发生在移植术后的前 3 个月内,移植 1 年后偶尔发生。诱发此排斥反应的因素包括供受者 HLA 错配数较多、移植物损伤、免疫抑制不足、再次或多次移植、高血压、受者服用免疫抑制剂的耐受性和依从性差等。

(1)发病机制:急性 TCMR 与 CTL、活化的巨噬细胞以及 NK 细胞介导的细胞毒性效应密切相关。TCMR 是早期移植器官失去功能的独立危险因素,可增加 AMR 发生风险,并影响受者预后。

(2)病理与临床表现:急性 TCMR 特征性病理学表现为移植器官内单个核炎性细胞浸润以及血管内皮炎和(或)其他皮炎,如肾小管上皮炎。移植器官内弥漫性炎性细胞的浸润对诊断急性 TCMR 仅具有提示作用,其确定诊断还需要在此基础上有血管内皮炎和(或)其他皮炎的表现。

(3)治疗和预后:激素冲击疗法仍是急性 TCMR 的一线治疗方案。对于激素难治性TCMR,应尽早给予 ATG 或抗人 T 细胞免疫球蛋白(anti-human T lymphocyte immunoglobulin,ALG)治疗。治疗前对组织学类型和严重程度进行分类是治疗的关键。

对于轻中度急性 TCMR（Banff 分级≤ⅠB级），如激素冲击疗法有效，静脉滴注后，可口服激素维持；对于重度急性 TCMR（Banff 分级≥ⅡA级）常需要 ATG 或 ALG 治疗，同时给予抗生素以预防感染，并根据免疫抑制剂的血药浓度调整口服药物剂量和治疗方案。

2.AMR　AMR 又称体液性排斥反应（humoral rejection），主要由抗体、补体等多种体液免疫成分参与所致的免疫损伤。随着对 TCMR 的有效控制以及对 AMR 发病机制及移植病理学特征研究的深入，AMR 已成为排斥反应预防和诊治的核心内容。AMR 是导致移植急性或慢性失去功能的重要原因，显著降低移植肾的近期和长期存活率。

（1）发病机制：急性 AMR 均由供者特异性抗体（donor specific antibody，DSA）所介导。供者特异性抗体是指受者接受器官/组织移植后体内产生的针对供者组织抗原的特异性抗体，按产生时间，其包括移植前预存 DSA（preformed DSA，pfDSA）和移植后新生 DSA（denovo DSA，dnDSA）。

绝大多数特异性抗体由 HLA 诱导产生，少数由针对 ABO 血型抗原和其他多态性非 HLA 抗原诱导产生。当受者因输血、妊娠以及前次肾移植等原因导致对同种 HLA 和（或）非 HLA 抗原致敏，而预存 DSA 水平较低或淋巴毒作用很弱时，受者体内的抗原特异性记忆性 B 细胞可在接触相应供者抗原后被激活，迅速产生大量 dnDSA，从而介导严重的体液性损伤。

抗供者抗原的特异性抗体与内皮细胞表面的抗原分子结合后，通过补体依赖和非补体依赖两条途径激活淋巴细胞，使 NK 细胞、多形核中性粒细胞和巨噬细胞聚集，从而导致毛细血管炎和最终的组织损伤。急性 AMR 内皮细胞损伤表现为血小板聚集、血栓性微血管病和中性粒细胞聚集，导致早期内皮细胞坏死和同种异体移植器官功能迅速下降。

（2）病理与临床表现：急性 AMR 的主要靶位为移植器官内广泛的微血管床，其典型病理改变包括动脉内膜炎甚至动脉管壁纤维素样坏死，后者提示病变严重。

（3）预防与治疗：急性 AMR 一旦发生，移植器官损伤往往较重且治疗困难，常可导致早期移植器官丧失功能。因此，积极预防是其关键。已知 AMR 主要由特异性抗体所介导，因此避开预存特异性抗体并有效预防和抑制新生特异性抗体的产生是减少 AMR 的关键。

治疗急性 AMR 的主要目的是去除现有抗体并抑制其再度生成，其治疗效果与单纯的细胞介导的 TCMR 治疗相比较差。早期诊断和积极治疗对于挽救移植器官至关重要。

（四）慢性排斥反应

慢性排斥反应（chronic rejection，CR）指发生在移植手术 3 个月之后，持续 6 个月以上，并且有特征性组织学和影像学变化的排斥反应，是影响移植器官长期存活的主要因素。

1.发病机制　慢性排斥反应的发生机制可能是由于同种反应性 T 细胞（主要是

CD4$^+$T 细胞)的活化及 IFN-γ 等细胞因子分泌,导致血管壁慢性炎症反应,刺激血管平滑肌细胞增生,导致血管壁增厚、管腔狭窄或堵塞。大多数 CR 的病因是多重性的,同时包括免疫性和非免疫性的损伤机制。

(1)免疫因素:急性排斥反应、组织相容性差、既往致敏史、DSA(HLA 和非 HLA 抗体)、免疫抑制剂剂量不足等。

(2)非免疫因素:缺血-再灌注损伤、DGF、老年和扩大标准的尸体供者、心脏死亡器官捐献、供者和受者器官大小不匹配、钙神经蛋白抑制剂(calcineurin inhibitor,CNI)引起的肾毒性、高血压、高血脂、吸烟及 CMV 感染等。

2.病理与临床表现　慢性排斥反应的特征性病变表现是组织结构损伤、纤维增生和血管平滑肌细胞增生,导致移植器官功能进行性丧失。发生慢性排斥反应的移植肾脏的病理学特点有:移植肾血管内膜、管壁平滑肌和成纤维细胞明显增生,管壁呈同心圆状且明显增厚,典型表现为"洋葱皮样"外观,最终导致管腔部分或完全阻塞,肾实质缺血坏死、萎缩及纤维化。

目前,对移植器官 CR 临床及病理特点的认识尚不充分,一些受者的移植器官各项检查结果正常,却已存在与 CR 相似的病理学变化。因此,必须确定严格的 CR 临床诊断标准。

3.预防与治疗　目前,对慢性排斥反应尚无有效的治疗手段,重点在于预防。导致CR 出现的高危因素包括既往急性排斥反应、HLA 非匹配移植、受者年龄小于 14 岁、供者和受者年龄差异大(如年轻受者与老年供者)、高血压、免疫抑制剂剂量不足、受者依从性不好和术后新生特异性抗体阳性等,采取相应措施将有助于预防 CR。针对已经进展为慢性活动性排斥反应的情况,目前尚缺乏有效的治疗手段。

二、移植物抗宿主反应

GVHR 是同种异型骨髓移植和造血干细胞移植后出现的移植物中免疫细胞针对宿主组织器官的排斥反应。临床上可出现移植物抗宿主疾病(graft versus host disease,GVHD),是异基因造血干细胞移植后的主要并发症,严重影响移植的成功率,是移植后患者死亡的主要原因之一。

GVHD 发生必须具备以下条件:①移植物中必须具有免疫活性的淋巴细胞。供者的造血干细胞中富含免疫活性淋巴细胞,因而易诱导 GVHR 发生。②宿主必须含有移植物中所没有的组织相容性抗原,因此宿主对移植物来说是异己的。③宿主必须无力对移植物发动有效的免疫攻势。移植之前大剂量放化疗处理摧毁了宿主体内的免疫系统,为供者移植物中免疫系统的重建铺平了道路,同时,这也造成了宿主无力发挥免疫攻击,供者免疫细胞趁机对受者发动强势攻击,导致 GVHR 发生。④供者细胞具备迁移到宿主靶器官的能力。GVHR 发生时,供者免疫细胞主要攻击受者的体细胞,而不是造血和免疫系统。

引起 GVHD 的高危因素除了供受者 HLA 抗原不匹配以外,还包括半相合移植、非亲缘移植、供受者年龄大、供受者之间性别不相合、多次妊娠的女性供者、无效的 GVHD 预防方案、强化预处理方案等。

根据临床表现和病理改变,可将 GVHD 分为急性 GVHD(acute GVHD,aGVHD)和慢性 GVHD(chronic GVHD,cGVHD)。

(一)急性 GVHD

急性 GVHD 是指移植后数天至 100 天内发生的 GVHD。aGVHD 的病理表现为细胞凋亡、死亡和炎细胞浸润,主要引起皮肤、肝脏和肠道等多器官细胞坏死,临床表现为皮疹、黄疸、腹泻等,严重者皮肤和肠黏膜剥落,甚至死亡。aGVHD 主要是 Th1 和 Th17 介导的炎症反应和 CTL 介导的细胞毒效应。除 T 细胞外,NK 细胞、DC、巨噬细胞和中性粒细胞也参与该过程。

aGVHD 的临床表现包括:①皮疹:是最常见及最早出现的改变,首先出现于手掌、足底的皮肤斑丘疹往往是 aGVHD 的先发征象,也可发生在躯干部和四肢,皮损的同时可伴有不同程度的瘙痒。②肠道:一般出现在皮肤 aGVHD 后或在皮肤 aGVHD 治疗好转的过程中,起病常表现为恶心、呕吐和绿色水样便,腹泻量与肠道累及程度呈正相关。极轻者仅表现为食欲减退和恶心,严重者则为血性水样便甚至带有脱落的肠道黏膜上皮,更严重者可出现肠梗阻。③肝脏:常在移植 40 天后出现,一般继皮肤及肠道症状缓解之后出现,多提示 aGVHD 病情进展,表现为肝功能异常,包括尿中尿胆原升高,胆红素、谷丙转氨酶和碱性磷酸酶增高,一般常以胆红素增高的程度评价 aGVHD 的严重程度。

(二)慢性 GVHD

慢性 GVHD 是在移植后 100 天后发生的 GVHD,是一种最为严重的,也是长期影响移植后患者生存质量的并发症。慢性 GVHD 发病机制尚不清楚。纤维增生性改变可能发生在任何器官。

cGVHD 是异基因造血干细胞移植晚期最主要的并发症,多发生在移植后 100 天至 1 年半,少数患者可发生在移植 2 年后,是造成晚期非复发死亡的最主要原因,大多数 cGVHD 继发于 aGVHD 后,20%～30% cGVHD 患者无急性 GVHD。

cGVHD 临床表现多样,累及脏器较 aGVHD 更多,累及器官主要包括皮肤、眼睛、口腔、指甲、胃肠道、肝脏、肺,还可累及肌肉、筋膜、关节、造血系统、免疫系统和浆膜等。①口腔:是临床最早发现 cGVHD 的部位,最常见的体征是溃疡。②皮肤:最易受累,90% 以上的 cGVHD 患者皮肤受累,通常以全身红斑伴有斑块状及波纹状脱皮出现,最终结果是皮肤及关节色素沉着或色素减退(类似于白化病)。③肝脏:主要表现为胆汁淤积。④肺脏:最常见的表现是阻塞性细支气管炎。⑤胃肠道:受累不常见,偶见分泌性腹泻与脂肪吸收异常,可导致体重减轻。⑥免疫缺陷:几乎所有 cGVHD 患者会出现反复感染。

--- 临床病例 ---

患者,男,56岁,患者行肛周脓肿根治术前查血常规提示血红蛋白、血小板降低,行骨髓穿刺,提示急性髓细胞白血病-M5。骨髓活检:骨髓增生大致正常(40%),幼稚阶段细胞增多。染色体:47,XY,+8[13]/46,XY[2]。43种白血病融合基因阴性。流式免疫分型:异常髓系细胞占有核细胞的68.4%,AML可能性大。DNA测序检出 $NRAS$、$U2AF1$ 基因发生突变。

给予地西他滨+半量CAG方案化疗后骨髓原始幼稚单核细胞占6%,疗效评估部分缓解,后给予阿扎胞苷联合维奈克拉治疗后原发病获完全缓解。后行两疗程方案巩固化疗后入院行子供父半相合异基因造血干细胞移植。完善移植相关检查,无移植相关禁忌证,给予改良BU/CY+ATG方案预处理,环孢素、吗替麦考酚酯预防GVHD,过程顺利,共输注 $CD34^+$ 干细胞 3.26×10^6/kg,患者白细胞15天后植活,血小板21天后植活,21天后双手掌出现红色皮疹,并逐渐蔓延至前胸、腹部及后背部,偶有痒感,23天后出现腹泻,大便3次,约1430 mL。

【问题1】通过上述信息,该患者可能出现了哪种移植后异常反应?

思路:急性GVHD指在移植后数天至100天内发生的GVHD。aGVHD的临床表现包括:①皮疹:是最常见及最早出现的改变。②肠道:一般出现在皮肤aGVHD后或在皮肤aGVHD治疗好转的过程中。腹泻量与肠道累及程度呈正相关。③肝脏:常在移植40天后出现,一般是继皮肤及肠道症状缓解之后出现,一般常以胆红素增高的程度评价aGVHD的严重程度。

临床考虑该患者出现皮肤、肠道aGVHD,给予甲强龙治疗,皮疹逐渐消退,但患者腹泻进行性加重,给予加用巴利昔单抗(抗IL-2R单抗),并给予吗替麦考酚酯、甲氨蝶呤、芦可替尼治疗aGVHD,后患者皮疹、肠道症状明显好转,抗排异用药逐渐减量。120天后患者反复出现口腔溃疡、皮肤色素沉着、局部红斑及波纹状脱皮。

第三节　器官移植前的组织配型与应用

HLA是代表个体特异性的移植抗原,也是引起同种异型移植排斥反应的主要抗原物质。供者与受者的HLA等位基因匹配程度决定了移植排斥反应的强弱。因此,必须通过HLA组织分型来选择合适的供者,以减少排斥反应的发生。

一、HLA分型方法

HLA是引起移植排斥反应的主要抗原,因此移植前需要对供受者HLA表型和基因型的一致性进行鉴定,这称为 HLA 分型、组织配型或组织相容性试验。通过组织配型试验,选择与受者组织相容性抗原相同或近似的供者,可降低急性移植排斥反应发生的频率和强度,从而延长移植物的存活。

供者与受者的 ABO 血型一致是器官移植的前提。其次,HLA 配型决定了移植器官与受者的基因相符程度,供者和受者 HLA 相容性越高,排斥反应发生率越低,移植成功率和器官存活率越高,反之就越容易发生排斥。HLA 等位基因不匹配越多,产生 dnDSA,发生免疫排斥和移植失败的风险越高。肾脏移植的长期存活与供受者 HLA 抗原,特别是 HLA-DR 抗原相容性密切相关。对无关造血干细胞移植的供受者,则要求 HLA-A、HLA-B、HLA-DR 座位上基因分型至少 5/6 配合。在等位基因不完全匹配的情况下,可选择与患者 HLA 抗原 6/6 配合的供者。

移植物存活与 HLA 配型的关系是:①供受者 HLA-A 和 HLA-B 相配的位点数越多,移植物存活概率越高;②供受者 HLA-DR 位点相配更为重要,因为 HLA-DR 和 HLA-DQ 基因有很强的连锁不平衡,DR 位点相配的个体,通常 DQ 位点也相配;③由于不同地区 HLA 位点连锁不平衡性存在差异,不同地区 HLA 匹配程度与移植结果的关系有着不同的预测价值。

伴随着分子生物学及免疫遗传学的发展,HLA 分型方法也得到迅速改进。1964 年,美国的寺崎(Terasaki)和麦克利兰(McClelland)建立了基于 CDC 的 HLA 血清学分型方法,主要侧重于分析 HLA 抗原特异性;20 世纪 80 年代起建立的 DNA 分型方法则侧重于基因分型。

由于血清学分型是在多肽水平上,可能出现血清学的表型相同,而 DNA 的核苷酸序列不完全相同的现象,而且 HLA-Ⅱ类抗原相应的特异性血清较难获得,导致血清学分型方法的应用受到限制。细胞分型法由于分型细胞来源困难、制备繁琐,且实验耗时较长,亦不适用于临床常规检验。由于 HLA 的个体遗传学差异本质上不是血清学方法所测得的基因产物,而是编码这些基因产物的 DNA。因此,应用分子生物学技术,在 DNA 水平上进行 HLA 分型已经取代血清学和细胞学方法。以基于基因测序的 HLA 分型结果最为准确、可靠、直观,是世界卫生组织推荐的标准分型技术,常用于新等位基因的确定。

二、HLA 基因分型与血清型分型之间的关系

在移植免疫反应中,宿主细胞识别的是外来 HLA 抗原表位,而不是 HLA 基因,目前还不可能根据 HLA 基因的 DNA 序列预测相应抗原的免疫原性。因此,从移植配型角度考虑,HLA 基因分型结果必需"翻译"成 HLA 抗原特异性才有意义。

世界骨髓捐献协会(World Marrow Donor Association,WMDA)要求以 HLA 抗原为基础检索 HLA 匹配者。中华骨髓库也要求对造血干细胞供者 HLA 基因分型的同时指定相应血清学窄特异性。在此背景下,一部国际通用的《HLA 字典》应运而生,而美国 NMDP 进一步建立起以血清学代码为基础的 SD(search determinants)检索系统(见表7-1)。

表 7-1　HLA 等位基因对应的血清学特异性以及编码系统示例

等位基因	HLA 字典（WHO）	美国 NMDP
B＊1506	B62	B62
B＊1512	B76	B62/B76/B75/B15
B＊1516	B63	B63/B57/B15
B＊1523	—	B70
B＊1526N	无效	空白
B＊1529	B15	B70
B＊1538	—	B62
B＊1544	—	—
B＊1547		B35
B＊1555	B15	—

三、HLA 预存抗体检测

移植前如果受者血清中预先存在抗供者淋巴细胞的抗体，移植后 80％发生超急性排斥反应，因此移植前必须进行预存抗体的检测，检测的抗体主要是抗 HLA 抗体。因此，此检测项目又称为 HLA 交叉配型。HLA 交叉配型采用补体依赖的细胞毒试验。

交叉配型阳性表明受者预存有抗供者的抗体。在做受者选择时，组织配型差，但交叉配型为阴性，仍可实施移植。然而，若交叉配型阳性，即使组织配型好，也不宜进行移植，否则将发生超急性排斥反应。交叉配型常用于肾脏移植，而并不用于肝、心、肺等器官移植，因为预存抗体与这些器官移植的排斥反应并无明显关系。

四、群体反应性抗体的检测

群体反应性抗体（panel reactive antibody，PRA）是由 HLA 同种异基因免疫致敏诱导产生，如输血、妊娠和器官移植等都能导致 HLA 特异性抗体产生。PRA 百分率可反映体内 HLA 抗体的水平以及受者致敏状态。临床常用的 PRA 检测方法主要有 ELISA 和流式细胞术。

PRA 在实体器官移植排斥反应中扮演着重要角色，其存在及强度不仅与超急性排斥反应密切相关，而且与移植物功能延迟、急性排斥反应及移植物存活率下降关系密切。因此，临床上要求对受者的 PRA 水平及抗体特异性进行定期检测。一般在移植术前监测患者体内 PRA 的水平，可以实时了解待移植受者致敏状态，以确定合理的配型方法和程序，筛选合格供者。移植术后定期动态检测受者体内 PRA 水平，可以减少超急性和急性排斥反应的发生。结果为高致敏（PRA≥50％）的患者禁止移植，低致敏（10％＜PRA＜50％）患者则需仔细评估免疫状态，待抗体水平降到允许范围后再考虑移植，原则上不仅要保证移植物不被排斥，还要保证对受体免疫系统产生最小影响且不良反应最少。

第四节 器官移植后排斥反应的免疫监测

临床上,排斥反应发生时受者体内的免疫应答发生一系列变化,加强移植后的免疫监测能及时发现机体排斥反应的发生,便于进行早期诊断和鉴别诊断,对及时采取防治措施具有重要意义。目前已建立多种免疫监测指标,但单项指标仍缺乏特异性,一般需结合多项指标及临床表现进行综合分析。

一、体液免疫水平检测

(一)特异性抗体水平的检测

受者抗体水平的测定对各种类型的排斥反应均有诊断意义,尤其是急性、超急性排斥反应。相关的免疫指标包括 ABO 血型抗体、HLA 抗体、抗供者组织细胞抗体、血管内皮细胞抗体、冷凝集素等。测定方法可根据相应抗原的特性分别采取补体依赖的细胞毒性试验、ELISA、流式细胞术等。

(二)补体水平的检测

补体在急性排斥反应中发挥着重要作用。当移植物遭受排斥时,补体成分的消耗增加,导致血清中总补体或单个补体成分减少,此时常用免疫比浊法进行检测。此外,补体的裂解产物,如 C3a、C3b、C3d 等的测定,对了解补体的活性也有很大的帮助,其常用的检测方法有 ELISA 等。

二、细胞免疫水平检测

细胞免疫水平的测定包括参与细胞免疫的细胞数量、功能、表面分子及其分泌的细胞因子水平的检测,对评估移植排斥反应的发生、判断排斥反应的类型等均具有一定的临床意义。同种异体移植排斥反应主要由 T 细胞介导,$CD4^+$ T 细胞被认为是启动排斥反应的影响因素。

(一)外周血 T 淋巴细胞检测

临床上常用流式细胞术监测受者外周血 T 细胞及其亚群 $CD4^+$ T 细胞和 $CD8^+$ T 细胞数量及比值。在急性排斥反应临床症状出现前 1～5 天,T 细胞总数和 CD4/CD8 比值升高;巨细胞病毒感染时,此比值降低。一般认为,CD4/CD8 比值大于 1.2 时,预示急性排斥反应即将发生;而当此比值小于 1.08 时,则发生感染的可能性很大,动态监测该指标对急性排斥反应和感染具有重要的鉴别诊断意义。但是,只用 $CD4^+$ T 细胞和 $CD8^+$ T 细胞数量及比值来反映受者移植术后的免疫状态并非十分可靠,最好能分析 $CD4^+$ T 细胞和 $CD8^+$ T 细胞亚型情况。

4 小时 T 细胞转化试验是一项预报急性排斥反应危象较为满意的方法,用于检测受者致敏 T 细胞。此外,美国 FDA 还批准了第一个免疫状态评估试剂盒——Immuknow™ Cylex 免疫细胞功能测定试剂盒,其检测原理是通过检测三磷酸腺苷(adenosine triphosphate,ATP)活性反映免疫细胞的功能。

（二）NK 细胞活性测定

移植后,因免疫抑制剂的应用,影响了受者机体杀伤细胞的活性,但在急性排斥反应时杀伤细胞明显升高,常采用混合淋巴细胞培养实验检测细胞毒性作用。采用受者的外周血总淋巴细胞作为反应细胞,检测结果显示的是 CTL 和 NK 细胞共同作用的结果,如果分选出患者 NK 细胞作为反应细胞,并动态监测 NK 细胞活性,则意义更大。

（三）血清细胞因子测定

在移植排斥反应中,IL-2、IFN-γ 和 TNF-α 表达增高可作为早期排斥反应的诊断指标,而 IL-2R 水平尽管与同基因移植对照组比较无差异,但可以通过比较受者接受移植物前后的水平而作出判断。环孢素的应用可导致肾功能减退,此时血清肌酐值增高,而 IL-2R 却明显降低。但若血清肌酐值和 IL-2R 同时增高,则对急性排斥反应的发生有诊断意义。巨细胞病毒感染时,IL-2R 血清含量的升高将更为明显。另外,受者排斥反应发生时,体内某些趋化因子也发生变化,有些可预测排斥反应的发生。

三、尿微量蛋白检测

尿微量蛋白是指常规定性或定量方法难以测出的蛋白质。机体蛋白质非正常地经尿排出,可发生于肾脏损伤性病变。在临床器官移植中,尿微量蛋白的检测一方面有助于判断大器官移植尤其是肾脏移植时排斥反应的发生,另一方面也可作为免疫抑制药对肝、肾毒性作用的观察指标。

四、急性时相反应物质检测

临床同种异基因干细胞移植时发现,受者血清的 CRP 水平增高,且在移植后发生细菌或真菌感染时更为显著。此外,在肝、肾移植过程中,对受者血清 CRP 的动态测定结果也显示,CRP 与器官移植后并发症的发生相关,且 CRP 水平似乎比白细胞计数或发热更能敏感地反映发生并发症的可能。

第五节　器官移植后排斥反应的常见处理措施

器官移植术的成败在很大程度上取决于移植排斥反应的防治,其主要原则是严格选择供者、抑制受者免疫应答、诱导移植免疫耐受以及移植后免疫监测等。

一、供者的选择

（一）选择较理想的供者

1.红细胞血型抗原的检查　人红细胞血型抗原为重要的同种异型抗原,故供者ABO、Rh 血型抗原须与受者相同,或至少符合输血原则。

2.受者血清中预存抗体的检测　取供者淋巴细胞和受者血清进行交叉细胞毒试验,可检出受者血清中是否含有针对供者淋巴细胞的预存细胞毒抗体,以防止超急性排斥反应发生。

3.HLA 基因配型　HLA 型别匹配程度是决定供受者间组织相容性的关键因素。不同 HLA 基因座位产物对移植排斥的影响各异。不同器官移植对 HLA 分型的要求严格程度不同,骨髓、干细胞移植及肾移植对 HLA 的匹配程度要求较高。由于肝脏是免疫耐受器官,HLA 的表达水平低,HLA 配型对患者预后的影响不大,故一般不需要配型。

4.HLA 交叉配型　目前的 HLA 分型技术尚难检出某些同种抗原的差异,故有必要进行交叉配型,这在骨髓移植中尤为重要。

（二）移植物和受者的预处理

1.移植物预处理　实质脏器移植时,尽可能清除移植物中过路白细胞有助于减轻或防止急性排斥反应。同种骨髓移植中,为预防 GVHD,可预先清除骨髓移植物中的 T 细胞。

2.受者预处理　实质脏器移植中,供受者间 ABO 血型物质不符可能导致比较强的移植排斥反应。某些情况下,为逾越 ABO 屏障而进行实质脏器移植,有必要对受者进行预处理。其方法包括:术前给受者输注供者特异性血小板,借助血浆置换术去除受者体内天然抗 A 或抗 B 的抗体,受者脾切除,免疫抑制疗法等。对预存抗体阳性的受者,移植前可进行血浆置换,除去受者血液内预存的特异性抗体,以防止发生超急性排斥反应。

（三）移植后排斥反应的监测

移植后早期发现和诊断排斥反应对及时采取防治措施具有重要指导意义。

1.体液免疫的检测　相关的免疫指标主要有血型抗体、HLA 抗体、供者组织细胞抗体以及血管内皮细胞抗体等,抗体的存在预示着排斥反应的可能。

2.细胞免疫的检测　细胞免疫相关的检测包括参与细胞免疫的细胞数量、功能和细胞因子水平的检测。细胞免疫水平的动态检测对急性排斥反应的早期发现以及病毒感染的鉴别诊断具有重要价值。

3.补体水平检测　补体的含量及活性与急性排斥反应的发生密切相关:急性排斥反应发生时,补体大量消耗,可导致补体含量下降。

二、免疫抑制剂的应用

1.免疫抑制药物的应用　同种异体移植一般均会发生移植排斥反应,因此移植术后必须服用免疫抑制药物。常用的免疫抑制药物包括环孢素、他克莫司、西罗莫司、霉酚酸酯等,药物作用机制见第十章。

2.中草药类免疫抑制剂 某些中草药如雷公藤、冬虫夏草等具有明显的免疫调节或免疫抑制作用,已被用于防治器官移植排斥反应。

三、免疫耐受的诱导

在移植领域,诱导持久稳定且无需药物的免疫耐受是迫切需要解决的问题。

(一)诱导中枢耐受策略

1.针对胸腺诱导免疫耐受 胸腺内注射供者抗原或进行同种胸腺移植诱导免疫耐受。

2.建立同种异基因嵌合状态 同种异基因嵌合状态指同种移植受者体内检出供者细胞或遗传物质的现象:①大剂量全身放射线照射建立同种异基因造血干细胞嵌合体;②持续应用免疫抑制剂,并多次给宿主输注供者骨髓细胞,建立混合嵌合体。

(二)诱导外周耐受策略

诱导外周免疫耐受的方法主要有两种策略:①抑制效应性免疫细胞(如 T 细胞)的活化和功能,如利用抗 CD3、CD4 或 CD8 的抗体清除效应性 T 细胞或通过阻断共刺激通路诱导同种反应性 T 细胞失能等;②通过诱导或转输抑制性免疫细胞(如耐受性 DC、Treg)诱导免疫耐受。下面介绍四种诱导外周耐受的策略:

1.阻断共刺激通路诱导同种反应性 T 细胞失能 ①用 CTLA-4/Ig 融合蛋白结合 APC 上的 CD80/CD86,竞争性阻断 CD28 共刺激通路介导的 T 细胞活化;②应用抗 CD40L 单抗,阻断 CD40L-CD40 共刺激通路介导的 T 细胞和 B 细胞的活化。动物实验和临床试验均已证实,上述策略可有效延长移植物存活时间。

2.转输耐受性 DC 某些耐受性 DC 亚群低表达共刺激分子和 MHC-Ⅱ类分子,可分泌具有免疫抑制作用的细胞因子和效应分子。体外诱生此类 DC 并过继输入给受者,有助于诱导移植耐受。

3.转输 Treg 同种抗原特异性 Treg 可抑制 T 细胞介导的同种移植排斥反应,诱导移植物长期耐受。Treg 具有抑制同种反应性 CTL 的细胞毒作用并可直接或间接下调 DC 表达共刺激分子和黏附分子,抑制同种反应性 T 细胞激活、增殖,并诱导其失能或凋亡。转输 Treg 治疗 GVHD 已经进入临床试验,并取得了一些有价值的结果。

4.转输 MDSC 和骨髓来源的间充质干细胞 MDSC 可在体外扩增并通过多种途径抑制免疫功能,过继转输 MDSC 后能显著抑制同种异基因皮肤移植排斥反应。间充质干细胞(mesenchymal stem cells,MSC)是一种存在于人体多种组织和器官间质中的成体干细胞,可抑制效应性 T 细胞、B 细胞、NK 细胞和 DC 的分化、增殖或功能,也可诱导 Treg 产生,其在移植排斥反应的预防和治疗领域具有良好的前景。

本章小结

同种异体器官移植后常发生不同程度的排斥反应,其本质是免疫系统对同种异型抗原(主要是 MHC 分子)产生的适应性免疫应答,包括细胞免疫和体液免疫。

T 细胞对同种异型抗原的识别与对普通抗原的识别不同,T 细胞可通过直接、半直接或间接模式识别同种异型抗原。直接识别是指受者 T 细胞直接识别供者 APC 表面同种异型 MHC 分子,并在移植初期可引发快速排斥反应。半直接识别(semi-direct recognition)是指受者 T 细胞能够直接识别自身 APC 提呈的来自移植物的完整 MHC 复合体(包含供者 MHC 和抗原肽)。间接识别是指受者 T 细胞识别经自身 APC 加工提呈的供者 MHC 抗原肽,常引起较迟发生的排斥反应。

同种异体移植是目前最常见的移植方式。常见的移植排斥反应包括宿主抗移植物反应和移植物抗宿主反应,根据器官移植排斥反应发生的时间、强度、病理学特点及机制,可分为超急性、急性加速性、急性和慢性排斥反应。

为防止移植排斥反应的发生,延长移植物存活时间,在组织器官移植前要对供者进行选择。HLA 配型是供者选择的前提。HLA 分型方法包括血清学法、细胞分型法和基因分型法,前两种分型法因存在各种不足,已经被逐渐淘汰,基因分型法为世界卫生组织推荐的标准分型技术。

组织器官移植后,为了解移植物存活情况,需要对受者进行监测,包括免疫功能状态的监测和非特异性炎症反应指标的检测,并常采用免疫抑制剂抑制移植排斥反应的发生。

(孙艳丽　李昊颖)

第八章 生殖免疫

📖 **学习目标**

1.识记:生殖系统的免疫细胞种类及其特殊的功能、常用的生殖免疫检测指标。

2.理解:生殖系统免疫稳态与妊娠、流产、不孕不育、肿瘤等疾病的关系。

3.应用:生殖免疫知识分析与解决妊娠、流产、不孕不育、肿瘤等的免疫学机制及诊疗问题。

生殖免疫学是近年来发展起来的生殖生物学与免疫生物学交叉的边缘学科,其研究的核心问题是母体对同种异体抗原(胚胎)不排斥,并呈耐受状态的原因和机理,主要包括生殖道免疫、免疫遗传、妊娠期母-胎免疫及妊娠免疫耐受等多个方面。

母体免疫应答与免疫调节的目的在于适应胚胎发育,避免受到母体的免疫排斥。研究表明,不明原因流产、不孕、早产、妊娠期特有疾病等生殖障碍与母体免疫环境的改变密切相关。深入研究生殖道局部免疫调控,可为围生期工作的开展、病理妊娠的防治和生育控制技术的发展提供新的理论依据。

第一节　生殖系统免疫概述

妊娠是一个极其复杂而协调的生理过程,母-胎界面正常免疫耐受的维持是妊娠成功的关键。存在于生殖道内的免疫因素(细胞、抗体、细胞因子及其他成分)同生殖系统的相互作用与生殖的顺利进行、免疫因素引起的不育症、反复流产等都有密切关系。性腺内分泌功能可影响机体的免疫器官与免疫效应。

一、生殖道组织的局部免疫

女性生殖道的黏膜面经常接触到抗原,在进化中逐渐发展成一个特殊的免疫防御系统,属于机体黏膜免疫系统的重要组成部分,其表面同时存在固有和适应性免疫保护。

生殖道各段执行功能不同,免疫细胞的构成及功能状态也有所不同,研究较多的是宫颈及阴道局部免疫及其与生殖的关系。

(一)宫颈、阴道与免疫

1.树突状巨噬细胞　宫颈和阴道上皮(主要在基底层以上)中分布着树突状巨噬细胞,其数量随年龄增长有所增加。其胞浆突起在细胞间,呈网状,下达基底膜,上至表皮层。这些细胞大量分布在毛细血管淋巴细胞聚结体的周围。

2.T 细胞　T 细胞主要存在于宫颈天然上皮和转化区上皮中,以 CD8$^+$ T 细胞为主,也有 CD4$^+$ T 细胞,且转化区的 T 细胞数量大于天然上皮区。但在间质也有 T 细胞,且也以 Treg 细胞为主。这意味着基底膜上下均有 T 细胞,其可以自由进出上皮层。

3.B 细胞　在阴道、宫颈阴道部、宫颈管组织中均可见到合成免疫球蛋白 A(immunoglobulin A,IgA)的 B 细胞,而其分泌成分局限在宫颈管和输卵管上皮。分泌的抗体类型为分泌型免疫球蛋白 A(secretory immunoglobulin A,SIgA),不同于循环 IgA。SIgA 具有中和病毒的性能,能抑制微生物黏附到黏膜表面;可以活化补体,在溶酶体和补体存在时具有杀菌作用;还可通过与抗原大分子结合成为不可被吸收的复合物,起到调理细菌吞噬和阻止抗原进入体内的作用。SIgA 的合成受到激素的影响,雌激素可以使合成 IgA 的免疫细胞减少,而孕激素则可使其明显增加。SIgA 免疫细胞移行可能通过毛细血管后微小静脉内皮上的受体进行调节,孕激素使受体表达增强,而雌激素则使受体表达减少。

(二)子宫与免疫

子宫内膜没有典型的黏膜免疫系统,但含有一定数量的免疫职能细胞,如巨噬细胞、NK 细胞、T 细胞、肥大细胞等。这些免疫细胞与其所分泌的细胞因子、生长因子组成网络系统,有效地调控子宫内膜的免疫活性,在防止感染、调节生殖活动中起重要作用。

T 细胞对妊娠可能有两种作用:一为免疫营养作用,如通过 Th2 类细胞因子,有利于妊娠及胎盘的正常生长发育;二为免疫杀伤作用,如通过 Th1 类细胞因子,影响生殖功能,并使胚胎受到损害。巨噬细胞在孕期和非孕期子宫内膜上均稳定表达 MHC-Ⅱ分子,是主要的抗原提呈细胞,在整个孕期中持续存在。

多数子宫内膜上皮细胞具有分泌功能,通过产生细胞因子、生长因子、妊娠蛋白参与子宫局部免疫调节。目前,已知子宫内膜上皮可产生的细胞因子和生长因子有 IL-1α、IL-1、IL-2、IL-3、IL-4、IL-7、TNF-α、集落刺激因子(colony-stimulating factor,CSF)-1、GM-CSF、表皮生长因子(epidermal growth factor,EGF)、白血病抑制因子(leukemia inhibitory factor,LIF)、转化生长因子(transforming growth factor,TGF)和血小板源性生长因子(platelet derived growth factor,PDGF)等。这些因子除影响免疫功能外,还在生殖和妊娠中起重要作用。其中,对胚胎着床必不可少的因子有 IL-1b、CSF-1、EGF 和 LIF。

子宫内膜间质细胞能产生细胞外基质成分如纤维连结蛋白、层连结蛋白和胶原等,这些基质成分是黏附分子的重要配基,可使子宫内膜和蜕膜环境有利于胚囊种植和早孕期滋养叶侵入。蜕膜间质细胞免疫抑制作用与其分泌一系列细胞因子有关,这些细胞因子包括 IL-1、TNF-α、IL-6、M-CSF、TGF-b、IGF 和 EGF,这些细胞因子在孕期迅速增加。同时,间质细胞因子增加伴有子宫内膜细胞或其他类型细胞受体表达增加,这说明自分泌或旁分泌机制在起作用。蜕膜间质细胞也可能是重要的局部免疫抑制细胞,正常早孕者蜕膜间质细胞与巨噬细胞一起促进 PGE2 的产生,导致抗滋养叶细胞酶活性抑制,并有拮抗 PGE2 抗体或 PG 抑制剂的作用。

子宫内膜与生殖道其他部位一样,经常可能接触到外界的微生物、异体抗原及同种异体抗原。因此,子宫内膜在免疫潜能上具有双重性:一方面,其具有防护外来细菌侵入的功能,即免疫杀伤的活性;另一方面,其具有接受异体同种抗原(胚胎)种植和发育的功能,即免疫耐受或保护性免疫抑制功能。虽然子宫免疫调节机制尚不清楚,但子宫内膜这两种截然相反的免疫活性的精细平衡,对于妊娠成功是十分重要的。

(三)卵巢与免疫

卵巢内的免疫细胞有巨噬细胞、淋巴细胞、肥大细胞及多形核细胞,其数量随卵巢周期发生变化。巨噬细胞是卵巢间质的主要细胞成分。

卵巢可产生多种细胞因子,并表达各种细胞因子受体。这些细胞因子对卵泡的发育、卵子成熟、受精、卵裂及甾体激素分泌具有重要的调节作用。其中,胰岛素样生长因子(insulin-like growth factor,IGF)可通过不同途径广泛调节卵巢的功能,如促进卵巢颗粒细胞和黄体细胞增生及分化、分泌雌二醇及刺激促黄体生成激素受体等;TGF-β 与卵巢功能的关系更为密切,可降低卵泡膜细胞的 17-羟化酶活性和线粒体胆固醇含量,抑制 TNF-α 所刺激的卵泡膜细胞增生,抑制促黄体生成激素诱导的雌激素分泌,拮抗 EGF 的作用,参与卵子的成熟过程等;EGF 可刺激卵巢颗粒细胞的 DNA 合成、分裂、增生和分化,并干扰 TGF-β 对颗粒细胞的作用等。

二、妊娠与免疫

胎儿体内含有父系遗传物质所决定的血型抗原、组织相容性抗原及其他同种异型抗原等,对母体来说是外源性的。成功的妊娠相当于妊娠期间的同种移植成功。

(一)配子免疫

精子的抗原成分十分复杂,除其膜表面的多种糖蛋白抗原外,尚有精子本身的结构抗原、血型抗原、组织相容性抗原及精子内部各种酶系抗原。各种精子抗原均可诱发相应抗体的产生,引起精子运动障碍和凝集,抑制精子获能、顶体反应及受精。正常情况下,由于存在血-睾屏障,精子抗原不能进入血液循环,因而不发生自身免疫反应。在输精管结扎术后,或患有睾丸炎、精囊炎、外伤或手术等情况下,精子及其抗原可进入血液循环,致敏淋巴细胞,生成抗精子抗体。

在正常情况下,精子不引起女性的免疫反应,原因如下:精浆中含有的免疫抑制因子可包裹于精子表面,使女性免疫系统不能识别精子抗原;精浆中的酶可干扰精子表面抗原的表达;精子进入女性生殖道后,很快被生殖道内的蛋白包裹,从而对精子形成保护作用;进入宫腔的精子数量极少,致敏作用较弱。当女性生殖道内损伤或炎症时,精子及其抗原可进入血液循环,致敏免疫细胞,产生相应抗体。

卵细胞上的透明带抗原是由颗粒细胞分泌并包裹于卵细胞膜表面的一层糖蛋白。透明带在受精过程中起着非常重要的作用,如诱导顶体反应、促进精子与透明带的黏附及阻止多精子受精等。透明带存在特异性抗原,可诱发免疫系统产生抗透明带抗体。当抗透明带抗体与透明带结合后,可影响卵细胞的受精及着床。

(二)胚胎与免疫

胎膜最外层为滋养层,滋养层除进行母子之间的物质交换外,还构成了母胎间免疫学屏障。滋养层外存在具有免疫保护作用的类纤维蛋白样物质,因此滋养层细胞抗原性很弱。胚胎同种抗原主要包括胚胎血型抗原、甲胎蛋白、人类白细胞抗原等。

在妊娠过程中,胎儿的血型抗原可通过破裂的毛细血管进入母体循环系统,使母体免疫系统产生相应抗体。因胎儿的 HLA 基因一半来自父方,一半来自母方,因此,妊娠时,带有 HLA 抗原的脱落滋养细胞进入母体的血液循环,刺激母体产生相应的抗 HLA 抗体。此类抗体与滋养细胞上的 HLA 抗原结合,形成抗原-抗体复合物,覆盖来自父方的 HLA 抗原,使母体不产生对父方 HLA 抗原的免疫应答,从而使胎儿免受母体免疫系统的排斥。但当 HLA 抗原表达异常时,可引起流产、妊娠期高血压等。

(三)母体-胎儿与免疫

胎儿能作为同种异体移植物,而不被母体所排斥,主要原因为:妊娠期母体的免疫防御反应受到严重抑制;胎盘的免疫屏障作用将胎儿抗原封闭起来;母体的抗体及其他免疫因子受到胎盘屏障的阻碍,无法通过胎盘与胎儿接触。

在妊娠的 10～31 周,胎儿组织可合成免疫球蛋白,合成顺序为 IgM、IgG、IgA、IgD、IgE。至妊娠 4 个月时,胎儿血液中 IgM 的含量为母体的 5％～10％。IgG 主要来源于母体,至妊娠 6 个月时,胎儿血液中 IgG 浓度与母体接近。妊娠第 18～22 周,胎儿多数组织可合成 SIgA。在妊娠最后 3 个月时,胎儿 B 细胞合成 IgE 和 IgD。妊娠第 38 天的胚胎血液中已出现补体。妊娠 3 个月时,胎儿血液中出现溶血性补体,出生 3 个月后,其补体可达到正常成人水平。

妊娠期孕妇血中皮质激素、人绒毛膜促性腺激素等出现或增加,使孕妇免疫功能受到抑制,从而使胎儿不受母体的免疫排斥而得以生长。此外,脱落的滋养层细胞或胎儿细胞通过胎盘进入母体血液循环,刺激母体产生相应的封闭抗体,它们可与胎盘抗原结合,也可与母体淋巴细胞结合,干扰淋巴细胞介导的细胞毒作用,使胎盘、胎儿不致受损。

(四)胎盘与免疫

胎盘的机械性屏障由绒毛中的血管壁、绒毛间质、基底膜和绒毛上皮组成,它使母-胎的免疫细胞互不接触,从而避免了胎儿被母体排斥。胎盘只容许小分子物质渗透,限制免疫活性细胞与大分子抗原物质进入胎儿血液循环,对胎儿起保护作用。绒毛膜滋养层细胞表达的 HLA-G 抗原并不介导母体对胎儿的免疫排斥,反而可发挥免疫抑制作用,保护胎儿免遭排斥。另外,胎盘可分泌具有免疫抑制作用的多种蛋白质及大量激素,保护胎盘及胎儿免受母体的免疫攻击。

三、自然流产与免疫

自然流产(spontaneous abortion)是妊娠最常见的并发症之一,是指妊娠 28 周以前、胎儿体重不足 1000 g 的妊娠物自然丢失。近年来,随着医学技术的不断进步以及孕产妇与新生儿监护技术的改进和提高,妊娠小于 28 周终止者的胚胎存活率明显增加。因此,有研究者将妊娠不足 20 周、胎儿体重小于 500 g 终止者称为流产。临床上,自然流产的发生率为 10%～15%,但其真实发生率可能远比实际观察到的要高得多。据估算,在人类妊娠中,70%～80%妊娠因自然流产而告终,但由于大部分的胚胎在着床后很短时间内即停止发育,仅仅表现为月经延迟、经量增多或正常月经来潮,导致临床上难以确认。因此,很难统计其真实发生率。近年来,有研究者通过 β-hCG 检测后认为,自然流产的发生率为 30%～40%,目前较为一致的观点认为,自然流产的发生率为 50%～60%,这一数字可能更接近其真实发生率。

胎儿-胎盘单位对母体来说是一个半同种移植物,但多种机制参与其中,使其不被排斥。首先,母体可对胎儿表达的父系主要组织相容性抗原、滋养层-淋巴细胞交叉反应抗原等产生封闭抗体;其次,母-胎接触面被封闭抗体及封闭因子、蜕膜细胞产生的免疫抑制成分等遮盖;最后,母体内存在的各种免疫抑制因子共同作用。当以上某个环节出现异常时,滋养层或胚胎受到免疫攻击,导致胚胎死亡、妊娠终止。

胚胎所带父系 HLA-DR 和 HLA-DQ 抗原可刺激母体产生一类防止自身 T 淋巴细胞识别胎儿抗原的 IgG 型特异性抗体。此类抗体一方面可与母体的细胞毒性淋巴细胞结合,封闭其细胞毒作用,阻止其对胎儿的杀伤;另一方面可与胚胎细胞上的抗原结合,阻断母体淋巴细胞到胚胎细胞的通路。

滋养层是胚胎与母体直接接触的部分。滋养层细胞表面不表达经典的 HLA 抗原,但存在大量的滋养层抗原,其抗血清能与淋巴细胞发生交叉反应,称为滋养层-淋巴细胞交叉反应抗原(trophoblast lymphocyte cross reaction antigen,TLX)。TLX 分为 TLXA1 和 TLXA2,前者诱导淋巴细胞毒反应,后者刺激母体产生抗 TLX 抗体,该抗体与滋养细胞表面 TLX 抗原结合,使胎儿与胎盘免受母体免疫细胞攻击。

由于胎盘的屏障作用,使母胎血液循环分开,但因屏障上的某些缺陷、裂隙或创伤,可使胎儿红细胞有机会进入母体血液循环。此外,以往的流产、分娩或输血等原因也可使胎儿或他人的红细胞进入孕妇血液循环,刺激母体产生 IgG 类抗体。该抗体穿过胎盘屏障,作用于胎儿红细胞上,通过激活补体、调理促吞噬和 ADCC,造成胎儿溶血性贫血,干扰胎儿的器官形成和胚胎发育,从而导致流产。

抗精子抗体可以阻碍精子获能及顶体反应,抑制精子在子宫和输卵管中运行,干扰精子穿过卵子透明带,影响精卵融合;或与进入输卵管内的精子或受精卵结合,使之沉积;或与受精卵上的精子抗原结合,在补体的参与下引起受精卵的溶解;还可活化巨噬细胞,对配子及胚胎产生毒性作用,破坏胚胎发育,导致早期自然流产。抗磷脂抗体是一组自身免疫性抗体。研究发现,对于自身免疫性疾病,某些因感染、药物或不明原因造成的疾病中,如果抗磷脂抗体阳性,则流产的发生率高达 66%～89%。

正常情况下,Th1 和 Th2 型细胞因子处于相对平衡状态,构成了蜕膜局部细胞因子网络。如 Th1 抑制,Th2 在蜕膜局部优势表达,则有利于维持正常妊娠;反之,Th1 则可与 TLX 发生反应,抑制滋养层细胞生长,并激活巨噬细胞、NK 细胞及细胞毒性 T 细胞等,对滋养层细胞产生排斥反应,导致流产等病理妊娠结局。

四、性激素与免疫

胚胎作为一个半同种异体移植物,在母体内不被排斥而能正常生长发育,这涉及十分复杂的免疫学机理。近年来的研究认为,妊娠期母体通过复杂的、相互作用的细胞因子网络,对妊娠的各个生理过程进行免疫调节。在该免疫耐受维持机制中,有一个不容忽视的重要因素,即同种异体器官移植和母胎免疫耐受的重要区别之一是在妊娠期间母体的激素环境发生了变化。这种变化影响了母体的免疫反应,使非特异性免疫功能降低。

性激素(sex hormone)包括雌激素(estrogen)、孕激素(progesterone)和雄激素(androgen)三类,前两者合称雌性激素。广义的性激素还包括其他性激素,即泌乳素、生长激素、类胰岛素生长因子等。雌激素则主要为雌二醇(estrodiol,E_2)及少量雌酮(estrone)、雌三醇(estriol,E_3)。在妊娠期间,甾体类激素及其他一些激素的分泌明显升高。特异性变化包括胎盘分泌促肾上腺皮质激素释放激素,雌激素、孕激素水平升高,母体血、尿中总皮质醇及游离皮质醇浓度升高。产后下丘脑促肾上腺皮质激素释放激素神经元受抑制,使促肾上腺皮质激素分泌下降,肾上腺进行性萎缩,垂体-肾上腺轴功能受抑制,皮质类固醇结合蛋白浓度增高,游离皮质醇水平下降,雌激素、孕激素浓度降低而泌乳素水平升高。其中,雌激素、孕激素和泌乳素是在母胎耐受的形成过程中起关键作用的三种性激素。

(一)泌乳素

泌乳素(prolactin,PRL)是一种具有多种功能的垂体激素,主要从以下几个方面发挥作用:生育和哺乳、生长和发育、内分泌和代谢、智力和行为、免疫调节、电解质平衡。几乎全身所有的器官和组织都有 PRL 受体的表达,其中以胸腺、卵巢、淋巴细胞为主。外周分泌的 PRL 又称免疫活性 PRL(immunoreactive prolactin,irPRL),由淋巴细胞局部合成和分泌。近年来,外周 PRL 的作用已引起研究者们的关注,因不同组织中分泌的PRL 可能有不同的作用。PRL 能够激活免疫细胞,促进免疫细胞增生,增加免疫器官重量,介导一些生理和病理的免疫反应。

科学家早在 1930 年就观察到,垂体前叶切除术后的小鼠出现了低淋巴细胞血症及血浆中抗体水平降低等免疫功能低下的表现。使用外源性 PRL 可以改善这些异常表现。PRL 主要通过旁分泌或自分泌途径调节免疫细胞的活性。

（二）孕激素

妊娠后体内会发生一系列激素变化，其中，孕酮水平的变化对妊娠维持起重要作用。孕酮与孕酮受体结合可刺激淋巴细胞合成封闭因子（progesterone induced blocking factor，PIBF），PIBF 可以改变活化淋巴细胞细胞因子的产生，诱导免疫反应向 Th2 偏移；通过调节细胞因子的产生而影响 NK 细胞的活性；抑制花生四烯酸的代谢，进而降低 NK 细胞活性，有利于正常妊娠的维持等。

（三）雌激素

妊娠以孕激素和雌激素显著增加为特点。雌激素对免疫系统的影响主要可以概括为以下几个方面：调节 T 淋巴细胞的生长、分化和增生；影响细胞因子的产生，如刺激 IFN-α、IL-1、IL-5、IL-6、IL-10 的分泌而抑制 IL-2 的分泌；刺激 B 细胞的活化和抗体的产生。雌激素还可抑制细胞介导的免疫反应，与皮质激素的作用有累加效应。

总之，机体内存在着神经-内分泌-免疫调节网络，性激素与免疫系统以一种复杂的方式相互作用，彼此保持动态平衡，在自身免疫性疾病的发生及母胎免疫耐受的形成过程中发挥着重要的作用。进一步探讨性激素与免疫耐受形成的关系，可以丰富妊娠免疫耐受理论，有助于阐明妊娠与感染、流产、自身免疫性疾病、器官移植反应等疾病的发病机理，并为这些疾病的治疗提供思路。

第二节　常用生殖相关免疫检验项目

生殖免疫学在近 20 年取得飞速发展。随着现代免疫学和分子生物学的快速发展，针对不孕症、反复流产、生殖系统感染、肿瘤及内分泌等方面的免疫学实验室检测方法和技术也日新月异。

一、与生殖有关的自身免疫抗体检测

据世界卫生组织估计，有 10%～20% 育龄期夫妇患有不孕症，其中 30%～60% 与免疫性因素有关。抗精子抗体（anti-sperm antibody，AsAb）、抗透明带抗体（anti-zonapellucida antibody，Azp Ab）便是其中重要的免疫性因素。

（一）抗精子抗体检测

精子抗原性较强，种类较多。在一定条件下，精子能够充分发挥其抗原性，刺激机体发生免疫应答，产生 AsAb。AsAb 对男性而言属于自身抗体，对女性来说，属于同种异体抗体，可引起女性免疫性不孕。共有四种类型抗精子抗体，即 IgG、IgA、IgM 和 IgE，可存在于血清、宫颈分泌物、精浆和精子表面。其中，生殖道分泌物中主要为 sIgA，血清中以 IgG 和 IgM 为主，IgM 最先出现，而后转为 IgG，临床上通常检测血清 IgG。临床常用精子凝集试验或 ELISA 检测。

(1)不孕症:抗精子抗体对生育的作用取决于抗体的类型、含量及其与精子特殊结合部位的亲和力,以及目标抗原在生育中所起的作用。近年来,研究者认为测定局部生殖道 AsAb 可能比测定外周血中 AsAb 价值更大。血浆中 IgG 和 IgM 型抗精子抗体可能与不孕关系不大。外周血中 AsAb 仅占 10%。IgG 可以进入生殖道局部如卵泡液、宫颈黏液,而 IgM 不能进入生殖道局部。生殖道局部产生的抗精子抗体能导致精子的凝集与制动,影响生育力。

(2)复发性流产:研究表明,抗精子抗体阳性者妊娠率明显降低,怀孕者的自然流产率也较高。但是在复发性流产患者中,抗精子抗体检出率并不高。临床上对抗精子抗体在复发性流产中的意义仍存在争议。

(二)抗磷脂抗体检测

抗磷脂抗体综合征(antiphospholipid syndrome,APS)是近年来在生殖医学领域内渐受重视的、与不良妊娠结局密切相关的自身免疫性疾病,主要表现为不同级别的动静脉血栓形成、复发性流产或宫内死胎。抗磷脂抗体是指机体内能结合于磷脂和磷脂结合蛋白的一组自身抗体。目前,生殖领域内检测的抗磷脂抗体主要包括抗心磷脂抗体(anticardiolipid antibody,ACL)、狼疮抗凝物(lupus anticoagulant,LAC)、抗 β_2-糖蛋白 1 (anti β_2-glycoprotein 1,β_2-GP1)以及一组负离子磷脂抗体。

1.抗心磷脂抗体(ACL)　1906 年,在一期梅毒患者最早检测到磷脂抗体,能与牛心磷脂结合,因此称为抗心磷脂抗体,但直到 1983 年才建立 ACL 的免疫学检测技术,常采用 ELISA 法和流式细胞术检测。

ACL 检测的临床意义:①APS 患者中的 ACL 主要是 IgG 型,IgM 型较少。动物模型中,IgA 型的 ACL 抗体可引起血栓形成,但人类 IgA 型 ACL 极少,对诊断 APS 无价值,IgA 型 ACL 往往伴随 IgG 和 IgM 型 ACL 存在。②复发性流产:研究表明,10%~20%复发性流产患者的 ACL 检测呈阳性。ACL 可通过激活血管内皮细胞、改变脂类代谢以及影响凝血途径等环节引起胎盘部位的血栓形成;ACL 还影响滋养叶浸润、生长和激素产生,导致胚胎死亡,发生流产。③早产和妊高征:部分早产和妊高征患者也表现为 ACL 阳性。

2.狼疮抗凝物(LAC)　狼疮抗凝物是一种作用于磷脂的 IgG 或 IgM 抗磷脂抗体,在体内和体外凝血试验中,磷脂可以与凝血因子 X 和凝血因子 V 结合,促进凝血酶的形成,从而参与止血过程。LAC 是抗磷脂成分的抗体,在多种自身免疫性疾病患者血液中存在。LAC 可以干扰依赖磷脂的凝血或抗凝血反应,如干扰 FⅫ、FⅨ、FⅩ、FⅡ的活化,使 PT、APTT 延长。但是,LAC 与磷脂蛋白的复合物可干扰血栓调节蛋白 (thrombomodulin,TM)与凝血酶结合对 PC 的活化,与 APC/PS 复合物竞争磷脂表面,使 APC 灭活 FⅤa 和 FⅧa 发生障碍而导致血液高凝状态;LAC 还能增强血小板聚集和抑制纤溶活性;故 LAC 阳性的患者易出现血栓并发症。目前无直接检测 LAC 的方法,主要通过一系列的血凝试验间接检测 LAC。LAC 可能为 IgG 或 IgM 类抗体,结合于凝血途径中凝血酶原复合物的磷脂,体外试验中表现为凝血时间延长,体内表现为各级血管血栓形成。临床常采用罗素(Russell)蛇毒时间进行测定。该指标的临床意义:①自身免疫病:LAC 在 SLE 患者中出现的频率为 5%～37%,对 APS 诊断特异性较大,但灵敏度不如 ACL。②复发性流产、反复体外受精-胚胎移植(in vitro fertilization,IVF)失败者:LAC 体内易导致血管内血栓形成,若在妊娠期间胎盘部位形成血栓,则导致胚胎死亡。

3.抗 β_2-糖蛋白 1(β_2-GP1)抗体　研究发现,部分患者 ACL 结合心磷脂需要磷脂结合蛋白 β_2-GP1 介导,并且抗 β_2-GP1 抗体与血栓形成有关。临床常用 ELISA 检测,其临床意义如下:①提高 ACL 检测特异性:在梅毒、丙型肝炎、结核以及微小病毒 B19 感染等许多感染性疾病中也可检测到 ACL 阳性,影响了对 APS 的诊断。抗 β_2-GP1 抗体在 APS、SLE 等自身免疫性疾病中检测为阳性,而在感染性疾病 ACL 阳性患者中表现为阴性,因此可区分自身免疫来源的 ACL 阳性患者,提高 ACL 试验的特异性。该试验尚未列入 APS 的诊断标准,其临床价值还在评价中。②复发性流产:参与 ACL 作用机制,与胎盘血管血栓形成有关,降低胎盘血供,导致胚胎宫内死亡。

4.抗其他磷脂类抗体　抗磷脂抗体还能结合于其他负离子酶脂,包括磷脂酰丝氨酸、磷脂酰甘露醇、磷脂酰胆碱等。目前已有试剂盒(AphL)集合这些磷脂做成抗原,用于检测抗这些磷脂的抗体。临床常用 ELISA 检测。

部分 APS 和流产患者表现为此类抗磷脂抗体阳性,与血栓形成有关。

(三)抗子宫内膜抗体(antiendometrial antibody,EmAb)检测

现代生殖免疫学研究表明,子宫内膜蛋白具有抗原性。子宫内膜组织能表达 MHC-II 抗原分子,因而能向巨噬细胞、树突状细胞等提呈自身抗原,诱导机体产生抗子宫内膜抗体。它在子宫内膜异位症、不孕症、流产等发病中具有重要作用。抗子宫内膜抗体与抗原结合后,激活补体系统,破坏子宫内膜正常内环境,导致不孕和复发性流产。

临床常用间接荧光法、间接血凝法、ELISA 检测。该指标检测的临床意义如下:①子宫内膜异位症:近年来研究指出子宫内膜异位症为一种自身免疫性疾病,在子宫内膜异位症患者外周血、腹腔液中可检测出抗子宫内膜抗体的存在,同时还可检测到抗磷脂抗体、抗卵巢抗体。说明子宫内膜异位症患者体内存在多克隆 B 细胞活化,是自身免疫病的佐证。②不孕症:在部分原因不明的不孕症患者和 IVF 失败病例中可检测到抗子宫内膜抗体的存在。"子宫内膜种植窗"在孕卵着床种植中起着十分重要的作用,然而抗子宫内膜抗体的存在破坏了种植窗的正常开放,导致早期流产,临床上表现为不孕。

(四)抗卵巢抗体(anti-ovary antibody,AOA)检测

抗卵巢抗体是在艾迪生病(Addison disease)患者中首次发现,以后逐渐在卵巢早衰、子宫内膜异位症、不孕症等患者中被检测到。AOA 靶抗原还不十分清楚,主要包括抗颗粒细胞抗体、抗卵母细胞抗体以及抗透明带抗体。透明带是由 ZP1、ZP2、ZP3 三个糖蛋白组成,透明带抗原具有高度的组织特异性,易产生相应的透明带抗体,在卵巢表面形成

免疫复合物沉淀,阻止精子对透明带的黏附,干扰受精,同时抑制卵巢的功能,引起卵巢功能衰竭。临床常用间接免疫荧光法、免疫组化、ELISA、流式细胞术检测。该指标的临床意义如下:①卵巢早衰:卵巢早衰患者 AOA 的检出率约 22%,在诊断卵巢早衰疾病时,测 AOA 可能有帮助,也可提示疾病预后,测到抗黄体生成素(luteinizing hormone,LH)受体抗体时意义较大。②不孕症:有报道,在原发性不孕中,AOA 检出率为 22.7%;而在继发性不孕中,为 37.5%。不孕可能是自身免疫性疾病首先表现的症状。③自身免疫性疾病:自身免疫性疾病患者(如 SLE、子宫内膜异位症、卵巢炎)可测得 AOA 的存在,并伴有多种其他组织的抗体,如抗组蛋白抗体、抗磷脂抗体、抗核抗体等。因此,AOA 也是自身免疫性疾病的表现之一。

(五)抗核抗体系列检测

抗核抗体内容详见第五章,部分复发性流产和 IVF 失败患者可表现为 ANA 阳性,其机制是该类抗体攻击细胞核内抗原引起组织类炎症反应,如胎盘绒毛膜炎、血管炎等,影响胎盘部位血供以及滋养叶的生长浸润能力,导致流产的发生。

(六)抗甲状腺抗体检测

抗甲状腺抗体(antithyroid antibody)在甲状腺自身免疫疾病中发现,近来发现与生殖密切相关,主要包括抗微粒体抗体(anti-microsomal antibody)和抗甲状腺球蛋白抗体(anti-thyroglobulin antibody)。临床常用 ELISA 方法检测。抗甲状腺抗体对胎盘和胎儿无直接攻击作用,但可引起多克隆 B 细胞激活,参与机体多种自身抗体产生,与复发性流产和反复 IVF 失败相关。

(七)人类白细胞抗原(HLA)检测

生殖医学领域内检测 HLA 对于研究某些疾病的发生机制、孕期母体的免疫状态、习惯性流产的免疫学病因分型具有重要意义。

HLA 检测的临床意义:①胎儿有一半父方基因组编码的抗原,对母体是外源性抗原,用女方的血清和新制备的男方淋巴细胞做补体依赖的淋巴细胞毒试验,主要鉴定 HLA-A、HLA-B、HLA-C 位点,以此判断女方血清是否有抗丈夫的 HLA-Ⅰ类抗原的抗体,这种抗体被认为是封闭抗体之一,阴性结果表示女方血清中缺乏封闭抗体。②混合淋巴细胞培养试验主要用于习惯性流产的诊断,通过单向 MLC 实验后,流产患者与丈夫之间 MLC 刺激指数小,表明两者 D 抗原差异小,相容性好,处于免疫低反应状态,不能有效地刺激患者体内产生保护性的自身抗体,可能是导致流产的病因,也是临床上流产主动免疫治疗的参考指标之一。

(八)NK 细胞活性测定

NK 细胞不需要 MHC 分子的限制,直接对携带抗原的细胞产生细胞毒作用,在体内的免疫监视和早期抗感染中发挥重要作用。生殖免疫研究表明,母胎界面的局部免疫中,蜕膜内浸润的 NK 细胞和滋养叶细胞表达 HLA-G 分子的免疫拮抗密切相关。多项研究证实,NK 细胞的过度激活与复发性流产和反复 IVF-ET 失败相关。

------------------------- 临 床 病 例 -------------------------

患者,女,30岁,因"婚后未避孕未孕3年"就诊。输卵管造影显示双侧输卵管通畅,排卵监测有排卵,B超显示:子宫大小正常,内膜厚度正常。查抗子宫内膜抗体(EmAb)为阳性,抗精子抗体(AsAb)、抗心磷脂抗体(ACA)、抗卵巢抗体(AoAb)、抗透明带抗体(AZP-IgG)、抗绒毛膜促性腺激素抗体(hCG-IgG)、抗滋养层细胞膜抗体(ATAb)均为阴性,TORCH阴性。配偶30岁,精液常规基本正常。

【问题1】通过上述信息,该患者可能的诊断是什么?

思路:患者婚后未避孕3年未孕,检查提示抗子宫内膜抗体(EmAb)阳性,其余检查均正常,可能为免疫因素引起的不孕。

📝 **知识点**

抗子宫内膜抗体(EMAb):能引起子宫内膜免疫病理损伤而影响孕卵着床,也可引起早期流产的发生。37%~50%的不孕、流产及子宫内膜异位症患者EMAb阳性。EMAb、抗精子抗体和TORCH是引起人类不孕、流产的三个主要因素。联合检测则可以提高诊断的灵敏度。

1971年,美国埃默里大学的Andre J. Nahmias将复杂的围产期感染综合称为TORCH,包括弓形虫、风疹、巨细胞病毒、单纯疱疹病毒。

【问题2】临床上抗子宫内膜抗体的检测方法有哪些?

思路:抗子宫内膜抗体的检测方法有间接荧光法、间接血凝法、ELISA。

二、生殖系统感染的免疫学检测

(一)支原体检测

从人体分离的16种支原体中,5种对人有致病性,即肺炎支原体、解脲支原体、人型支原体、生殖支原体及发酵支原体,其中解脲支原体可引起盆腔炎、阴道炎、输卵管炎等,并可通过胎盘感染胎儿,引起早产、死胎,或分娩时感染新生儿引起呼吸道感染;人型支原体可引起宫颈炎、阴道炎、卵巢脓肿及产褥热等;生殖道支原体与泌尿生殖道感染有一定关系。这些支原体引起生殖道疾病的致病机制尚不十分明确,多数研究支持其为条件致病性微生物。临床常用病原体培养、特异性抗体或抗原检测确定感染。

(二)衣原体检测

沙眼衣原体易感染人体的宫颈、尿道、直肠、鼻咽和结膜等部位,除了引起沙眼外,目前已成为性传播疾病的重要病原体,对生殖健康造成严重威胁。沙眼衣原体沙眼生物变种 D-K 型,经性接触传播,引起泌尿生殖道感染。可引起女性尿道炎、宫颈炎、盆腔炎等,其中输卵管炎是较严重的并发症。沙眼衣原体性病淋巴肉芽肿生物变种的四个血清型引起性传播性疾病,侵犯女性会阴、肛门、直肠等组织,引起会阴-肛门-直肠组织变窄。

(三)病毒感染

涉及生殖系感染的病毒主要有风疹病毒、巨细胞病毒、单纯疱疹病毒、人乳头瘤病毒及人类免疫缺陷病毒等,检测方法主要有病毒分离、血清特异性抗体检测及病毒 DNA 或 RNA 检测等。

1.单纯疱疹病毒　生殖道感染主要以Ⅱ型为主,引起阴道炎和宫颈炎。妊娠期感染可增加流产、死胎及新生儿死亡。分娩时胎儿在经阴道分娩的过程中感染疾病,可引起新生儿期播散性病毒感染。目前,研究者还认为疱疹病毒Ⅱ型可能促进宫颈癌的发生。

2.巨细胞病毒　巨细胞病毒感染往往在子宫颈,但不产生明显症状,因而不被发觉。此病毒能通过胎盘侵袭胎儿或经阴道分娩时感染新生儿,引起流产、胎死宫内、早产、发育障碍、畸形、智力障碍等。

3.风疹病毒　风疹是一种症状轻、预后好的病毒性传染病,在临床上易被忽视。但妊娠期母体感染风疹病毒可以通过胎盘感染胎儿,其对胎儿的影响与母体发生感染时间的早晚有重要关系。在妊娠前 3 个月中感染风疹,胎儿畸形发生率高。随着妊娠进展,对胎儿损害逐渐下降。感染严重亦可造成死胎及流产。

以上三种病毒可用免疫荧光抗体法、ELISA 法和 PCR 法检测。

4.人乳头瘤病毒(HPV)　人乳头瘤病毒能引起人体皮肤黏膜的鳞状上皮增殖,目前已分离出 130 多种,不同的型别引起不同的临床表现,根据致癌潜力分为高危型和低危型。HPV 主要通过性接触传播;少数可通过接触患者污物间接传染;也可经产道感染胎儿。皮肤型 HPV 人群感染非常普遍,如常见的寻常疣、趾疣、扁平疣等。需要高度关注的是高危型 HPV 感染外生殖器引起的宫颈癌,低危型 HPV 感染造成的生殖器疣。临床常用核酸分子杂交法检测 HPV。

5.弓形虫病　弓形虫病由弓形体原虫感染所引起,是一种人畜共患病,呈世界性分布。人类弓形虫病的发病率很低,绝大多数感染者呈带虫状态。妊娠期母体感染后,原虫可通过胎盘进入胎儿体内,引起流产、死胎,活产婴儿可发生先天性弓形虫病。可用免疫荧光法、免疫组化、ELISA、PCR 法进行检测。

6.梅毒　梅毒是由梅毒螺旋体(treponemia pallidum,TP)感染引起的性传播疾病,病程缓慢且复杂,可累及人体多数器官,如治疗不及时,可累及神经及血管系统而致命。梅毒螺旋体可通过胎盘侵入胎儿,引起流产、早产、死产或分娩先天性梅毒儿。

TP 感染诊断常规检测分非特异性与特异性抗体两类:①非特异性抗体检测:即抗心磷脂抗体(又称反应素)检测,常用实验有快速血浆反应素试验(rapid plasma regain,RPR)、甲苯胺红不加热血清试验(tolulized red unheated serum test,TRUST)、性病研究室试验(venereal disease research laboratory test,VDRL)、不加热血清反应素试验

(unheated serum reaction,USR)。②特异性抗体检测:即抗 TP 抗体检测,常用实验有荧光密螺旋体抗体吸附实验、ELISA、梅毒螺旋体血凝试验(TPHA)、梅毒螺旋体明胶凝集实验(TPPA)、免疫印迹试验、化学发光免疫试验等。

非特异性抗体适用于有梅毒临床症状的早期患者的梅毒筛查、疗效观察、预后判断、再感染监测,阴性反应不能排除 TP 感染,阳性反应应需进一步检测特异性抗体。特异性抗体不能区分现症感染与既往感染。

非特异性抗体和特异性抗体同时阳性反应诊断 TP 现症感染,单独非特异性抗体阳性反应考虑假阳性,单独特异性抗体阳性反应考虑既往感染,同时应结合临床症状综合分析,对临床怀疑 TP 感染,但检测结果为阴性反应的患者,应建议患者 1~2 周后复查。

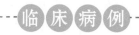

患者,女,38 岁,已婚已育,因"接触性阴道出血 2 个月"就诊。患者近 2 个月有接触性阴道流血,为鲜红色,量少于经量,持续 1~2 天可自行停止,伴阴道分泌物增多,色黄,无异味,无阴道排液,无腹痛。查体:宫颈柱状上皮中度外移,触血阳性。实验室检查:HPV 16 型阳性。TCT 提示宫颈炎症改变。彩超:子宫、双附件未见明显异常。

【问题 1】通过上述信息推断,该患者可能的诊断是什么?

思路:患者有接触性阴道出血,检查 HPV 16 型阳性,考虑为宫颈炎合并 HPV 感染。

【问题 2】如对该病进行预防,可以选用什么手段?

思路:国际上目前已经有预防性的疫苗可以预防不同类型的 HPV 病毒感染。由于大部分引起宫颈癌的 HPV 类型是 16、18 型,所以至少覆盖这两个毒株的 HPV 疫苗可以有效减少宫颈癌的发生。

三、生殖系统肿瘤的免疫学检测

(一)血清糖蛋白肿瘤标志物

鳞状细胞癌抗原(SCCA)在正常的鳞状上皮细胞中抑制细胞凋亡和参与鳞状上皮层的分化,在肿瘤细胞中参与肿瘤的生长,它有助于所有鳞状上皮细胞起源癌的诊断和监测。SCCA 可作为宫颈癌的独立风险因子和预后指标。除此之外,与生殖系肿瘤相关的糖类肿瘤标志物还有 CA125、CA15-3、CA199、CEA 及 PSA 等,见第六章。

(二)胎儿-胎盘蛋白肿瘤标记物

人绒毛膜促性腺激素(hCG)是由胎盘绒毛膜滋养层细胞所分泌的一种具有促性腺发育的糖蛋白类激素,由 α 和 β 两个肽链组成。其中 α 亚基由若干蛋白类激素(LH、TSH 等)所共有,而 β 亚基由 hCG 所特有,可用单克隆抗体检测,是一个较好的标志物。

β-hCG 用于早孕的诊断,对葡萄胎、绒毛膜癌等有重要的诊断和疗效监测价值,在妊娠滋养细胞肿瘤诊断中意义重大。除此之外,甲胎蛋白也是一种重要的胎儿-胎盘蛋白肿瘤标记物,详见第六章。

(三)酶类肿瘤标志物

酶及同工酶是最早出现和使用的肿瘤标志物之一。肿瘤状态时,机体的酶活力会发生较大变化。

1.碱性磷酸酶 根据各器官的特异性,可将碱性磷酸酶(alkaline phosphatase,ALP)分为组织非特异性 ALP、小肠型 ALP 及胎盘型 ALP(placental type ALP,PTALP)三种类型。PTALP 常作为宫颈癌和卵巢上皮性癌的肿瘤标记物,在浆液性卵巢癌的阳性率可达 80%。

2.乳酸脱氢酶 乳酸脱氢酶(LDH)是厌氧糖酵解过程中必需的一种酶,当糖酵解增加时,血清 LDH 值增高。在厌氧糖酵解活跃的肿瘤细胞内,其活性增强,随着肿瘤细胞的破坏,LDH 血清值也随之升高。可用于卵巢上皮性和生殖细胞肿瘤的诊断。

3.端粒酶 端粒酶(telomerase)是一种能够催化延长端粒末端的核糖核蛋白。端粒酶活性的表达与细胞衰老和某些疾病,尤其是肿瘤的发生、发展及分化程度具有相关性,大多数妇科恶性肿瘤有端粒酶表达。良性卵巢肿瘤、交界性肿瘤及绝经前正常卵巢可有端粒酶活性升高,但在恶性卵巢癌、子宫内膜癌、低分化卵巢肿瘤及有淋巴转移者,端粒酶活性显著增高。端粒酶活性与肿瘤分期、浸润深度及端粒体损伤程度相关。

四、生殖系统内分泌功能的免疫学检测

(一)激素

妊娠是胚胎和胎儿在母体内发育成长的过程,包括从卵子受精、受精卵在子宫腔内种植、胚胎发育、胎儿成长,直至胎儿及附属物排出。孕妇的免疫系统在妊娠期发生变化,母体的免疫应答与免疫调节是为了适应胚胎发育的需要,避免受到母体的免疫排斥,起到免疫保护作用。妊娠期妇女血中 hCG、胎盘泌乳素、雌激素、孕激素等物质的出现和增加,使孕妇免疫机制受到限制,胎儿不受母体的免疫排斥而得以生长发育。

1.人绒毛膜促性腺激素(hCG) 在生理浓度下,hCG 通过结合辅助细胞和释放前列腺素丝裂原引起的淋巴细胞增殖,可保护滋养层细胞免受母体攻击。

(1)参考值:孕卵着床后 9~12 天,血中 hCG 明显上升,妊娠 8~10 周达高峰,以后迅速下降,维持至足月。产后 hCG 迅速下降,2 周内恢复正常周期水平。

(2)临床意义:①早孕:hCG 由合体滋养细胞分泌,在受精后 6~7 天,囊胚分化出合体滋养层细胞,就能分泌 hCG。对于采用助孕技术的病例,可在化学妊娠阶段,约月经周期第 23 天,即可测定 hCG 而确诊妊娠,以便加强监护。②异位妊娠:受精卵着床在子宫外,不能形成良好的蜕膜反应,滋养细胞发育不良,合体滋养细胞合成 hCG 量显著减少,故异位妊娠 hCG 值常比正常妊娠时低。动态测定 hCG 的变化对诊断异位妊娠有实用价

值,若 48 小时 hCG 值上升少于 50%,或血 hCG 下降慢,半衰期大于 1.4 天,需警惕有异位妊娠的可能。

(3)先兆流产:孕早期 hCG 血清浓度约每两日增倍,早孕先兆流产时连续测定 hCG 可提示预后。如 hCG 正常上升,72% 的妊娠能足月分娩。若 hCG 值低于正常值 1 个标准差,则有 80% 的可能发生流产。

(4)滋养细胞疾病:hCG 是滋养细胞疾病的特异性肿瘤标记物,广泛应用于临床滋养细胞疾病诊断、治疗和预后的监测。滋养细胞疾病患者血中 hCG 水平比相同孕期正常妊娠要高。测定游离 β-hCG/hCG 比值有助于判断滋养细胞疾病的恶性程度,若游离 β-hCG/hCG 比值大于 6%,约有 65% 为恶性患者。有关临床研究发现,少数无妊娠、无滋养细胞疾病妇女血清有 hCG 阳性反应。但尿样本中却测不到,这可能与人异嗜性抗体有关。1%～3% 的健康妇女血清中存在人异嗜性抗体。因此对可疑的 hCG 假阳性患者,应同时测血清和尿中 hCG 水平,以避免误诊。

2.雌三醇 妊娠期雌激素的主要来源是胎儿-胎盘单位,雌激素可分为雌酮、雌二醇、雌三醇、雌四醇。孕妇尿中雌激素成分主要是雌三醇(estriol,E_3),达总量的 90%。妊娠期 E_3 的主要前驱物质来自胎儿,在胎盘协同作用下合成 E_3。E_3 值与胎龄、胎儿体重、胎儿发育等胎儿生理参数有相关性,因此,测定 E_3 可以反映胎儿胎盘功能状况。

(1)测定方法:①尿 E_3:用生化法测定 24 小时尿 16-醛糖酸 E_3 值。尿 E_3 是了解胎儿-胎盘功能较好指标之一,但收集 24 小时尿量不可靠,急症病例常不能等待 24 小时。②血 E_3:ELISA 法或化学发光免疫试验测定血中游离 E_3 值,因为胎盘分泌的 E_3 是游离的,故测定游离 E_3 能更直接地反映胎盘功能,而且不必留 24 小时尿。

(2)参考值:雌三醇自孕 26 周起逐渐上升,35 周起快速上升,足月时达最高峰,过期后又逐渐下降。足月妊娠时,尿 E_3 变动幅度较大(12～50 mg/24 h)。血游离 E_3 为 15 mg/mL。无论是尿 E_3 或血 E_3,一次测定的意义都不大,必须连续测定观察上升或下降趋势,才有指示预后的意义。

(3)临床意义:①胎儿宫内生长迟缓:由于 E_3 值的上升曲线与胎儿生长曲线有关联,如连续测定 E_3 而曲线平坦,提示胎儿生长迟缓。②妊高征:先兆子痫血游离 E_3 值下降。重度先兆子痫则血 E_3 更低。如孕 35 周后血 E_3＜4 ng/mL,则胎儿有危险。③过期妊娠:连续测定血游离 E_3 可估计孕期,E_3 连续上升,为未足月。连续几次维持同样水平提示足月。如逐渐下降,则为过期。当血游离 E_3 值逐步下降时,应及时剖宫产。④母儿血型不合:E_3 值正常或偏高。⑤糖尿病:E_3 值波动较大。糖尿病病情轻重不同,对胎儿的影响不一。定期连续测定血游离 E_3 对监护糖尿病孕妇很重要,当妊娠进行到胎儿已能存活时,最好每日测一次 E_3,当 E_3 值大幅度下降时,则胎儿有危险,应当结束妊娠。⑥无脑儿:由于无脑儿肾上腺不发育,胎儿肾上腺无法供给合成 E_3 的前驱物质,只能由母体供给胎盘合成 E_3,因此无脑儿孕妇的尿 E_3 值仅为正常的 10%。

3.胎盘泌乳素 人胎盘泌乳素(human placental lactogen,hPL)由胎盘合体滋养层细胞储存和释放。血浆 hPL 值与胎盘体积有关,可间接反映胎儿发育状况。临床常用

ELISA 或化学发光免疫试验测定。

(1)参考值:在孕 6 周时,即可在血浆内测出 hPL。随妊娠的发展,hPL 水平逐渐上升,孕 39～40 周时达最高峰,产后迅速下降。但是,由于 hPL 的个体差异比较大,因此一次测定的诊断价值不大。多次测定可以观察胎盘功能的动态变化。

(2)临床意义:①先兆流产:先兆流产情况下,hPL 水平在正常范围内,连续测定结果呈上升趋势,提示妊娠可以继续;若连续测定结果呈下降趋势,则将出现流产。②先兆子痫:患者 hPL 值常较低,但只要 hPL 仍逐渐上升,胎儿预后尚好,如 hPL 下降,则预后不良,需及时采取措施。③多胎妊娠:hPL 值较高,常与多胎的胎数呈正比,可与超声波检查协助作出诊断。④胎盘病变:胎盘病变在产前很难诊断,由胎盘病变如血管异常、部分坏死等引起的慢性胎儿窘迫,hPL 降低提示胎儿危险。

4.胎儿纤连蛋白　胎儿纤连蛋白(fetal fibronectin,fFN)是一种由绒毛膜滋养细胞产生的大分子蛋白,位于胎盘组织与绒毛交界面。在整个妊娠期间,fFN 介导胎盘与子宫蜕膜的相互黏附,起着重要作用。fFN 存在于正常的羊水和胎盘组织中,当其出现于宫颈和阴道中时,表明胎膜的完整性受到机械性或炎症的破坏。孕中晚期,宫颈和阴道分泌物中 fFN 水平升高,早产的危险性增加。宫颈和阴道分泌物 fFN 的测定为无创伤性,简便易行,是防治早产和胎膜早破的重要监测手段。常用 ELISA 或化学发光免疫试验检测。

正常妊娠孕 20～36 周阴道分泌物中 fFN＜50 ng/mL,分娩前 2 周 fFN 水平上升。孕 24～33 周时,如出现早产体征和症状,胎膜未破、宫口扩张小于 3 cm,若 fFN 检测为阴性者,早产发生可能性较小,阳性者早产的危险性增加。fFN 对产前诊断绒毛膜羊膜炎的诊断灵敏度为 66.67％,诊断特异性为 90.47％。

5.泌乳素　泌乳素(prolactin,PRL)是一种多肽类激素,主要由垂体泌乳素细胞分泌。PRL 的生理功能主要为生乳作用,但亦与生殖生理密切有关。PRL 的分泌节律与睡眠有关,入睡后 PRL 分泌增加,4～5 小时后达峰值。PRL 水平下午比上午高。因此一般在上午 8:00～12:00 之间采血,常用 ELISA 或化学发光免疫试验检测。

非妊娠期 PRL 正常水平为 10～25 μg/L。妊娠 8 周 PRL 开始上升,随妊娠月份不断上升,足月妊娠时 PRL 达高峰。PRL＞30 μg/L,诊断为高泌乳素血症。PRL＞100 μg/L,必需做垂体 CT 或 MRI 检查,判断有无垂体微腺瘤的存在。在治疗过程中连续检测 PRL 水平,可作为疗效观察的指标。

6.孕酮　孕酮(progesterone,P)由卵巢、胎盘和肾上腺皮质产生,通过肝脏代谢,最后形成孕二醇。根据孕酮水平,可以对卵巢或胎盘功能状况作出评估。常用 ELISA 或化学发光免疫试验检测。

排卵前孕酮含量较低,排卵后黄体形成,产生大量的孕酮。在黄体中期孕酮达高峰,为 16～64 nmol/L。月经前 4 天孕酮又下降到卵泡期水平。正常月经周期第 20～24 天或 LH 峰后 7 天测定孕酮浓度超过 16 nmol/L,已作为检测排卵的常用指标。妊娠时血浆孕酮浓度随怀孕时间的增加而上升。孕早期孕酮来自卵巢黄体,妊娠中晚期主要由胎盘分泌。黄体形成期孕酮水平低于生理值或月经前 4~5 天仍高于生理水平,则分别提示黄体功能不足和黄体萎缩不全。妊娠后孕酮水平连续下降常提示流产可能。当肾上腺皮质功能亢进或肾上腺肿瘤发生时,孕酮水平可异常升高。

7.促卵泡激素和黄体生成素　促卵泡激素(follicle stimulating hormone,FSH)和黄体生成素均由垂体前叶分泌,并受控于下丘脑分泌的同一种促性腺释放素,它们的分泌水平均随月经周期而发生变化。FSH 可直接作用于颗粒细胞上的受体,刺激卵泡的生长和成熟,并促进雌激素分泌,它和 LH 共同作用,还可促进排卵、黄体形成及雌激素与孕激素的合成。常用 ELISA、化学发光免疫试验、胶体金法检测。

在正常月经周期中,排卵前 FSH、LH 浓度低波动在 5~20 IU/L 水平;排卵前 FSH、LH 均有迅速升高,FSH 升高仅为基础值 2 倍左右,一般小于 30 IU/L;LH 可升高于基础值的 8 倍以上,达 150 IU/L。排卵后 FSH、LH 迅速回到卵泡期水平。

FSH 和 LH 明显升高常见于绝经期或卵巢功能早衰妇女。闭经妇女若 FSH 和 LH 低下,并有雌激素水平低下,常为下丘脑或垂体功能减退。LH 升高,但 FSH 正常;LH/FSH>2 为多囊卵巢综合征诊断标准之一。检测 LH 峰,确定 LH 起始峰及达峰时间可预测排卵。以胶体金测试纸定性测定尿 LH 峰,方便、快速。若尿 LH 显色阳性,则排卵将在 24 小时内发生。

(二)激素受体

激素受体是一种特异性细胞蛋白质,它能把内分泌刺激传递到细胞内,因此激素对靶细胞作用的强弱,除取决于血中激素的浓度,还取决于激素受体的特异性、亲和力及其含量。

1.雌激素受体(estrogen receptor,ER)和孕激素受体(progesterone receptor,PR)　雌激素、雄激素受体在体内的含量和分布有一定的规律。一般来讲,雌激素有刺激雌激素、孕激素受体合成的作用,而孕激素则有限制雌激素受体合成、间接抑制孕激素受体合成的作用。在乳腺癌患者中,大约 50％患者的癌组织中可检测到 ER,45％~60％的患者中可检测到 PR;在子宫内膜癌患者中,48％的组织标本可同时检测到 ER 和 PR。

2.黄体生成素-绒毛膜促性腺激素受体和 FSH 受体　hCG 和 LH 结合的是同一受体,称为黄体生成素-绒毛膜促性腺激素受体(luteinizing hormone-chorionic gonadotropin hormone receptor,LH-CG 受体)。研究表明,在多囊卵巢患者中,卵泡 FSH 受体出现升高,而 LH-CG 受体无明显变化;在卵巢癌患者中,可见高分化癌的 LH-CG 受体含量明显高于低分化癌,且 LH-CG 受体含量高者,其生存率明显高于 LG-CG 受体含量低者。因此,LH-CG 受体水平在判断卵巢恶性肿瘤临床预后和治疗效果方面有一定意义。

对于激素受体的检测临床常用免疫组化试验检测。运用免疫学技术开展生殖激素及其受体的测定,可更准确、全面地反映体内内分泌情况,为临床诊断提供了必不可少的实验室诊断依据,也对研究各类生殖内分泌疾病有重要价值。

------------------------------ 临 床 病 例 ------------------------------

　　患者，女，30岁，因"闭经伴溢乳半年"就诊。既往月经规律，周期28天，经期7天。近1年月经不规律，月经周期延长2～3个月，经量减少，末次月经半年前，现闭经半年，伴双乳少量溢乳。结婚2年，未避孕未孕。实验室检查：①血清性激素六项：PRL 120 μg/L，余正常。②甲状腺功能正常。彩超检查：子宫、附件未见异常，子宫内膜6 mm。眼底及视野检查正常。

　　【问题1】通过上述信息，该患者可能的诊断是什么？

　　思路：青年女性，因"闭经伴溢乳半年"就诊，查PRL 120 μg/L，明显升高，考虑为高泌乳素血症（PRL＞30 μg/L，可诊断为高泌乳素血症）。由于PRL＞100 μg/L，还需做垂体CT或MRI检查有无垂体微腺瘤的存在。

　　📝 知识点

　　　　高泌乳素血症指血清泌乳素水平异常升高，临床表现为月经紊乱或闭经，可伴有溢乳，卵巢排卵障碍或黄体功能不全，从而导致不孕或流产。高泌乳素血症的最常见原因是垂体肿瘤，如果肿瘤较大，还可产生压迫症状，患者出现头痛、头胀，甚至视野缺损等。溴隐亭抑制泌乳素的合成分泌，是治疗高泌乳素血症的最常用药物，因其不良反应有恶心、呕吐、眩晕和体位性低血压等，用药数日后可自行消失，故治疗从小剂量开始，逐渐增量至有效维持量。用药期间，一些患者可自行恢复排卵。

　　【问题2】患者行PRL检查，有哪些测定方法？

　　思路：PRL的测定方法有ELISA法和化学发光免疫试验。

　　【问题3】患者行头颅MRI检查，发现垂体占位8 mm，考虑垂体微腺瘤可能。予以口服溴隐亭治疗，在治疗的过程中，需随访何种指标？

　　思路：在治疗过程中需连续监测PRL水平，可作为高泌乳素血症疗效观察的指标。

本章小结

　　母体免疫应答与免疫调节的目的在于适应胚胎发育，避免受到母体的免疫排斥，起到免疫保护作用。存在于生殖道内的免疫因素同生殖系统的相互作用，与生殖的顺利进行、免疫因素引起的不孕症、反复流产及妊娠期特有疾病等生殖障碍均有密切关系。

　　免疫因素所致不孕越来越受到人们的重视，抗精子抗体及抗透明带抗体是其中重要的免疫性因素；反复自然流产是妇女妊娠期常见的一种并发症，封闭抗体缺乏、透明带抗体阳性、磷脂抗体阳性是反复流产免疫病因中的主要因素；支原体、衣原体及病毒引起的生殖系统感染可引起盆腔炎、阴道炎、输卵管炎等，并可通过胎盘感染胎儿，引起早产、死胎或分娩时感染新生儿等；针对生殖系统相关肿瘤标志物的检测对于生殖系统肿瘤的诊断、复发、疗效监测及预后评估具有重要意义；生殖系统内分泌功能的监测可用于早孕、先兆流产、异位妊娠以及滋养层细胞疾病的诊断和跟踪。

（丁晓艳　孙艳丽）

第九章　免疫学检测技术

📖 **学习目标**

1. 识记：标记与非标记免疫学技术的常见类型。
2. 理解：各种免疫学技术的原理。
3. 应用：用各种免疫学技术分析与解决临床医学问题。

免疫学检测技术是在抗原和抗体及其相互作用的基础上建立的，已成为临床检验实践中必不可少的技术之一，也是当今生命科学领域主要的研究手段之一。建立抗原免疫测定方法的前提是获得针对该抗原的特异性抗体，抗体的特异性决定了检测方法的特异性，抗体的亲和力则制约着检测方法的灵敏度；而建立抗体免疫测定方法的前提是获得特异性抗原物质，抗原的纯度决定了检测方法的特异性，而检测方法是否能完全检出存在的特异性抗体则取决于被测抗原（表位）的完整性。

免疫学检测技术已被应用于众多蛋白、核酸、糖类、脂类等物质的检测，既可定性，又可定量，在临床疾病的诊断、治疗、治疗后监测以及预后评估中发挥着举足轻重的作用。本章着重介绍免疫学检测技术的基本原理及主要应用。

第一节　抗原抗体反应的原理、特点及影响因素

抗原抗体反应是指抗原与相应抗体之间互相识别并发生的特异性结合反应，它是免疫学检测技术建立的基础。

一、抗原抗体反应的原理

抗原与抗体之间的结合必须具备以下要素：①抗原与抗体紧密接触；②抗原与抗体空间构象互补；③抗原与抗体之间有足够的结合力。抗原与抗体之间的结合为非共价键结合，主要作用力包括静电引力、范德华引力、氢键和疏水作用力。其中，疏水作用力提

供的作用力最大,对于抗原与抗体的结合最为重要;因氢键的形成需要同时具备供氢体和受氢体,因此其更具有特异性。

抗原与抗体之间总结合力的强弱可用亲和力与亲合力表示。抗原抗体结合的亲和力(affinity)是指抗体单价 Fab 片段与单价抗原表位的结合能力,其高低与抗原和抗体之间空间构象的互补程度成正比(见图 9-1)。它的大小可用平衡常数 K 来表示,K 值越大,抗体的亲和力越高,反之亦然。

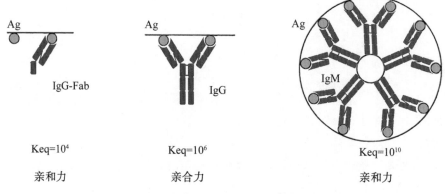

图 9-1　抗原抗体的亲和力和亲合力比较示意图

抗原抗体结合的亲合力(avidity)是指多价抗体与抗原分子间的结合能力。亲合力的大小与亲和力、抗体的结合价、抗原的有效表位数目密切相关(见图 9-2)。

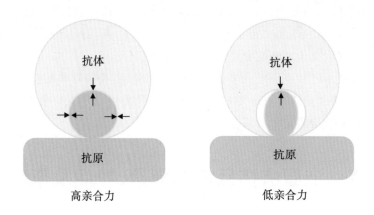

图 9-2　抗原抗体的亲合力示意图

二、抗原抗体反应的特点

抗原抗体结合反应具有特异性、可逆性、比例性和阶段性等特点。

(一)特异性

抗原与抗体的结合具有高度特异性,这种特异性是由抗原表位与抗体超变区互补结合所决定的。利用这一特点,可实现对特异性抗原或抗体的鉴定,如利用已知的抗新冠病毒抗体检测新冠病毒;用已知的新冠病毒 N 蛋白检测患者血清中特异性的抗新冠病毒 N 蛋白的抗体。如果两种不同的抗原分子的部分抗原表位相同或类似,则可与彼此相应的多克隆抗体发生反应,此反应称为交叉反应(cross reaction),如图 9-3 所示。交叉反应对临床检测既有利也有弊,一方面,可利用交叉反应来进行诊断,如变形杆菌 OX_{19}、OX_2、OX_K 株与斑疹伤寒和恙虫病的病原体立克次体之间有相同的抗原表位,故可用变形杆菌 OX_{19}、OX_2、OX_K 株抗原代替立克次体抗原与疑似斑疹伤寒患者的血清进行凝集试验,协助斑疹伤寒病的诊断,此试验称为外-斐(Weil-Felix)试验。

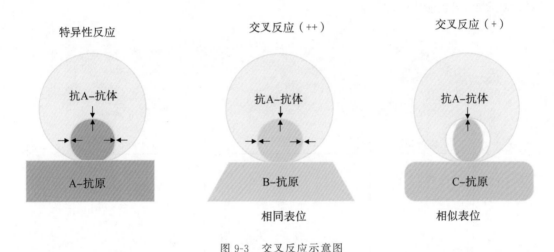

图 9-3　交叉反应示意图

(二)可逆性

抗原与抗体的结合是分子表面的非共价键结合,故形成的复合物不稳定,在一定的条件下可以解离为游离的抗原与抗体,这种特性称为抗原抗体结合的可逆性。解离后的抗原或抗体仍然保持游离抗原与抗体的生物学活性。根据质量作用定律,抗原抗体复合物形成的速度与抗原、抗体浓度成正比;平衡时,结合与解离的速度相等。抗原抗体复合物的解离度主要取决于两个方面:①抗体、抗原结合的亲和力,亲和力越高,解离度越低,反之亦然;②抗原抗体结合反应的环境因素,如温度、酸碱度和离子强度。当 pH 值改变接近蛋白质的等电点时,可破坏离子间的静电引力,使抗原与抗体的结合力下降;增加离子强度可使静电引力消失,降低抗原、抗体的结合力,促使其解离。免疫学技术中的亲和层析法就是利用抗原抗体反应的可逆性特点,通过改变溶液的 pH 值和离子强度促使抗原抗体复合物解离,从而纯化抗原或抗体。

(三)比例性

抗原与抗体发生可见反应需遵循一定的量比关系,称为比例性。根据所形成的免疫复合物的量及抗原与抗体的比例关系可绘制出二者反应曲线(见图 9-4),在抗原与抗体分子比例合适的范围内,所有抗原与抗体均参与免疫复合物的形成,此时形成的免疫复合物的量最多,此范围称为抗原抗体反应的等价带(equivalence zone)。抗体过剩的范围称为前带(prezone);抗原过剩的范围称为后带(postzone)。马拉克(Marrack)提出的网格理论(lattice theory)可以合理解释抗原-抗体反应比例性的机制。因为天然抗原大多是多价的,抗体大多为两价,当抗原与抗体在等价带结合时,抗体分子的两个 Fab 段分别与两个抗原表位结合,相互交叉连接成具有立体结构的大网格状复合体,形成肉眼可见的沉淀物,基本不存在游离的抗原或抗体。当抗原或抗体过剩时,由于过剩方的结合价得不到饱和,故只能形成小网格状复合物,肉眼不可见,并且存在较多游离的抗原或抗体。故在具体实验过程中要适当稀释抗原或抗体,以调整两者的浓度和比例,使其出现最大复合物,避免假阴性的发生。

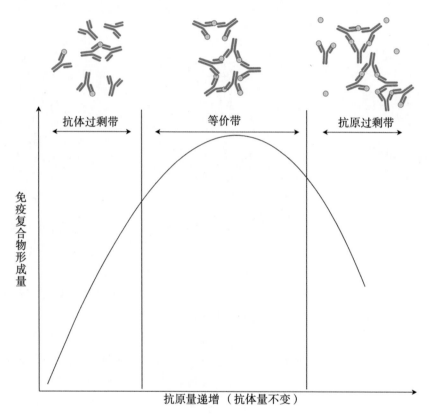

图 9-4　沉淀反应中沉淀量与抗原、抗体的比例关系

（四）阶段性

抗原-抗体反应分为两个阶段:第一阶段是抗原与抗体特异性结合阶段,其特点是反应快,可在数秒至数分钟内完成,一般肉眼不可见;第二阶段为反应可见阶段,是小的抗原抗体复合物之间通过正、负电荷吸引形成较大复合物的过程。此阶段所需时间从数分钟、数小时到数天不等,且易受电解质、温度和酸碱度等因素的影响。

三、影响抗原抗体反应的因素

影响抗原与抗体结合反应的因素较多,包括抗原与抗体本身因素、反应基质因素和实验环境因素等。

(一)抗原因素

抗原的理化特性、表位数目和种类等均可影响抗原抗体反应。例如,颗粒性抗原与相应抗体结合出现凝集现象,可溶性抗原与相应抗体结合出现沉淀现象;单价抗原与相应抗体结合,不发生凝集和沉淀现象。

(二)抗体因素

抗体的来源、特异性和亲和力等均可影响抗原、抗体反应。例如,家兔的免疫血清具有较宽的等价带,而马、人的免疫血清等价带较窄;单克隆抗体只针对一个表位,一般不适用于沉淀试验和凝集试验。

(三)反应基质因素

反应基质因素是指干扰抗原和抗体间反应但与分析物本身无关的非特异性因素,主要包括蛋白、盐、补体、抗免疫球蛋白抗体(类风湿因子和人抗鼠抗体)、药物和可能污染标本的物质。通过使用高亲和力抗体、稀释标本及调整温育温度与时间可减少反应基质对检测结果的影响。

(四)实验环境因素

抗原抗体反应要在合适的电解质、酸碱度和温度下进行。抗原或抗体在中性或弱碱性条件下多带负电荷,适当浓度的电解质会使它们失去一定量的负电荷而相互结合。抗原抗体反应一般在 pH 值为 6~8 时进行。抗原抗体反应最常用的温度有 37 ℃和室温(18~25 ℃),其次是 43 ℃和 2~8 ℃,如冷凝集素在 4 ℃左右与红细胞结合最好,20 ℃以上反而解离。

第二节　抗原和抗体检测技术

根据检测目的不同,免疫学检测技术分为抗原检测技术和抗体检测技术。根据是否用标记物标记抗原或抗体,其又可分为非标记免疫学检测技术和标记免疫学检测技术,其中非标记免疫学检测技术主要包括免疫凝集试验、免疫沉淀试验、补体结合试验;标记免疫学技术主要包括荧光免疫技术、放射免疫技术、酶免疫技术、化学发光免疫技术、胶体金免疫技术等。此外,免疫学检测技术常与生物素-亲合素放大系统联用,以提高免疫检测的灵敏度。补体结合试验因参与成分多、难以标准化,在临床上已被淘汰;而放射免疫技术因放射性污染及安全问题,目前在临床上已被淘汰。

一、非标记免疫学技术

(一)免疫凝集试验

免疫凝集试验(agglutination test)是颗粒性抗原(细菌、细胞或表面包被抗原或抗体的颗粒)与相应的抗体或抗原在电解质存在的条件下结合,出现肉眼可见的凝集团块的现象。凝集反应分为直接免疫凝集试验和间接免疫凝集试验两种。

1.直接免疫凝集试验(direct agglutination test)　颗粒性抗原本身直接与相应的抗体反应出现的凝集现象,如红细胞凝集或细菌凝集。直接凝集反应可分为玻片法和试管法。玻片法为定性试验,方法简捷、快速,常用于菌种鉴定以及人 ABO 血型鉴定等。试管法是半定量试验,常用于抗体滴度或效价测定,临床诊断伤寒或副伤寒所用的肥达试验(Widal test)和诊断布氏菌病所用的瑞特试验(Wright test)均属此类。

2.间接免疫凝集试验(indirect agglutination test)　将可溶性抗原或抗体先吸附在颗粒载体上,形成致敏颗粒,然后再与相应抗体或抗原进行反应出现凝集的现象称为间接凝集试验。将已知抗原吸附在载体上的试验称为正向间接免疫凝集试验;反之,将已知抗体吸附在载体上者称反向间接免疫凝集试验。常用的颗粒载体有红细胞、聚苯乙烯乳胶颗粒和活性炭颗粒等,如将溶血毒素"O"抗原吸附于乳胶颗粒上的抗"O"试验;将人 IgG 作为抗原吸附在乳胶颗粒上的类风湿因子检测试验等。

(二)免疫沉淀试验

免疫沉淀试验(precipitation reactions)是可溶性抗原与相应抗体结合后,在适当电解质存在条件下,出现肉眼可见的沉淀物。沉淀试验可在液体或半固体琼脂凝胶中进行。在液体中的沉淀试验有环状沉淀试验和絮状沉淀试验,因其灵敏度差,目前已被免疫比浊试验取代;凝胶内沉淀试验分为单向免疫扩散试验、双向免疫扩散试验、免疫电泳技术等。

1.免疫比浊试验(immunonephelometry)　免疫比浊试验是指在抗体溶液中加入可溶性抗原后会形成免疫复合物,使溶液浊度发生变化,根据浊度即可检测可溶性抗原含量的一种免疫学检测技术。免疫比浊试验分为免疫散射比浊法、免疫透射比浊法、免疫乳胶比浊法等,具有简便、快速的特点,目前在临床中应用广泛,主要用于血液中 IgG、IgA、IgM、κ 链、λ 链、C3、C4 等含量相对较高的蛋白质的精确定量。

2.单向免疫扩散试验(single immunodiffusion test)　本法为定量试验,将已知一定浓度的抗体均匀混合于已经溶化的 42～50 ℃的琼脂中,制成凝胶板。冷却后间隔适当的距离打孔,孔中加入被测可溶性抗原,任其向四周扩散。抗原与琼脂中的抗体相遇,一定时间后,在比例适宜处形成肉眼可见的白色沉淀环。由于沉淀环的直径与抗原浓度正相关,可从标准曲线中查出样品中抗原的含量。此法可用于 IgG、IgA、IgM、C3、C4 等血浆蛋白的测定。

3.双向免疫扩散试验(double immunodiffusion test)　将琼脂溶化,制成琼脂平板,按需要打孔并分别加入抗原和抗体,两者同时在琼脂中向四周扩散。抗原和抗体在孔之间相遇,比例适合处形成白色沉淀线。根据沉淀线,可判断抗原或抗体的存在,以及其相对含量与相对分子量(见图 9-5),并可鉴定两种抗原的相似性以及抗体的效价。

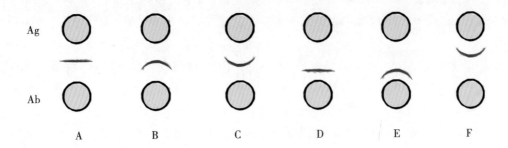

A.抗原与抗体浓度和分子量相同;B.抗原与抗体浓度相同,抗原分子量小于抗体;C.抗原与抗体浓度相同,抗体分子量小于抗原;D.抗原浓度大于抗体,二者分子量相同;E.抗原浓度大于抗体,分子量小于抗体;F.抗体浓度大于抗原,其分子量小于抗原

图 9-5　抗原与抗体浓度和分子量判断

4.免疫电泳技术(immunoelectrophoresis technique)　免疫电泳技术是将电泳技术与免疫扩散试验相结合的一种免疫学检测技术,具有以下优点:实验快捷;抗原、抗体的扩散方向固定集中,灵敏度高;可先根据所带电荷的不同而将蛋白组分进行分离,再分别与抗体反应。免疫电泳技术可分为对流免疫电泳、火箭免疫电泳、免疫电泳、免疫固定电泳等实验技术,并被广泛应用于科学研究和临床实验诊断领域。免疫固定电泳技术常用于 M 蛋白的鉴定与分型,此指标已被用于免疫增殖性疾病的辅助诊断。

二、标记免疫学技术

标记免疫学技术(immunolabeling techniques)是将抗原抗体反应与标记技术相结合,将示踪物质标记在已知的抗体或抗原上,通过检测标记物的活性,间接推测抗原或抗体含量的一类实验方法,常用的标记物有酶、荧光素、放射性核素、化学发光物质及胶体金等。免疫标记技术极大地提高了检测灵敏度,不但能对抗原或抗体进行定性和精确定量测定,而且结合光镜或电镜技术,能观察抗原、抗体或抗原抗体复合物在组织细胞内的分布和定位。

(一)酶免疫技术(enzyme immunoassay,EIA)

酶免疫技术是一种以酶标记抗体(抗原)作为主要试剂,将酶高效催化反应的专一性(酶分解底物产生有色物质或荧光)和抗原抗体反应的特异性相结合的免疫学检测技术。用于标记的酶有辣根过氧化物酶(horseradish peroxidase,HRP)、碱性磷酸酶(alkaline phosphatase,ALP)等。对体液标本中的抗原(抗体)进行定性和定量检测的 EIA 称为酶免疫测定技术;对组织或细胞标本中抗原的定位分析的 EIA 称为酶免疫组织化学技术。

酶免疫检测技术可用于激素、药物等小分子半抗原的检测,也可用于大分子蛋白质、病毒和细胞性抗原成分的检测。

1.酶联免疫吸附试验(ELISA) 由于 ELISA 技术方法简单,特异性强,因此是酶免疫技术中应用最广泛的技术。根据检测目的不同,检测抗原的 ELISA 方法主要有双抗体夹心法和竞争法;检测抗体的 ELISA 方法主要有双抗原夹心法、竞争法、间接法和捕获法。

(1)夹心 ELISA 法(sandwich ELISA):适用于抗体以及至少含两个不同抗原表位的抗原检测。先将已知抗原(或抗体)包被在固相上,洗去未吸附的抗原(或抗体);加入待检标本,充分作用后,标本中相应的抗体(或抗原)与固相上已知抗原(或抗体)结合,洗去未结合的成分;加入已知的酶标抗原或抗体,再洗去未结合的酶标抗原或抗体;加底物后,酶分解底物产生呈色反应。

(2)竞争 ELISA 法:主要用于测定小分子抗原或半抗原,如地高辛、茶碱等药物或睾酮等激素,因其只有一个抗原表位,无法使用双抗体夹心法测定,通常不采用竞争法检测抗体,但当相应抗原材料中含有难以去除的杂质,不易得到足够的纯化抗原或抗原性质不稳定时,可采用竞争法。以竞争法测抗原为例,标本中待测抗原和酶标抗原与固相抗体竞争结合,标记中待测抗原含量愈多,与固相抗体结合愈多,酶标抗原与固相抗体结合愈少。加入底物,酶催化底物显色,测定溶液吸光度值,确定待检抗原含量。底物显色的深浅与标本中待测抗原的含量成反比。

(3)间接 ELISA 法:是检测抗体最常用的方法,其反应原理是标本中待测抗体与固相抗原反应,形成固相抗原-待测抗体复合物;加入酶标记的抗人 Ig 抗体(即酶标抗体,或称酶标二抗),形成固相抗原-待测抗体-酶标二抗复合物;加入底物,酶催化底物显色,测定溶液吸光度值,确定待检抗体含量。底物显色的深浅与标本中待测抗体的含量成正比,临床上常用此法检测丙肝病毒抗体、自身抗体和 TORCH 相关检验项目的 IgG 抗体等。

(4)捕获 ELISA 法:主要用于血清中 IgM 类抗体的检测,如抗 HAV-IgM、抗 HBV IgM 和 TORCH 相关检验项目的 IgM 检测等。先将抗 IgM 抗体包被在固相上,用以捕获标本中所有 IgM(包括特异和非特异性的),洗涤除去未结合的其他成分(包括特异的 IgG 抗体),加入特异性抗原,使其与固相载体上捕获的特异性 IgM 结合,加入酶标抗特异抗原的抗体,形成固相抗人 μ 链抗体-IgM-抗原-酶标抗体复合物,加入底物,酶催化底物显色。底物显色的深浅与标本中待测抗体的含量成正比。

2.免疫组织化学技术(immunohistochemistry technique,IHC) 免疫组织化学技术简称免疫组化技术,是用标记的特异性抗体在组织细胞原位通过抗原抗体反应和组织化学的呈色反应,对相应抗原进行定性、定位、定量测定的一种免疫学检测技术。常用的技术有酶免疫组织化学技术、荧光免疫组织化学技术、免疫金(银)组织化学技术、亲和组织化学技术、免疫标记电镜组织化学技术等。

（二）荧光免疫技术（immunofluorescence technique，IF）

IF是用荧光素标记抗体或抗原，通过与相应抗原或抗体发生特异性结合反应，以此对待测物进行定位、定性和定量分析的检测技术，具有高度特异性、敏感性和直观性，是最早出现的标记免疫技术。常用的荧光素有异硫氰酸荧光素（fluorescein isothiocyanate，FITC）和藻红蛋白（phycoerthrin，PE）等，这些物质在激发光作用下可直接发出荧光，前者发黄绿色荧光，后者发红色荧光。荧光免疫技术可用于鉴定免疫细胞的分化簇或分化群（cluster of differentiation，CD）分子及自身免疫病的抗核抗体等。

1.直接荧光法　将荧光素标记的已知抗体直接进行细胞或组织染色，测定未知抗原，用荧光显微镜、激光扫描共聚焦显微镜或流式细胞仪进行观察及测定。直接荧光法检测不同的抗原，需要不同的特异性荧光抗体（见图9-6）。

2.间接荧光法　用特异性抗体（俗称一抗）与样本中的抗原结合，再用荧光素标记的二抗染色。此方法既可检测抗原又可检测抗体。若检测抗原，一抗是已知的；若检测抗体，抗原是已知的。该法的灵敏度比直接法高，一种荧光抗体可用于多种不同抗原的检测（见图9-6）。

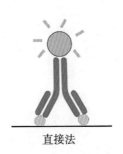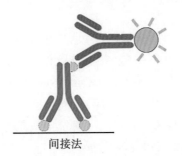

直接法　　　　　　　　　间接法

图 9-6　免疫荧光法

（三）化学发光免疫技术（luminescence immunoassay，LIA）

LIA是将化学发光分析和免疫反应相结合而建立的一种新的免疫分析技术，标记物是化学发光剂，检测信号是光子强度。根据化学发光方式不同，化学发光免疫试验分为直接化学发光免疫试验、化学发光酶免疫试验、电化学发光免疫试验、发光氧通道免疫试验等。

1.直接化学发光免疫试验　最常用的直接化学发光剂是吖啶酯，该实验原理为用吖啶酯直接标记抗体（或抗原）与待测标本中相应的抗原（或抗体）、磁微粒包被的抗体（或抗原）反应，通过磁场把结合状态和游离状态的吖啶酯标记物分离，然后在结合状态部分中加入发光促进剂（NaOH 和 H_2O_2）进行发光反应，通过对结合状态发光强度的测定，进行定量或定性检测。该实验中的化学反应简单，无须催化剂，对被标记物活性无影响，主要测定蛋白质、病毒抗原等大分子物质。

2.化学发光酶免疫试验（luminescence enzyme immunoassay，LEIA）　是将高灵敏度的化学发光测定技术与高特异性的酶免疫分析技术相结合，用于检测微量物质的标记免疫测定技术。其基本原理是用参与催化某一发光反应的酶来标记抗体（或抗原），在抗原抗体反应后加入发光底物,酶催化和分解底物发光,通过检测发光强度,可以计算出被测物的含量,常用标记酶为 HRP 和 ALP(见图 9-7)。

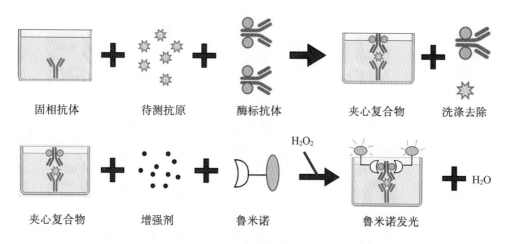

固相抗体　　　待测抗原　　　酶标抗体　　　夹心复合物　　　洗涤去除

夹心复合物　　　增强剂　　　鲁米诺　　　　鲁米诺发光

图 9-7　HRP 标记的化学发光酶免疫试验原理示意图

3.电化学发光免疫试验(electrochemiluminescence immunoassay,ECLIA)　该法是在发光反应中引入电化学反应,整个反应分电化学和化学发光两个过程。以电化学发光剂(如三联吡啶钉)标记抗原或抗体,用三丙胺(tripropyl amine,TPA)作用电子供体,在电场中启动电化学发光反应,使三联吡啶钉和 TPA 在电极表面进行电子转移,产生电化学发光,通过检测发光强度可对抗体或抗原进行定量检测。该方法可用于所有蛋白质、多糖、脂类、DNA 及 RNA 的免疫测定。

4.发光氧通道免疫试验(luminescent oxygen channeling immunoassay,LOCI)　在该系统中,包被有特异性抗体的发光微粒、生物素化的特异性抗体与待测物结合形成发光微粒-待测物-生物素化抗体复合物,该复合物可以与含有亲合素的感光微粒结合,从而拉近了感光微粒与发光微粒的距离,使得距离小于 200 nm。当接受 680 nm 的光照射时,感光微粒使周围环境中的氧转化为高能单线态氧,高能单线态氧被发光微粒捕获,与化学微粒发生反应,释放出 612 nm 的光信号,光信号强度与待测物质含量成正比。该技术特别适用于低亲和力生物分子的检测。

（四）免疫胶体金技术（immunological colloidal gold signature，ICS）

用胶体金颗粒标记抗体或抗原检测未知抗原或抗体的方法称免疫胶体金技术。氯金酸($HAuC1_4$)在还原剂的作用下,可聚合成特定大小的金颗粒,形成带负电荷的胶体金溶液。在弱碱性条件下,胶体金颗粒表面的负电荷能与蛋白质的正电荷基团通过物理吸附作用(静电引力)牢固结合。胶体金电子密度高,颗粒大小不同,呈色不同,可用于标记多种大分子,如白蛋白、免疫球蛋白、糖蛋白、激素、脂蛋白、植物血凝素和亲和素等。

(1)胶体金在免疫组化技术中的应用:胶体金既可用于透射电镜,又可用于扫描电镜,其最大优点是可以用不同大小的胶体金颗粒对样本进行双重或多重标记。由于扫描电镜分辨率的限制,常选用 20～75 nm 的胶体金进行标记。

(2)胶体金在免疫层析试验中的应用:免疫层析试验(immunochromatography assay,ICA)是目前最常用的一种快速免疫学检测技术,其原理是以硝酸纤维素膜等为固相载体,样品溶液借助毛细作用在层析条上泳动,同时样品中的待测抗原(或抗体)与膜上相应的抗体(或抗原)发生高特异性、高亲和性的免疫反应,层析过程中免疫复合物被截留在检测带区域,在 20 分钟内目测实验结果。

(3)胶体金在免疫渗滤试验中的应用:免疫渗滤试验(immunofiltration assay,IFA)也是一种快速免疫学检测技术,其原理是将抗原或抗体点加在硝酸纤维素膜等固相载体上,制成抗原或抗体包被的微孔滤膜并贴置于吸水材料上,依次在膜上滴加样品、免疫胶体金及洗涤液等试剂,其与膜上相应抗原或抗体发生反应。抗原抗体反应后,形成大分子胶体金复合物,从而使阳性结果在膜上呈现红色斑点。

(五)量子点标记免疫学技术(quandum dots-labelled immunological technique)

量子点标记免疫学技术是应用量子点标记抗原或抗体的免疫学技术。量子点是指半径小于或接近于激子玻尔半径的半导体纳米晶粒(1～100 nm)。量子点主要是由主族元素 Ⅱ～Ⅵ 或 Ⅲ～Ⅴ 族元素组成,性质稳定,可接受激发光产生荧光,具有类似体相晶体的规整原子排布。量子点的特殊结构导致了它具有表面效应、量子尺寸效应、介电限域效应和宏观量子隧道效应。

量子点具有"调色"功能,不同粒径的量子点具有不同的颜色,激发量子点的激发波长范围很宽,且连续分布,而发射波长比较窄,因此可以用同一波长的光激发不同大小的量子点而获得多种颜色标记,是一类理想的荧光探针。与传统的试剂相比,它具有以下特性:量子点荧光强度强,寿命长,稳定性好,抗漂白能力强,标记后对生物大分子的生理活性影响很小,标记方法相对简单。量子点标记免疫学技术已被用于各类生物物质如雌三醇、莱克多巴胺等的测定。

(六)生物素-亲合素系统(biotin-avidin system,BAS)

生物素-亲和素系统是一种广泛应用的放大系统。生物素又称辅酶 R、维生素 H 或维生素 B_7,其羧基经化学修饰后带有活性基团,成为活化生物素,能与抗原、抗体以及酶等示踪物结合。亲合素和链霉亲合素是生物素的天然特异性结合物,均为大分子蛋白,几乎所有用于标记的物质均可与其结合,最常用于标记酶、荧光素及胶体金等示踪物。两种亲和素有 4 个相同的亚单位,均可结合生物素。生物素与亲和素之间的结合虽不属免疫反应,但特异性高、亲合力强、稳定性好,与多种免疫标记技术结合,用来作为生物反应放大系统检测抗原或抗体,可极大提高免疫学检测的灵敏度。

三、免疫印迹技术(immunoblotting)

免疫印迹技术又称 Western blotting,简称 WB,是将十二烷基硫酸钠-聚丙烯酰胺凝胶电泳(SDS-PAGE)分离得到的按分子量大小排列的蛋白转移到固相载体膜上,再用酶标记的特异性抗体或单克隆抗体对蛋白质进行定性及半定量分析的技术。免疫印迹法的基本步骤是先将可溶性抗原或细胞裂解液上清进行 SDS-PAGE,即电泳分离蛋白抗原;然后将 SDS-PAGE 分离的蛋白条带转移至固相的硝酸纤维素膜(nitrocellulose,NC)或聚偏二氟乙烯膜(polyvinylidene fluoride,PVDF)上;最后用酶标记的一抗或二抗与转印到膜上的蛋白目的条带进行特异性反应,加入底物,根据显色条带深浅推测目的抗原的表达量(见图 9-8)。WB 技术已成为医学与生命科学领域必不可少的技术之一,目前主要有酶 WB 和荧光 WB 两种,前者最为常用,后者是将酶标记抗体替换成荧光抗体,可实现对多个目的蛋白的同时检测,近几年来应用越来越广泛。

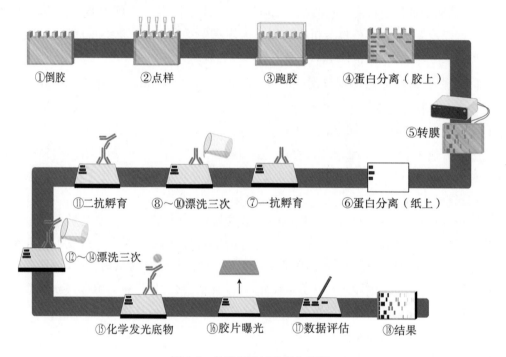

图 9-8 免疫印迹试验操作步骤

四、蛋白质芯片技术

蛋白质芯片又称蛋白质微阵列(protein microarray),是一种高通量蛋白分析技术,可用于蛋白质表达谱分析,研究蛋白质与蛋白质、DNA 与蛋白质、RNA 与蛋白质的相互作用,筛选药物作用的蛋白靶点等。其基本原理是将各种蛋白质或多肽抗原有序地固化在固相介质表面,得到蛋白质芯片,用荧光素标记的抗体与芯片上相匹配的蛋白质抗原结合,再将未结合的抗体洗去,最后用激光扫描仪测定芯片上各点的荧光强度,用相应软件分析,以确定靶蛋白的种类、表达量、分子量和相互关系等。芯片上的荧光将指示蛋白质抗原对应的抗体及其相互结合的程度。

抗体芯片是指将抗体固定到芯片表面以检测相应抗原的一种蛋白质芯片技术,可用于检测某一特定的生理或病理过程中相关蛋白的表达丰度,主要用于信号转导、蛋白质组学、肿瘤、传染病及其他疾病的相关研究。

五、液相芯片技术

液相芯片技术又称液相悬浮芯片、悬浮阵列、流式荧光技术,是 1997 年美国 Luminex 公司基于 xMAP 技术研发的多重检测平台,其所有反应都在液相中完成,有机整合了荧光编码微球技术、激光分析技术、流式细胞技术、高速数字信号处理技术及计算机运算法则等多项科研成果,在同一平台上即可完成蛋白质和核酸的检测等。它的工作原理是在不同荧光编码的微球上进行抗原-抗体、酶-底物、配体-受体的结合反应及核酸杂交反应,经激光激发后分别检测微球编码和报告荧光来达到定性和定量的目的。当采用两种不同荧光染料标记微球时,液相芯片的一个反应孔内可以完成多达 100 种不同的生物学反应(见图 9-9),使用 3 种荧光染料可将微阵列扩增至 500 种,是继基因芯片、蛋白芯片之后的新一代高通量分子检测技术平台。目前,液相芯片技术主要用于抗原抗体反应的液相蛋白芯片和用于核酸杂交的液相基因芯片。

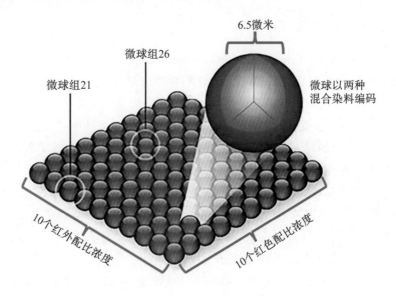

图 9-9 两种不同荧光编码的微球

美国 Applied BioCode 公司又提出了一种全新的数码液相芯片(digital liquid chip)技术,采取数码磁珠作为编码元素,将顺磁性材料掺入具有生物兼容性的高分子聚合物内,通过光刻法将 12 位二进制的数字条码(见图 9-10)刻到磁珠上,通过这种工艺制备得到 4096 种编码不同的数码磁珠,将蛋白、抗体或核酸分子偶联在特定的磁珠上,通过特定的数码液相芯片检测仪器精准识别数码磁珠上的数字条码信号,进而实现高通量多指标的检测。通过光刻法制备的数码磁珠,批间差异非常小,且具有极稳定的表面化学特性。同时,数码磁珠上的条形码图案可以提供强对比度的信号,保证使用数码液相芯片技术得到更加精准且稳定的检测结果。

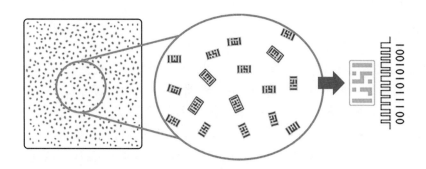

图 9-10　数码液相芯片中使用的 12 位二进制的数字条码

液相芯片技术目前在临床中已被用于细胞因子、肿瘤标志物、病原体、基因等的检测,其具有高通量、样本用量少、操作简单且快速、灵敏度高、检测范围广、特异性强、准确度高、重复性好、成本低等优点。

六、单分子免疫检测技术

单分子免疫检测技术(single molecule detection,SMD)是一种"数字化"免疫检测技术,可将免疫复合物限制在极小范围内,对产生的信号进行绝对计数。其灵敏度高达 10^{-18} mol/L,解决了传统的免疫学检测方法如 ELISA、荧光免疫技术、化学发光免疫技术等检测灵敏度不高(多在 $10^{-14} \sim 10^{-12}$ mol/L)、无法满足疾病早期诊断的问题,可充分满足多种生物标志物的检测需求,而单分子免疫检测技术实现了针对单个分子的检测。

目前,单分子免疫检测模式可分为原位检测与随机分配检测,前者所需仪器昂贵,对操作者要求较高,当前难以实现临床应用。随机分配检测则包括微阵列芯片与微液滴两种形式,其中,基于微阵列技术的单分子免疫检测已实现一定的自动化与商业化,是当前单分子检测最常用技术,而 Quantarix 公司的分子免疫阵列(single molecule array,SiMoA)技术是目前最具代表性的单分子免疫检测技术。

SiMoA 技术是基于微阵列芯片的单分子免疫检测,其基本原理是在毫米级芯片上雕刻(或浇筑)成千上万个微米级微井,每个微井体积约 40 fL,随后将免疫复合物磁珠分配于微井中,再借助高分辨率荧光显微镜对荧光点进行计数。根据泊松分布理论,计算同时含珠子与荧光产物孔的数量/含珠子孔总数的比值,以此确定测试样品中的蛋白质浓度。其基本操作流程是首先利用表面标记有捕获抗体的磁珠捕获样品中的抗原,再使用生物素(biotin)标记的检测抗体对被捕获的抗原进行标记;继而加入链霉亲和素——半乳糖苷酶复合物,与检测抗体上的生物素结合;接下来将反应洗净后的磁珠与底物混合,加载到含有微孔阵列的检测芯片中,利用磁场使磁珠落入与其尺寸完全匹配的微孔中($3~\mu m$ 左右),加入油相,使微孔之间发生物理隔离;此时含有半乳糖苷酶的微孔由于酶分子催化底物产生荧光产物,对微孔阵列进行荧光成像,通过对发出荧光信号的微孔个数对照标准曲线来实现定量检测(见图 9-11)。

单分子免疫检测技术具有以下优势：①灵敏度高：检测下限达到 fg/mL 级，比传统 ELISA 灵敏度提高 1000 倍以上，实现了超低丰度蛋白的有效检测和定量。②全自动化：试验过程不依赖操作人员，可保证结果的重复性和精准性。③多重检测：同时完成多达 10 种目标分子的检测。④高精准度：实验结果的批间变异系数低于 10%。⑤高线性范围：检测动态范围大于 4 个数量级。⑥自主研发：可根据试验目的进行方案开发和优化，适合科研创新研究。

目前，该技术已被用于肿瘤、传染性疾病、神经系统疾病的早期诊断、疾病进展及预后监测领域。

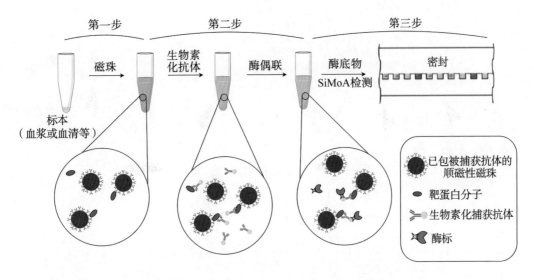

图 9-11　分子免疫阵列技术（SiMoA）基本流程

七、基于 CRISPR 的超敏免疫学检测技术

基于 CRISPR 的超敏免疫学检测技术是基于 CRISPR-Cas12/Cas13 技术以及抗原抗体反应而建立的。其中 Cas12 与 Cas13 均为核酸内切酶，前者能识别 DNA，后者能识别 RNA。以 Cas12 为例，Cas12 是一种多功能蛋白，该酶激活需要同时具备两个要素，即 crRNA 和靶 DNA，二者缺一不可。当 crRNA 结合的 Cas12 与靶 DNA 发生碱基配对时，Cas12 的核酸酶结构域会被激活，在特异性切割靶标的同时，还能非特异性地切割周围的 DNA 分子，这被称为反式剪切（collateral cleavage）效应。一旦被激活，Cas12 会持续进行 DNA 内切割，直到周围没有可以被切割的 DNA，从而达到放大信号、提高检测的灵敏度的作用。基于这一原理，可用靶 DNA 与抗体或抗原相连，用于待测抗原或抗体的检测。

该技术与 ELISA 技术联用，可用于抗原或抗体的检测，称为 CRISPR-ELISA 技术。以双抗体夹心法检测抗原为例，如图 9-12 所示，在酶联板上包被针对该抗原的特异性抗体，然后加入含有待测抗原的标本，洗涤去除未结合的物质，加入靶 DNA 标记的特异性抗体,洗涤去除未结合的抗体,加入特异性的向导 RNA 与 Cas12 蛋白,此时向导 RNA 与 Cas12 蛋白结合,并能识别靶 DNA,Cas12 蛋白的核酸内切酶活性被激活,洗涤去除未结合的向导 RNA 与 Cas12。加入标记有荧光报告基团与荧光淬灭基团的单链 DNA 序列,被激活的 Cas12 可对该单链 DNA 进行切割,使得荧光报告基团与荧光淬灭基团分离,通过检测荧光强度,可推算出抗原的含量。

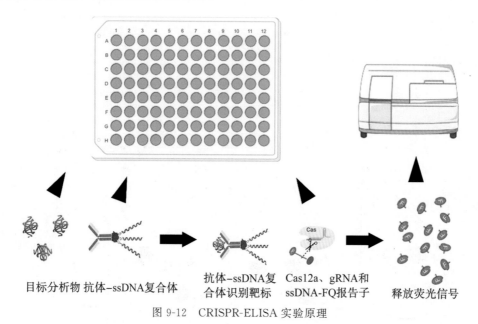

目标分析物 抗体-ssDNA复合体 | 抗体-ssDNA复 合体识别靶标 | Cas12a、gRNA和 ssDNA-FQ报告子 | 释放荧光信号

图 9-12　CRISPR-ELISA 实验原理

第三节　免疫细胞分离与功能检测

通过体外或体内试验,对参与免疫应答的不同细胞进行分离、鉴定及功能测定,可以检测机体的免疫功能。免疫功能检测最常用的标本是外周血,也可以是胸腺、脾、淋巴结及各种组织。

一、免疫细胞的分离

体外测定免疫细胞的功能,首先要从不同材料中分离所需细胞。根据细胞的表面标志、理化性质及功能设计选择不同的分离方法。

(一)外周血单个核细胞的分离

外周血单个核细胞(peripheral blood mononuclear cells,PBMC)包括淋巴细胞和单核细胞。PBMC 是免疫学实验最常用的细胞,也是分离纯化 T 细胞、B 细胞的第一步。常用的分离方法是淋巴细胞分离液法,采用单次差速密度梯度离心法,最常用的分离液是聚蔗糖-泛影葡胺(Ficoll-urografin)生理盐水溶液,其比重为 1.077 ± 0.002,商品名为

Ficoll。其分离原理是根据外周血各种血细胞比重不同,使不同密度的细胞呈梯度分布:红细胞密度最大,沉至管底;多形核白细胞的密度为 1.092 左右,铺于红细胞上,呈乳白色;PBMC 的密度约为 1.075,分布于淋巴细胞分离液上面;最上层是血浆,如图 9-13 所示。

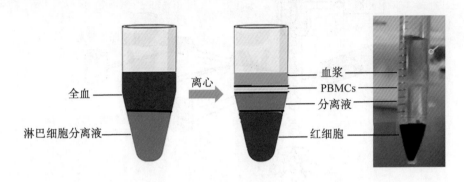

图 9-13　Ficoll 法分离人外周血单个核细胞

(二)淋巴细胞及其亚群的分离

淋巴细胞及其亚群有多种分离方法,如玻璃黏附法、尼龙毛分离法和 E 花环形成分离法等。由于单克隆抗体的应用和免疫学技术的发展,可通过以下方法进行分离:

(1)免疫吸附分离法:用已知抗淋巴细胞表面标志的抗体包被聚苯乙烯培养板,加入淋巴细胞悬液,表达相应细胞表面标志的淋巴细胞贴附在培养板上,可与细胞悬液中其他细胞分开。

(2)免疫磁珠分选法(magnet-activated cell sorting,MACS):近年来,免疫磁珠分选法应用较广泛,是一种特异性分离淋巴细胞亚群的方法。其原理是:首先将特异性抗体(如抗 CD3、抗 CD4 或抗 CD8 等)吸附在磁珠上,将磁珠与待分离细胞悬液混合,具有相应表面标志的细胞与磁珠上的特异性抗体结合。将此反应管置于磁场中,带有相应细胞的免疫磁珠吸附于靠近磁铁的管壁上,洗去未结合磁珠的细胞,即可获得高纯度的所需细胞亚群。

(3)荧光激活细胞分选法(fluorescence activated cell sorting,FACS):又称流式细胞术(flow cytometry,FCM),可用于分析和分选淋巴细胞及其亚群。FACS 是一种集光学、流体力学、电力学和计算机技术于一体,可对细胞进行多参数定量测定的免疫学技术。其基本流程为:将待测细胞悬液与荧光素标记抗体反应后,在压力作用下,细胞排成单列,经流动室下方喷嘴喷出,形成液滴射流,每一液滴包裹一个细胞。当液滴射流与高速聚焦激光束相交,液滴中的细胞受激发光照射,产生散射光并发出各种荧光信号,后者被接收器检测。同时,分选部件将所欲分选细胞赋以电荷,带电液滴在分选器的作用下偏向带相反电荷的偏导板,落入适当容器中,达到分选的目的。流式细胞仪可鉴定荧光抗体单色、双色或多色标记的细胞,同时还能进行细胞周期、细胞凋亡等分析,广泛应用于基础和临床免疫学研究(见图 9-14)。

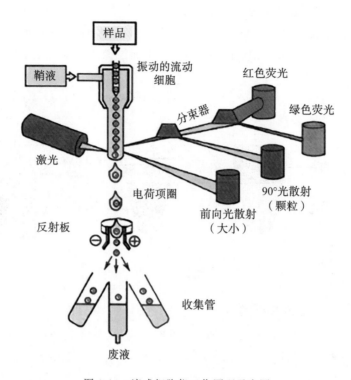

图 9-14　流式细胞仪工作原理示意图

　　细胞悬液经特异性荧光抗体染色后,在气体压力作用下,进入充满鞘液的流动室,经鞘液包裹后,细胞呈单行经流动室下端喷出,形成细胞液柱。液柱与聚焦的激光束垂直相交,细胞受激光激发,产生散射光,据此可确定细胞的大小、颗粒度以及用于检测表面标记的不同荧光。细胞流的振动使其形成带电荷的液滴,在反射板作用和计算机控制下,液滴偏转,可按设定的参数采集不同的细胞群。

　　(4)抗原肽-MHC 分子四聚体技术:该技术已成为抗原特异性 CTL 定量分析的"金标准"。该法将特异性抗原肽段、可溶性 MHC-I 类分子 α 重链及 β_2 微球蛋白在体外正确折叠,形成 MHC-β_2m-抗原肽复合物,单体可溶性抗原肽-MHC 复合物与 T 细胞受体(TCR)亲和力很低、解离快,但四聚体抗原肽-MHC 复合物可与一个特异性 T 细胞上的多个 TCR 结合,解离速度大大减慢,从而提高检测的阳性率。因此,借助生物素-亲和素级联放大原理构建由 1 个荧光素标记的亲和素与 4 个生物素-MHC-Ⅰ类分子-抗原肽(即生物素化的复合物)形成复合体,即四聚体,它能同时结合一个 T 细胞的 4 个 TCR,亲合力大大提高,用流式细胞仪即可确定待测样品中抗原特异性 CTL 的细胞频率(见图 9-15)。

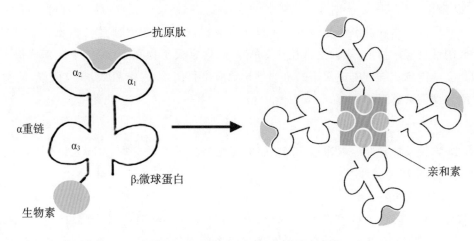

图 9-15　抗原肽-MHC-Ⅰ四聚体示意图

二、免疫细胞功能的测定

检测 T 细胞、B 细胞的数量及功能可用于多种疾病的辅助诊断、疗效观察及科学研究。

（一）T 细胞功能测定

1.细胞增殖试验　T 细胞受到特异性抗原或有丝分裂原（PHA、ConA）刺激后发生增殖,可通过以下三种方法检测细胞增殖的水平：

（1）形态计数法：T 细胞在体外培养时,受到有丝分裂原或特异性抗原刺激后,可出现体积增大、细胞形态不规则、胞质增多、胞核松散及核仁增多等形态学变化,对这些细胞进行计数,可了解 T 细胞受抗原刺激后的增殖能力。

（2）^{3}H-TdR 掺入法：T 细胞在增殖过程中,DNA 和 RNA 合成明显增加,如加入 ^{3}H 标记的胸腺嘧啶核苷（^{3}H-Thymidine riboside,^{3}H-TdR）,会被掺入 DNA 分子中。培养结束后,用液体闪烁仪测定淋巴细胞内放射性核素量。细胞增殖水平越高,掺入的放射性核素越多。

（3）CCK-8 比色法：CCK-8 中含有 WST-8,化学名为 2-(2-甲氧基-4-硝基苯基)-3-(4-硝基苯基)-5-(2,4-二磺酸苯)-2H-四唑单钠盐,它在电子载体 1-甲氧基-5-甲基吩嗪硫酸二甲酯的作用下被细胞线粒体中的脱氢酶氧化为具有高度水溶性的黄色甲臜产物（formazan）,用酶标仪测定 450 nm 处的吸光度值,可间接反映活细胞数量。生成的甲臜产物量与活细胞数量成正比。该法相比较于 MTT 法,对细胞毒性较小,且无须再加入 DMSO,操作更简便,无放射性污染。

2.迟发型超敏反应的检测　此方法为体内检测细胞免疫功能的简便易行的皮试方法。其原理是外来抗原刺激机体产生免疫应答后,再用相同的抗原做皮试,可导致迟发型超敏反应,T 细胞活化并释放多种细胞因子,产生以单核细胞浸润为主的炎症,局部发生充血、渗出,于24～48小时发生,72小时达高峰。阳性反应表现为局部红肿和硬结,反应强烈时可发生水肿甚至坏死。细胞免疫正常者出现阳性反应,细胞免疫低下者则呈弱阳性或阴性反应。目前,该检测常用于检测某些病原微生物感染、免疫缺陷病和肿瘤患者的免疫功能测定等。皮试常用的生物性抗原有结核菌素、念珠菌素、麻风菌素、链激酶-链道酶和腮腺炎病毒等。

（二）B细胞功能测定

1.Ig含量或特异性　可通过ELISA、免疫比浊法等测定标本中IgG、IgA和IgM等各类Ig的含量或特异性。

2.抗体形成细胞测定

（1）溶血空斑试验:此实验建立的原理是补体激活的经典途径,故只能用于IgG和IgM抗体分泌细胞的检测。其操作流程为以绵羊红细胞(sheep red blood cell,SRBC)为抗原免疫动物,4天后取其脾脏制备脾细胞悬液,内含分泌抗SRBC的B细胞。将脾细胞和SRBC在适量琼脂糖液中混匀,倾注于平皿中培养,抗体形成细胞(antibody-forming cell,AFC)所产生的抗体与周围的SRBC结合,在凝胶表面加入新鲜补体,使结合抗体的SRBC激活补体而被溶解,在AFC周围形成SRBC被溶解的透明区,即溶血空斑。一个空斑代表一个抗体形成细胞(浆细胞),通过计算溶血空斑数目,可知分泌特异性抗体的B细胞的数目。

（2）酶联免疫斑点试验(enzyme-linked immunospot assay,ELISPOT):其原理如图9-16所示,在ELISPOT板(该板底部一般被硝酸纤维素膜或聚偏氟乙烯膜覆盖)上加入特异性抗原,然后加入该抗原致敏过的B细胞(能产生特异性抗体),然后加入针对该抗体的生物素标记二抗,接着加入酶标记的链霉亲合素,形成抗原-抗体-生物素标记二抗-酶标链霉亲合素复合物,加入显色底物,酶催化底物产生不溶性的色素,就近沉淀在局部的膜上,形成斑点。每一个斑点代表一个抗体分泌细胞,斑点的颜色深浅程度与细胞分泌的抗体量有关。

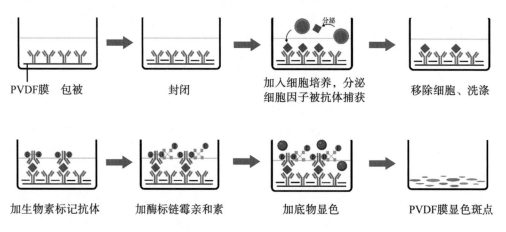

图9-16　ELISPOT检测原理示意图

（三）细胞毒性试验

细胞毒性试验是检测 CTL、NK 等细胞杀伤靶细胞活性的一种细胞学技术，主要用于肿瘤免疫、移植排斥反应和病毒感染等方面的研究。

1.^{51}Cr 释放法　用 $Na_2^{51}CrO_4$ 标记靶细胞，当效应细胞杀伤靶细胞后，^{51}Cr 可从被杀伤的靶细胞释放到培养基中，用 γ 计数仪测定^{51}Cr 放射活性，应用公式可计算效应细胞的细胞毒活性。

2.乳酸脱氢酶释放法　乳酸脱氢酶（LDH）存在于细胞内，正常情况下不能透过细胞膜。当细胞受到损伤时，细胞膜通透性改变，LDH 可从细胞内释放至培养液中。释放出来的 LDH 可催化底物如硝基氯化四氮唑蓝（nitrotetrazolium blue chloride，NBT），形成有色的甲基化合物，通过读取上清液 OD 值，可计算效应细胞的细胞毒活性。

3.细胞染色法　在补体依赖性细胞毒实验中，细胞表面抗原与相应抗体（IgG、IgM）结合后，在补体存在的情况下，通过激活补体损伤细胞膜，导致细胞溶解。用台盼蓝进行细胞染色，活细胞因为拒染不着色，而损伤细胞因膜通透性增加，染料进入细胞而使细胞染成蓝色，通过显微镜计数蓝色死亡细胞数所占总细胞的比例，得出细胞死亡率。

4.凋亡细胞检测法　凋亡是一种重要的生理和病理过程，目前已有多种方法检测细胞凋亡。

（1）形态学检测法：凋亡细胞形态学特征表现为体积变小，细胞变圆，与周围细胞脱离，失去微绒毛，胞质浓缩，内质网扩张，核仁消失，核染色质浓缩，呈半月形或斑块状，出现核着边现象，最后细胞膜内陷，将细胞自行分割为多个外有胞膜包绕的凋亡小体。

（2）Annexin-V（检测细胞凋亡的试剂）法：在正常细胞中，磷脂酰丝氨酸只分布在细胞膜脂质双层的内侧，细胞发生凋亡早期，膜磷脂酰丝氨酸由脂膜内侧翻向外侧。Annexin-V 与磷脂酰丝氨酸具有高度亲和力，因此，它是检测细胞早期凋亡的灵敏指标。它一般与核酸荧光染料 PI 或 7-AAD 搭配用于细胞凋亡检测。

（3）末端脱氧核苷酸转移酶介导的 dutp 生物素缺口末端标记（terminal deoxynucleotidyltransferase-mediated dUTP-biotin nick end labeling，TUNEL）法：在细胞培养液中加入末端脱氧核苷酸转移酶（terminal deoxyribonucleotidyl transferase，TdT）和生物素标记的核苷酸（dUTP），TdT 可将生物素标记的 dUTP 连接到断裂的 DNA 3′ 末端，利用亲和素-生物素-酶放大系统，在 DNA 断裂处着色，显示凋亡细胞。

（四）吞噬功能测定

1.硝基蓝四氮唑试验　NBT 是一种水溶性淡黄色染料。细胞在杀菌过程中产生反应性氧中间物（ROI），其中超氧阴离子（O_2^-）能使被吞噬入细胞的 NBT 还原成不溶性蓝黑色甲䐶颗粒，沉积于胞浆中，光镜下计数 NBT 阳性细胞，可反映中性粒细胞的杀伤功能。

2.巨噬细胞吞噬试验　将待测巨噬细胞与某种可被吞噬又易于计数的颗粒性物质（如鸡红细胞或荧光标记的颗粒）混合温育后，颗粒物质被巨噬细胞吞噬，吞噬百分率即可反映巨噬细胞的吞噬能力。

(五)细胞因子的检测

细胞因子的检测主要有生物活性检测法、免疫学检测法和分子生物学技术检测法。

1.生物活性检测法　根据细胞因子生物活性不同,可采取不同的测定方法。

(1)细胞增殖或增殖抑制法:某些细胞必须依赖某种细胞因子才能生长,如小鼠 T 细胞 CTLL-2 细胞株的生长要依赖 IL-2;而另外一些细胞因子能抑制细胞株的增殖,如 IL-1 对黑色素瘤细胞 A352 具有抑制作用。细胞增殖或细胞抑制程度与所加细胞因子的含量正相关,通过 ^{3}H-TdR 掺入法或 MTT 比色法测定细胞增殖或生长抑制水平,并与标准品进行对比,可知样本中所测细胞因子的含量。

(2)细胞病变抑制法:常用于检测干扰素的抗病毒活性。体外培养细胞中,加入含干扰素的检测标本后,再加入病毒液感染细胞,干扰素可抑制病毒感染细胞,可通过染料染色方法测得存活细胞的相对数量,进而计算出待检标本中干扰素的活性。

2.免疫学检测法

(1)ELISA:几乎所有的体液内细胞因子都可以用双抗体夹心 ELISA 法进行检测。在实验中包被抗体和酶标抗体一般是抗同一细胞因子分子上两种不同表位的单克隆抗体。

(2)流式细胞术:流式细胞术是检测细胞内细胞因子的最常用方法,其基本原理是用特定抗原或多克隆激活剂(如佛波酯、离子霉素)激活细胞的同时,用分泌抑制剂(如莫能霉素、布雷非德菌素 A)抑制细胞因子释放,使其累积在细胞内,然后对细胞进行固定和破膜,用荧光素标记的抗细胞因子抗体染色,通过流式细胞术检测不同细胞亚群分泌的细胞因子水平,从而了解不同细胞亚群的状态。

(3)酶联免疫斑点试验(enzyme-linked immunospot assay,ELISPOT assay):该法不仅可用于 B 细胞分泌的特异性抗体的检测,还可用于细胞产生的单一细胞因子的测定。其基本原理是用已知细胞因子的抗体包被固相载体,加入待检的效应细胞,孵育一定时间后洗去细胞,如待检效应细胞产生相应细胞因子,则与已包被的抗体结合,再加入酶标记的抗该细胞因子抗体,最后加底物显色,通过计数斑点数可推算出产生某种细胞因子的细胞频率。该技术已被应用于临床常规检测中,如结核分枝杆菌 T-SPOT. TB 检测试剂盒,利用结核特异抗原 ESAT-6 及 CFP-10 作为刺激抗原,通过 ELISPOT 检测受试者体内是否存在结核效应性 T 淋巴细胞,从而判断该受试者目前是否感染结核杆菌。该检测技术灵敏度高、特异性高,其检测结果不受接种卡介苗与否及免疫力功能是否正常等因素的影响,是一项在全球获得广泛认可的结核快速诊断技术,并且入选多国结核分枝杆菌感染诊断标准。

3.免疫 PCR(immuno-PCR)法　该法是对微量细胞因子(抗原)进行检测的方法。该技术是利用抗原抗体反应的特异性和 PCR 扩增反应的极高灵敏性而建立的一种微量抗原检测技术。首先在固相载体上包被捕获抗体,然后加入待检标本,再加入 DNA 标记的抗该细胞因子的抗体,洗涤后经 PCR 扩增,如果标本中没有待检细胞因子,则无 DNA 产物;反之,可对微量细胞因子进行定性和定量。PCR 扩增产物检测常用非特异性荧光染料标记的序列特异性 DNA 探针。

免疫 PCR 主要由两个部分组成,第一部分是免疫反应,类似于普通的 ELISA 反应过程;第二部分是实时荧光定量 PCR 检测,抗原量与 PCR 产物量成正比。以检测细胞因子 G-CSF 为例,其具体操作步骤是首先用待测 G-CSF 蛋白包被微孔板,加入已知的抗 G-CSF 的特异性抗体,抗体与微孔板上的 G-CSF 结合形成抗原抗体复合物,再加入金黄色葡萄球菌 A 蛋白(staphylococal protein A,SPA)-链霉亲合素(streptavidin)重组融合蛋白,SPA 可与抗原抗体复合物中的 IgG 抗体结合,紧接着加入生物素化的质粒 DNA,其中的生物素可与链霉亲合素结合,从而将质粒 DNA 间接吸附于固相。最后,以吸附于固相的质粒 DNA 为模板进行实时荧光定量 PCR,PCR 产物量与微孔板上的 G-CSF 量成正比。

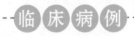

临 床 病 例

患儿,男性,9 岁,因咳嗽 1 周,加重 3 天,鼻出血 1 次就诊。血常规:白细胞计数 2.46×10^9/L,血红蛋白 87 g/L,血小板计数 78×10^9/L,中性粒细胞 23%,淋巴细胞 71%,幼稚细胞 4%,超敏 C 反应蛋白 16.93 mg/L。个人史、家族史无特殊。门诊以"三系减少"收入。

查体:贫血貌,胸骨压痛阳性,后背部有数枚圆形出血点,左膝关节和左踝关节可见瘀斑,余未见异常。

生化:乳酸脱氢酶 396 U/L,肌酸激酶 425 U/L。凝血检查:D-二聚体 11.08 mg/L,纤维蛋白(原)降解产物 30.1 mg/L。胸部 CT:右肺下叶后基底段及左肺下叶见多发斑片状磨玻璃影,沿支气管血管束分布,考虑感染性病变。彩超:未见明显异常。

骨髓涂片检查提示:骨髓有核细胞增生活跃。粒细胞系统异常增生,占总粒细胞数的 98%,以异常早幼粒细胞增生为主,占 93%。过氧化物酶染色(peroxidase stain,POX):异常早幼粒细胞阳性率:100%。符合 AML-M3b 骨髓象。

白血病免疫分型:见 68.49% 异常免疫表型髓系幼稚细胞,表达 CD33bri、CD13,部分表达 CD38、CD117、CD11B、CD9、CD64、CD4,不表达 CD2、CD7、HLA-DR、CD34、CD19、CD20、CD10、CD56、CD14、CD15、CD16。提示:免疫表型符合急性髓细胞白血病,考虑 APL。

【问题 1】超敏 C 反应蛋白临床常用胶乳增强免疫比浊法而不用 ELISA 测定的原因是什么?

思路:超敏 C 反应蛋白(hypersensitive CRP,hs-CRP)在细菌感染、严重创伤、烧伤、心肌梗死、恶性肿瘤、结缔组织病、器官移植后排斥反应等炎症反应或应激反应时显著升高,多超过 10 mg/L,可见在这些疾病状态时 CRP 特别高,只需应用灵敏度高且操作简便的免疫比浊法即可测出,无须应用操作繁琐、检测速度慢、成本偏高的 ELISA 方法。

【问题2】临床上,D-二聚体常用检测方法是什么?可采用哪些类型的 ELISA 方法对其进行检测?

思路:临床上,D-二聚体常用检测方法是 ELISA。因为 D-二聚体为抗原,所以可采用双抗体夹心 ELISA 法和竞争 ELISA 法。

【问题3】骨髓涂片常用的染色方法是什么?属于哪种类型的染色法?其与免疫组化染色法有何区别?

思路:骨髓涂片常用的染色方法是瑞氏-姬姆萨染色,染液中的化学成分可与细胞质和细胞核中的成分结合,致其显示不同的颜色,属于化学染色。而免疫组化染色法是基于抗原抗体反应以及酶的催化作用而使细胞中的特定抗原着色,其颜色来自酶作用于底物后的显色反应。

【问题4】白血病免疫分型的临床常用方法是什么?应用该方法进行白血病免疫分型的操作步骤是什么?

思路:白血病免疫分型临床常用的方法是流式细胞术。应用该方法进行白血病免疫分型的操作步骤是首先采集外周血或骨髓,对其进行抗凝处理,然后加入红细胞裂解液,再加入不同荧光素标记的抗特定 CD 分子的抗体,室温孵育 30 min,加入 PBS 洗涤 3 次后,加入少量 PBS 溶液,重悬细胞成单个细胞,上流式细胞仪检测。

本章小结

　　免疫学检测技术是基于抗原抗体反应的原理而建立的,抗原抗体反应必须具备以下要素:①抗原与抗体紧密接触;②抗原与抗体空间构象互补;③抗原与抗体之间有足够的结合力。抗原抗体结合反应具有特异性、可逆性、比例性和阶段性等特点,根据是否用标记物标记抗原或抗体,免疫学检测技术可分为非标记免疫学检测技术和标记免疫学检测技术,其中非标记免疫学检测技术主要包括免疫凝集试验、免疫沉淀试验、补体结合试验;标记免疫学技术主要包括荧光免疫技术、放射免疫技术、酶免疫技术、化学发光免疫技术、胶体金免疫技术等。同时,生物素-亲合素放大系统极大提高了免疫检测的灵敏度。免疫细胞分离技术主要有淋巴细胞分离液法、免疫磁珠分选法、流式细胞术等。根据 T 细胞、B 细胞功能的不同,可采用不同的鉴定方法。

(孙艳丽　姜广东)

免疫学防治

1.识记:免疫治疗、免疫预防、分子治疗、细胞治疗、生物应答调节剂、人工主动免疫、人工被动免疫、疫苗、计划免疫的概念,可用于分子治疗的成分,可用于细胞治疗的细胞类型,生物应答调节剂的种类,常用的免疫抑制剂,疫苗制备的基本要求,疫苗的种类。

2.理解:分子治疗、细胞治疗、生物应答调节剂与免疫抑制剂治疗机制及适应证,各类疫苗的优缺点。

3.应用:疫苗在抗感染及抗肿瘤中的应用;分子治疗、细胞治疗、生物应答调节剂与免疫抑制剂的临床应用。

免疫学防治是根据免疫学原理,利用物理、化学和生物学的手段,人为地增强或抑制机体的免疫功能,达到预防和治疗疾病目的的措施。免疫学理论和技术在预防医学和临床医学中已得到广泛应用,取得了卓著成效。新型疫苗、免疫治疗新方法的研究方兴未艾,有着广阔的应用前景。

第一节　免疫预防

免疫预防(immunoprophylaxis)是指通过人工输入抗原物质,刺激机体产生免疫应答,从而产生免疫活性物质,或者直接输入免疫活性物质,使机体产生或获得特异性免疫,从而达到预防疾病的目的。人类用免疫的方法预防传染病有着悠久的历史。接种牛痘疫苗帮助人类成功地在全球消灭了天花,是用免疫预防的方法消灭传染病的最好例证。随着卫生状况的改善和计划免疫的实施,传染病的预防取得了巨大成就。同时,免疫预防已扩大到传染病以外的其他领域,疫苗的内涵以及应用范围也进一步拓展。

机体获得特异性免疫的方式主要有自然免疫和人工免疫两种。自然免疫是指机体通过感染病原体之后获得的特异性免疫,也包括胎儿或新生儿从母体获得抗体,或者通过乳汁获取抗体所获得的特异性免疫。人工免疫是根据自然免疫的原理,用人工的方法使人体获得的特异性免疫。人工免疫已广泛应用于传染病的预防,也用于某些传染病的治疗。人工免疫包括主动免疫和被动免疫两种。

人工主动免疫(artificial active immunization)是将类毒素、疫苗等抗原物质接种至机体,诱导机体产生适应性免疫应答,产生抗体或者效应性淋巴细胞,从而预防疾病,如天花、脊髓灰质炎、肝炎、破伤风、百日咳、白喉等。人工被动免疫(artificial possive immunization)是通过给机体输入含有特异性抗体的免疫血清或者细胞因子制剂,使宿主能够迅速获得特异性免疫力,从而达到治疗或紧急预防疾病的目的。二者的区别见表10-1。

表 10-1　人工主动免疫与人工被动免疫的比较

	人工主动免疫	人工被动免疫
免疫物质	抗原	抗体或细胞因子等
免疫力产生时间	较慢,1~4 周	快,立即生效
免疫力维持时间	较长,数月至数年	短,2~3 周
主要用途	预防、治疗	治疗、紧急预防
常用制剂	疫苗、类毒素	抗毒素、胎盘球蛋白、CK、McAb

一、人工主动免疫

人工主动免疫通过给予机体抗原性物质而刺激机体产生特异性免疫应答,其特点是:①输入抗原,产生作用缓慢(1~4 周);②免疫力持久(数月至数年);③主要用于传染病的特异性预防。免疫预防是人工主动免疫的主要目的,其主要措施是接种疫苗。疫苗是接种后能使机体对相应疾病产生免疫力的生物制剂类的统称,包括菌苗、瘤苗和类毒素等。

疫苗在人类战胜传染病方面发挥了重要作用,如天花等烈性传染病在全球范围得以消灭,就得益于全球范围内接种牛痘疫苗。20 世纪以来,随着现代科学技术的发展,研制疫苗的技术水平和理论依据不断完善和提高,疫苗的种类也不断增多,不仅包括传统经典疫苗,还开发出许多新型疫苗,不仅有发挥传统作用的预防性疫苗,还有针对特定疾病的治疗性疫苗。现在,疫苗在临床上的应用非常广泛,不仅限于传统领域的传染病,还拓展到肿瘤、心血管系统疾病、自身免疫病和计划生育等各个领域。

二、疫苗制备的基本要求

(一)安全

疫苗常规用于健康人群,特别是儿童的免疫接种,直接关系到人类的健康和生命安全,因此其设计和制备均应保证安全性。灭活疫苗菌种为致病性强的微生物,应灭活彻底,并避免无关蛋白和内毒素的污染;活疫苗的菌种要求遗传性状稳定,无回复突变,无致癌性;各种疫苗应无致病性或者接种后无不良反应,优选口服接种或尽量减少注射次数。

（二）有效

疫苗应具有较强的免疫原性,接种后能诱导机体产生正确的免疫应答类型,发挥有效的免疫保护作用。在疫苗设计中,须考虑以下两个问题:①保护性免疫是以体液免疫为主还是细胞免疫为主,或两者兼备;②能引起显著的免疫记忆,使保护性免疫长期维持。例如,口服脊髓灰质炎疫苗不仅能诱导中和抗体的产生,而且有很好的免疫记忆性,初次免疫半年以后仍有高水平的适应性免疫应答。此外,用细菌的多糖成分免疫婴幼儿,18月龄以下者几乎不产生抗体;但将细菌多糖连接于白喉类毒素后再免疫,接种效果十分显著。这是由于白喉类毒素提供了T细胞识别表位,将细菌多糖引起的非T细胞依赖性抗体应答转变为T细胞依赖性抗体应答。模拟自然感染途径接种,除引起体液免疫和细胞免疫外,还可引起黏膜免疫,抵抗经黏膜入侵的病原体。细胞因子等新型佐剂与疫苗共同使用可以调节免疫应答的类型,增强免疫效果。

（三）实用

制备的疫苗应容易保存、运输并且价格低廉,接种方式可被不同人群所接受,否则难以达到接种人群的高覆盖率。在保证免疫效果的前提下尽量简化接种程序,如口服疫苗、多价疫苗和联合疫苗等。

三、疫苗的种类

疫苗的种类很多,根据研制特点可分成传统型疫苗和基因工程疫苗;根据疫苗成分,分为灭活疫苗、减毒活疫苗、类毒素、亚单位疫苗、合成肽疫苗、多糖交联疫苗等;根据预防疾病的种类可分为单一疫苗和联合疫苗等。

第一代传统疫苗包括灭活疫苗、减毒活疫苗和类毒素;第二代疫苗包括由微生物的天然成分及其产物制成的亚单位疫苗和将能激发免疫应答的成分基因重组而产生的重组蛋白疫苗;第三代疫苗的代表为基因疫苗。随着免疫学、生物化学和分子生物学的发展,疫苗的研制进入新的阶段。

（一）传统疫苗

1.灭活疫苗(inactivated vaccine)　灭活疫苗是选用免疫原性强的病原体,经人工大量培养后,用理化方法灭活制成,又称死疫苗。灭活疫苗不具有病原体的生物毒性,但保留了其免疫原性,主要诱导特异性抗体的产生。为维持血清抗体水平,常需多次接种疫苗,有时会引起较严重的注射局部和(或)全身反应。由于灭活的病原体不能进入宿主细胞内增殖,难以通过内源性抗原加工提呈,诱导出 $CD8^+$ 的 CTL,故细胞免疫弱,免疫效果有一定局限性。同时,有的疫苗可能有传播疾病的危险,如口蹄疫病毒的灭活疫苗可能造成口蹄疫的传播,原因可能是灭活的口蹄疫疫苗中存在具有活性病毒核酸。但灭活疫苗的优点是易于制备、较稳定、易于保存和运输。常用的灭活疫苗有伤寒、鼠疫、霍乱、钩端螺旋体、狂犬病毒、流感病毒、乙脑病毒等。

2.减毒活疫苗(live-attenuated vaccine) 减毒活疫苗是用减毒或无毒力的活病原微生物制备而成。传统的制备方法是将病原体在培养基或动物细胞中反复传代,使其毒力降低或失去毒力,但保留免疫原性。例如,用脊髓灰质炎病毒在猴肾细胞中反复传代后制成活疫苗,用牛型结核杆菌在人工培养基上多次传代后制成卡介苗。活疫苗接种类似隐性感染或轻症感染,病原体在体内有一定的生长繁殖能力,一般只需接种一次。多数活疫苗的免疫效果良好、持久,除诱导机体产生体液免疫应答外,还产生细胞免疫应答,经自然感染途径接种还形成黏膜局部免疫。其不足之处是疫苗稳定性差,不易保存和运输,并且可能在体内存在回复突变的危险,但在实践中十分罕见。免疫缺陷者和孕妇一般不宜接种减毒活疫苗。目前已经应用的减毒活疫苗有脊髓灰质炎、天花、卡介苗、风疹、腮腺炎、麻疹、水痘等。灭活疫苗和减毒活疫苗的比较见表10-2。

表 10-2 灭活疫苗和减毒活疫苗的比较

区别点	灭活疫苗	减毒活疫苗
制剂特点	死、强毒株	活、弱毒或无毒
接种剂量及次数	较多,2～3 次	较少,1 次
不良反应	较大	较小
保存及有效期	易保存,有效期约为 1 年	不易保存,4 ℃冰箱保存数周
免疫效果	较差,维持 6 个月～2 年	较好,维持 3～5 年或更长时间

3.类毒素(toxoid) 类毒素是用细菌的外毒素经 0.3％～0.4％甲醛处理制成。其虽已失去外毒素的毒性,但保留免疫原性,接种后能诱导机体产生抗毒素。常用的类毒素有白喉类毒素和破伤风类毒素。类毒素可以与死疫苗混合制成联合疫苗,如百日咳-白喉-破伤风三联疫苗。将白喉和破伤风类毒素接种动物后可得到抗毒素血清,如抗破伤风毒素血清以及抗白喉毒素血清,经过纯化之后,精制成抗体,可以用于紧急预防以及治疗相关疾病。

(二)新型疫苗

1.亚单位疫苗(subunit vaccine) 亚单位疫苗是去除病原体中与诱导机体保护性免疫无关或有害的成分,保留有效免疫原成分制备的疫苗。有效免疫成分可以通过理化方法裂解病原体获得,也可以利用 DNA 重组技术制备。通过 DNA 重组技术制备的亚单位疫苗又称重组抗原疫苗(recombinant antigen vaccine)。重组抗原疫苗不含活的病原体或病毒核酸,免疫效果好、安全性高、不良反应小。例如,用霍乱弧菌 B 亚单位制备的霍乱弧菌 B 亚单位疫苗、提取百日咳杆菌的丝状血凝素(filamentous haemagglutinin,FHA)等保护性抗原成分制成无细胞百日咳疫苗,用乙型肝炎病毒表面抗原制备的乙肝亚单位疫苗,以及用脑膜炎球菌多糖制备的脑膜炎球菌亚单位疫苗等。

2.结合疫苗(conjugate vaccine)　结合疫苗是将细菌荚膜多糖或脂多糖与蛋白载体交联,使之成为 T 细胞依赖性抗原(T-dependent antigen TD-Ag)。细菌荚膜具有抗吞噬作用,可以抵抗机体吞噬细胞对细菌的吞噬而保护细菌。据此提取细菌荚膜多糖制成的多糖疫苗早已得到应用。荚膜多糖属于 T 细胞非依赖性抗原(T-independent antigen, TI-Ag),不需要 T 细胞辅助,直接激活 B 细胞产生 IgM 类抗体,无免疫球蛋白的型别转换,也不形成记忆性细胞,因此不能有效诱导机体产生再次免疫应答,免疫效果差。细菌的脂多糖和荚膜多糖是重要的致病物质,二者均属于 TI-Ag。因此,可以将 TI-Ag 与蛋白质偶联,形成 TD-Ag,能产生免疫球蛋白的类别转换以及记忆性细胞,明显增强其免疫效果。常用的载体蛋白有破伤风类毒素、白喉毒素无毒突变体(CRM197)等。目前已经批准使用的结合疫苗有脑膜炎奈瑟菌疫苗、肺炎球菌疫苗以及 B 型流感嗜血杆菌疫苗。

3.合成肽疫苗(synthetic peptide vaccine)　合成肽疫苗又称抗原肽疫苗,是根据有效免疫原的氨基酸序列设计,并用化学合成法制备的具有保护性的免疫原性多肽,目的是用最小的免疫原性肽来激发机体产生最有效的特异性免疫应答。同一种蛋白质抗原的不同位置上有不同免疫细胞识别的表位,如果合成的多肽上既有 B 细胞识别的表位,又有 T 细胞识别的表位,就能诱导特异性体液免疫和细胞免疫。由于人工合成的抗原肽分子量小,其免疫原性弱,因此需要加入载体或佐剂。合成肽疫苗的优点是可以针对多个抗原表位进行合理组合,一旦合成即用重组蛋白表达技术大量生产,也没有回复突变的风险。

4.基因工程疫苗(genetic engineering vaccine)　基因工程疫苗是用基因工程方法或分子克隆技术,分离出病原的保护性抗原基因,将其转入原核或真核系统,以表达出该病原的保护性抗原,制成疫苗;或者将病原的毒力相关基因删除,使其成为不带毒力相关基因的基因缺失疫苗。该类疫苗可诱导保护性免疫,且不含有感染性物质,包括多肽或亚单位疫苗、颗粒载体疫苗、病毒活载体疫苗、细菌活载体疫苗、基因重配疫苗以及基因缺失疫苗等。

(1)重组抗原疫苗(recombinant antigen vaccine)是利用 DNA 重组技术制备的只含保护性抗原并诱导保护性免疫应答的蛋白疫苗。首先,将编码抗原的基因片段进行克隆,将该基因与载体(病毒或者质粒)重组并导入细菌、酵母或能连续传代的哺乳动物细胞基因中进行表达,最后从细菌或细胞培养物中提取并纯化所需的抗原。为提高免疫原性,加入佐剂即制备成功。由于重组抗原疫苗不含有活的病原体和病毒核酸等致病因子,因此安全有效,成本低廉。已获批使用的重组抗原疫苗有重组乙型肝炎表面抗原疫苗、口蹄疫疫苗和莱姆病疫苗等。

(2)重组载体疫苗(recombinant vector vaccine)又称重组减毒活疫苗,是将编码病原体有效免疫原的基因插入载体(减毒的病毒或细菌疫苗株)基因组中制成的疫苗。重组载体疫苗接种机体后,在体内增殖并将抗原的基因表达成相应的蛋白,诱导机体发生免疫应答。载体无毒或减毒,因此安全可靠,可以将一种病原体的多个相关基因或多种病原体的相关基因导入载体,可以制备针对多个免疫原的多价疫苗。目前使用最广的载体是痘病毒,已被用于多种外源基因的表达。已经将编码乙型肝炎病毒、麻疹病毒的免疫原基因插入痘病毒中,制备了乙肝重组载体疫苗和麻疹重组载体疫苗。此外,以减毒伤寒杆菌、卡介苗和脊髓灰质炎病毒为载体的重组载体疫苗也在研制中。

(3)DNA 疫苗(DNA vaccine)又称核酸疫苗或基因疫苗,是用编码病原体有效免疫原的基因与细菌质粒构建的重组体直接免疫机体,将重组质粒转染宿主细胞,使其表达保护性抗原,从而诱导机体产生特异性免疫的疫苗。DNA 疫苗可以在体内持续表达,可诱导机体产生体液免疫和细胞免疫,维持时间长,是疫苗的发展方向之一。目前正在研制的有乙型肝炎病毒、HIV、流感病毒等 DNA 疫苗。除感染性疾病外,肿瘤的 DNA 疫苗也在研制中。

(4)mRNA 疫苗(messenger RNA vaccine)是以 DNA 为模板在体外合成信使 RNA,并将其递送至机体细胞内并表达蛋白质抗原,从而刺激机体产生针对该抗原的免疫应答,使机体获得特异性预防和抵抗疾病的免疫力。mRNA 疫苗作为一种新型的核酸疫苗,其良好的安全性(不进入细胞核,没有整合至宿主基因组的风险)、有效性、快速产业化和低成本等特点使其成为近些年疫苗研究的热点,已经在肿瘤、感染性疾病及自身免疫性疾病的防控和治疗等方面展示出了良好的应用前景。

(5)转基因植物疫苗(transgenic plant vaccine)借助转基因技术将编码某一抗原的基因导入植物细胞中,借助植物的生长使其表达;通过食用含有该抗原的转基因植物,激发肠道免疫系统从而获得免疫力。常用的植物有番茄、马铃薯和香蕉等。转基因植物疫苗具有接种不需注射、无痛苦、接种方便、价格低廉、易于保存、运输等特点。植物生成的疫苗,没有动物病原的污染,避免了可能的感染。目前已经用于研究的病原基因主要有乙型肝炎病毒表面抗原、霍乱弧菌肠毒素 B 亚单位基因、狂犬病毒表面糖蛋白、轮状病毒衣壳蛋白、牛瘟病毒血凝素抗原等。但该类抗原在植物中普遍表达量不高,口服容易被破坏。

(三)佐剂

作为非特异性免疫增强剂,佐剂可显著增强疫苗接种后的免疫效应或改变免疫应答的类型。新型疫苗的发展不仅依赖于新型疫苗种类和设计策略,还依赖于佐剂的发展和创新。传统的减毒活疫苗和灭活疫苗由于具有很好的免疫原性而无须佐剂辅助,而亚单位疫苗、DNA 疫苗、合成肽疫苗等新型疫苗免疫原性有限,需要辅以佐剂才能发挥长期有效的保护作用。佐剂可以增强并延长疫苗诱导的免疫应答,减少疫苗中抗原用量和接种次数,提高疫苗在新生儿、老年人以及其他免疫功能低下人群中的免疫效果。

四、疫苗的发展与应用

(一)疫苗的发展与应用

随着科学的发展和进步,疫苗的发展和应用已经不仅仅限于传染病领域,而是扩展到许多非传染病领域,如抗肿瘤、计划生育以及抑制免疫病理损伤等。疫苗不再是单纯的预防制剂,通过调整机体的免疫功能,可能成为很有前途的免疫治疗剂。

1.抗感染 通过疫苗的免疫接种,全球已经消灭天花,世界多数国家已经消灭了脊髓灰质炎,麻疹和白喉等疾病的发病率大幅度下降。但一些新现或重现的传染病仍然在威胁人类健康,抗感染仍然是疫苗目前及未来的首要任务。还有一些传染病仍缺乏有效疫苗,如伤寒、痢疾、疟疾、艾滋病等,新的传染病也在不断出现,如 SARS、新型冠状病毒肺炎等。

2.抗肿瘤 一些肿瘤的发生是与病毒感染密切相关的,可以用病毒的疫苗作为肿瘤疫苗。例如,EB 病毒疫苗可预防鼻咽癌,人乳头瘤病毒疫苗可预防宫颈癌。与病毒感染无关的肿瘤疫苗属于治疗性疫苗。这类肿瘤疫苗已经发展到第二代:第一代肿瘤疫苗是用整个肿瘤组织或者肿瘤细胞的提取液中加入非特异性佐剂制成;第二代肿瘤疫苗包括基因修饰的肿瘤疫苗、重组的肿瘤抗原、DC 疫苗、肿瘤 DNA 疫苗等。第二代疫苗具有产生特异性反应以及毒性小的特点。

3.计划生育 避孕疫苗也是近年来活跃的研究领域,是人类节育手段的一次革命,它比其他方法都更安全、更容易使用。目前正在研制中的三类疫苗均有一定的抗生育效果。第一类是抗人类绒毛膜促性腺激素(hCG)疫苗,人类绒毛膜促性腺激素是维持早期妊娠的激素,用 hCG 免疫人体,产生的抗 hCG 可切断黄体营养而终止妊娠。第二类是抗精子疫苗,用精子表面的酶或膜抗原制成精子表面抗原疫苗,可诱导机体产生抗精子抗体而抑制精子活性。第三类是抗透明带疫苗,是用卵子透明带表面的一种糖蛋白-ZP3 制备的疫苗,可以阻止精卵结合,达到避孕的目的。

4.防止免疫病理损伤 某些慢性感染导致的免疫病理损伤与免疫应答的类型有关,通过调整免疫功能有可能防止或减轻病理损伤。使用人工合成的变应原肽段,可特异性封闭 IgE,阻止肥大细胞脱颗粒,防止 I 型超敏反应的发生。细胞因子疫苗是近年来发展的新型的细胞因子阻断或者拮抗法,针对 TNF-α、IL-17、IL-13 等细胞因子的疫苗正在研制中,为慢性炎性疾病、自身免疫性疾病、肿瘤等疾病的防治提供了广阔的前景。某些慢性感染的发生与免疫应答的类型也有关,通过调整免疫应答类型,可减轻免疫病理损害。如血吸虫感染以 Th2 应答为主,常伴有肝脏纤维化和结节形成。联合使用虫卵抗原和 IL-2 可诱导 Th1 应答,减轻肝脏损伤。

(二)计划免疫

计划免疫(planed immunization)是根据某些传染病的发生规律、疫情监测和人群免疫状况分析,按照规定的免疫程序将有关疫苗有计划地进行人群预防接种,提高人群免疫水平,从而控制以及最终消灭相应传染病而采取的重要措施。免疫程序的制定和实施是计划免疫工作的重要内容。

我国儿童计划免疫常用的疫苗有卡介苗、百白破疫苗、脊髓灰质炎疫苗、乙肝疫苗和麻疹活疫苗。2007 年国家扩大了计划免疫提供的疫苗种类,在原有的"五苗七病"基础上增加到 15 种传染病,新增了甲型肝炎疫苗、乙脑疫苗、风疹疫苗、A 群流脑多糖疫苗、麻风疫苗、麻腮风疫苗、A＋C 群流脑多糖疫苗、钩体病疫苗、流行性出血热疫苗和炭疽疫苗等。目前我国计划免疫接种程序见表10-3。另外,根据流行性出血热流行趋势,在重点地区对重点人群进行流行性出血热疫苗接种;发生炭疽、钩端螺旋体疫情或发生洪涝灾害,可能导致钩端螺旋体病暴发流行时,对重点人群进行炭疽疫苗以及钩端螺旋体疫苗应急接种。我国的计划免疫工作取得了显著成绩,传染病的发病率大幅度下降。

表 10-3　国家免疫规划疫苗接种程序表

	疫苗种类	可预防疾病	接种对象	接种剂次及间隔时间
儿童免疫规划疫苗	乙肝疫苗	乙型病毒性肝炎	0、1、6 月龄	共 3 剂次,出生后 24 小时内接种第 1 剂次,第 1、第 2 剂次间隔≥28 天
	卡介苗	结核病	出生时	1 剂次
	脊灰疫苗	脊髓灰质炎	2、3、4 月龄,4 周岁	共 4 剂次,第 1、第 2、第 3 剂次间隔均≥28 天
	百白破疫苗	百日咳、白喉、破伤风	3、4、5 月龄,18～24 月龄	共 4 剂次,第 1、第 2、第 3 剂次间隔均≥28 天
	白破疫苗	白喉、破伤风	6 周岁	1 剂次
	麻风疫苗	麻疹、风疹	8 月龄	1 剂次
	麻腮风疫苗	麻疹、流行性腮腺炎、风疹	18～24 月龄	1 剂次
	乙脑减毒活疫苗	流行性乙型脑炎	8 月龄,2 周岁	共 2 剂次
	乙脑灭活疫苗		8 月龄(2 剂次),2 周岁,6 周岁	共 4 剂次,第 1、第 2 剂次间隔 7～10 天
	A 群流脑多糖疫苗	流行性脑脊髓膜炎	6～18 月龄	共 2 剂次,第 1、第 2 剂次间隔 3 个月
	A+C 群流脑多糖疫苗		3 周岁,6 周岁	共 2 剂次,剂次间隔≥3 年;第 1 剂次与 A 群流脑疫苗第 2 剂次间隔≥12 个月
	甲肝减毒活疫苗	甲型肝炎	18 月龄	1 剂次
	甲肝灭活疫苗		18 月龄,24～30 月龄	共 2 剂次,间隔≥6 个月
重点人群接种疫苗	出血热疫苗	出血热	16～60 周岁	共 3 剂次,接种第 1 剂次后 14 天接种第 2 剂次,第 3 剂次在第 1 剂次接种后 6 个月接种

续表

疫苗种类		可预防疾病	接种对象	接种剂次及间隔时间
重点人群接种疫苗	炭疽疫苗	炭疽	炭疽疫情发生时,病例或病畜间接接触者及疫点周围高危人群	1剂次,病例或与病畜直接接触者不能接种
	钩端螺旋体疫苗	钩体病	流行地区可能接触疫水的7~60岁高危人群	共2剂次,接种第1剂次后7~10天接种第2剂次

除了国家免疫规划疫苗,还有儿童或成人自愿自费接种的抗感染疫苗,如水痘疫苗、B型流感嗜血杆菌疫苗、23价肺炎球菌多糖疫苗、轮状病毒疫苗、流行性感冒疫苗、肠道病毒71型疫苗、戊型肝炎疫苗、人用狂犬病疫苗、人乳头瘤病毒(HPV)疫苗等,分别可用来预防水痘、肺炎、轮状病毒感染、流行性感冒、手足口病、戊型病毒性肝炎、人狂犬病和宫颈癌等疾病。

目前,很多传染病仍缺乏有效疫苗,如疟疾、结核病、艾滋病、埃博拉出血热、严重急性呼吸综合征(severe acute respiratory syndrome,SARS)和禽流感等,针对它们的新型疫苗研发仍是重要的预防手段,任重而道远。

五、人工被动免疫

人工被动免疫(artificial passive immunization)是人工给机体注入含有特异性抗体的免疫血清或细胞因子等生物制剂,以治疗或紧急预防传染性疾病的措施。机体被动地接受效应分子,因此效应分子进入机体后可以立即发挥作用,但这些活性分子不是自身机体产生的,因而维持时间短,通常可维持2~3周。常用的人工被动免疫制剂包括抗毒素与抗血清、免疫球蛋白制剂、细胞因子以及单克隆抗体等。

1.抗血清与抗毒素　抗血清即免疫血清,是细菌或病毒感染机体后针对某一特异免疫原产生的抗体组合,因抗体主要存在于血清中而得名,它是抗毒素、抗菌血清与抗病毒血清的总称。凡是用细菌类毒素或其他毒素免疫马或其他大动物所取得的免疫血清,称为抗毒素(antitoxin)(或抗毒素血清),如破伤风抗毒素、气性坏疽抗毒素。凡是用细菌免疫马或其他大动物所取得的免疫血清,称为抗菌血清,如抗出血性败血症多价血清、抗炭疽血清等。凡是用病毒免疫马或其他大动物所取得的免疫血清,称为抗病毒血清,如抗猪瘟血清。抗血清主要用于紧急预防或治疗细菌或病毒感染,也可用于免疫诊断,但由于其抗病力维持时间很短,因此,在注射免疫血清1~2周后,应再注射1次菌苗、疫苗或类毒素,以获得较长期的免疫力。抗毒素和抗血清都是通过接种马等异种动物获得,对人而言属于异种蛋白,因此使用前需要进行皮试,以预防超敏反应的发生。

2.人免疫球蛋白制剂　人免疫球蛋白制剂是从大量混合血浆或胎盘血中分离制成的免疫球蛋白浓缩剂,如抗乙型肝炎病毒免疫球蛋白。该制剂中所含的抗体即人群中含有的抗体,因不同地区和人群的免疫状况不同而不尽相同。临床上常用的是人丙种球蛋白,可用于甲型肝炎、麻疹、丙型肝炎以及脊髓灰质炎等疾病的紧急预防。特异性免疫球蛋白则是针对某种抗原制成的含有高效价抗体的血浆制品,有些可用于特定病原微生物感染的预防,如乙型肝炎免疫球蛋白;有些可以用于新生儿溶血病的预防,如抗 Rh 免疫球蛋白。

3.细胞因子制剂(cytokine,CK)　细胞因子制剂是近年来研制的新型免疫治疗剂,它是由多种细胞所分泌的一大类生物活性物质的统称,绝大多数为低分子量(15～30 kDa)的蛋白或糖蛋白,主要有 IFN-γ、IFN-α、G-CSF、GM-CSF 和 IL-2 等,细胞因子作为免疫活性细胞间相互作用的介质,对免疫应答的发生、调节及效应等均起重要的作用,有望成为治疗肿瘤、艾滋病等的有效手段。

4.单克隆抗体　免疫细胞表面的一些分子在免疫应答中发挥重要作用,如 CD3 分子是 TCR 的重要组成成分,负责转导 TCR 识别抗原所产生的活化信号;CD4 分子是 TCR 的共受体,辅助 TCR 识别抗原和参与 T 细胞活化信号的转导。采用抗 CD3、CD4 单克隆抗体可以预防移植排斥反应、类风湿关节炎等疾病。采用抗细胞因子单克隆抗体,可以中和体液中相应的细胞因子,减轻炎症反应,用于预防类风湿关节炎等慢性炎症性疾病。PD-1 和 PD-L1 分别是人体免疫细胞 T 细胞和肿瘤细胞表面的分子,二者结合可抑制 T 细胞的活性,使 T 细胞进入“休眠状态”。针对 PD-1 或 PD-L1 设计的抗 PD-1 或者抗 PD-L1 抗体可阻止 PD-1 和 PD-L1 的结合,使睡眠中的 T 细胞活化,从而识别和杀伤肿瘤细胞。

第二节　免疫治疗

免疫治疗(immunotherapy)是指利用免疫学原理,针对疾病发生的机制,利用物理、化学或生物学手段,人为地干预或调整机体的免疫功能,达到治疗目的所采取的措施。随着生物技术的发展,越来越多的重组细胞因子或免疫细胞被成功应用于临床治疗。免疫治疗的基本策略是从分子、细胞和整体水平干预或调整机体的免疫功能。研究方向主要包括:①干预分子的研发:治疗性疫苗、基因工程抗体、细胞因子、受体/配体及其拮抗剂、信号传导分子及其拮抗剂等。②对免疫细胞的干预和过继细胞转输:前者包括调控免疫细胞的分化和增殖、调控细胞的迁移、调控细胞的活化和凋亡等;后者包括输入改造过的树突状细胞、干细胞、各种淋巴细胞、巨噬细胞等。③增强或抑制整体免疫功能:如应用免疫增强剂或免疫抑制剂,诱导免疫应答或耐受等。

一、免疫治疗的分类

免疫治疗的作用原理主要涉及免疫调节(使用生物学或化学手段调节机体免疫功能,使原有的免疫功能增强或减弱)和免疫重建(将免疫功能正常个体的造血干细胞或淋巴细胞移植给免疫缺陷个体)。免疫治疗有很多分类方法,根据其有无特异性分为特异性免疫治疗和非特异性免疫治疗;根据注入免疫调节物质的性质,可分为主动免疫疗法和被动免疫疗法;根据免疫调节的机制,可分为免疫增强疗法和免疫抑制疗法。上述各分类之间互相交叉。输入机体的治疗药物主要是针对抗体、细胞因子和免疫细胞等。

(一)免疫增强疗法

免疫增强疗法是用生物制剂或免疫细胞作用于机体,以达到恢复机体正常免疫功能的方法,此疗法主要用于治疗感染、免疫缺陷病、肿瘤等免疫功能低下的疾病。免疫增强疗法包括非特异性免疫增强剂、疫苗的应用、抗体或淋巴细胞的过继免疫疗法和细胞因子疗法等。

(二)免疫抑制治疗

免疫抑制治疗是用生物制剂或免疫细胞作用于机体,抑制免疫功能亢进性疾病,以恢复机体正常免疫功能的方法。其主要用于治疗超敏反应性疾病、自身免疫病、移植排斥、炎症等免疫功能亢进性疾病。免疫抑制治疗包括非特异性免疫抑制剂、淋巴细胞及其表面分子的抗体、诱导免疫耐受的疫苗应用等。

(三)主动免疫治疗

主动免疫治疗(active immunotherapy)是给免疫应答健全的机体输入抗原性物质,激活机体的免疫应答,使机体自身产生抵抗疾病的能力,如卡介苗、破伤风类毒素、狂犬疫苗和肿瘤疫苗的应用等均属主动免疫治疗。肿瘤的主动免疫治疗是给机体输入具有抗原性的肿瘤疫苗,使机体产生特异性抗肿瘤免疫,以达到治疗肿瘤、预防肿瘤转移及复发的目的。肿瘤疫苗共有四类(见图 10-1)。

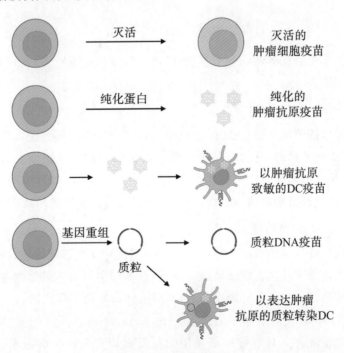

图 10-1　肿瘤疫苗类型

（四）被动免疫治疗

被动免疫治疗（passive immunotherapy）是将对疾病有免疫力的供者的免疫应答产物转移给受者，或自体免疫细胞经体外处理后回输自身，以治疗疾病，故该疗法又称过继免疫细胞治疗（adoptive cellular immunotherapy）。被动免疫治疗包括抗体、小分子免疫肽（如胸腺肽、转移因子）、免疫细胞等的应用。

（五）特异性免疫治疗

1.接种疫苗　在一定条件下用抗原对机体进行免疫，使机体对该特定抗原刺激产生特异性的免疫应答或免疫耐受，达到治疗疾病的目的。例如，临床用肿瘤疫苗诱导特异性抗肿瘤免疫应答，该疗法的特点是见效慢，但维持时间长。

2.应用特异性免疫应答产物　直接给机体输入抗体或淋巴细胞等特异性应答产物，使机体立即获得针对某一抗原的应答或耐受，该疗法的特点是见效快，但维持时间短。

3.利用单克隆抗体　利用抗体特异反应的原理，在体内特异性地去除某一类免疫细胞亚群，如抗 CD4 单克隆抗体去除 $CD4^+T$ 细胞，以抑制机体的免疫功能；或进行靶向性治疗，如肿瘤的靶向性治疗，以提高疗效、减少不良反应。

（六）非特异性免疫治疗

非特异性免疫治疗范围较广，包括非特异性免疫增强剂或免疫抑制剂的应用。其特点是作用没有特异性，而且可对机体的免疫功能呈现广泛增强或抑制作用，容易导致不良反应。

二、免疫分子水平的治疗

免疫分子治疗指给机体输入分子制剂，以调节机体的免疫应答，如使用抗体、细胞因子以及微生物制剂等。

（一）以抗原为基础的治疗

针对机体异常的免疫状态，人工给予抗原（治疗性疫苗）以增强免疫应答或诱导免疫耐受，达到治疗疾病的目的，称为以抗原为基础的免疫治疗。以抗原为基础的免疫治疗有两种策略：一是通过增强机体对抗原的免疫应答以治疗感染和肿瘤等疾病；二是通过诱导免疫耐受，治疗自身免疫病、超敏反应性疾病以及防止移植排斥反应等。

（二）以抗体为基础的治疗

抗体是体液免疫应答的效应产物，具有中和毒素、介导溶解靶细胞、中和炎症因子活性和作为靶性载体等多种生物学活性效应，是进行被动免疫的主要生物制剂。目前临床采用的治疗性抗体主要包括多克隆抗体、单克隆抗体和基因工程抗体。

1.多克隆抗体　多克隆抗体即免疫血清（immune serum），是用传统方法将抗原免疫动物而制备的血清制剂。目前临床常采用的免疫血清主要包括抗毒素、抗病毒免疫血清、人丙种球蛋白、人特异性免疫球蛋白、抗 T 淋巴细胞丙种球蛋白五类。

(1)抗毒素:主要用于治疗和紧急预防外毒素所致的疾病,常用的抗毒素有破伤风抗毒素、白喉抗毒素、肉毒抗毒素和气性坏疽多价抗毒素等。

(2)抗病毒免疫血清:抗病毒免疫血清是用病毒免疫产生的血清,如抗麻疹免疫血清、抗乙型脑炎免疫血清、抗狂犬病免疫血清等,均有显著的预防作用,但它们不能进入感染细胞内杀灭病毒,仅限于在感染细胞外的体液中发挥作用。2003 年 SARS 流行期间,有人尝试以 SARS 患者恢复期血清治疗 SARS 患者,取得一定疗效。

(3)人丙种球蛋白:人丙种球蛋白包括胎盘丙种球蛋白(placental gamma globulin)和血浆丙种球蛋白(plasma gamma globulin),分别由健康产妇胎盘血(主要含 IgG)和正常人血清中提取(主要含 IgG、IgM)。由于多数成年人已隐性或显性感染过麻疹、脊髓灰质炎和甲型肝炎等传染病,血清中含有相应的抗体,因此这些制剂主要用于上述疾病的紧急预防,以及用于丙种球蛋白缺乏症的治疗。

(4)人特异性免疫球蛋白:人特异性免疫球蛋白来源于恢复期患者、含高效价特异性抗体的供血者及接受类毒素疫苗免疫者的血浆。其具有特异性抗体效价高、治疗效果好、在受体内存留时间长、超敏反应发生率低等优点。人特异性免疫球蛋白可用于对动物免疫血清过敏的机体和使用丙种球蛋白疗效不佳的患者。

(5)抗 T 淋巴细胞丙种球蛋白:抗 T 淋巴细胞丙种球蛋白(anti-T lymphocyte gamma globulin)是用 T 淋巴细胞免疫动物制备的免疫血清,经纯化制成的免疫球蛋白,应用时将其注入人体,在补体的参与下使 T 细胞溶解破坏。临床上常用于器官移植受者,阻止移植排斥反应的发生,延长移植物的存活时间,也可用于治疗系统性红斑狼疮和类风湿关节炎等自身免疫病。

2.单克隆抗体(单抗)   与多克隆抗体相比,单克隆抗体具有结构均一、纯度高、特异性强、效价高、血清交叉反应少或无、制备成本低等优点。1986 年,美国 FDA 批准第一个治疗用的抗 CD3 鼠单抗上市,但鼠源性的抗体会促使人体产生人抗鼠抗体,影响治疗。随着分子生物学技术的发展,实现了对鼠源性单抗的人源化改造,使得治疗性单抗的制备及应用进入了新的阶段。迄今,美国 FDA 已批准了多个单抗,可用于肿瘤、自身免疫病、感染性疾病、心血管疾病和抗移植排斥反应等多种疾病的治疗(见表 10-4)。目前,在免疫学治疗中具有重要作用的单克隆抗体主要有以下三类:

(1)抗细胞表面分子的单抗:该类单抗在体内能识别和结合表达特定膜表面分子的细胞,在补体参与下导致靶细胞溶解破坏。例如,抗 CD3 单抗可选择性破坏 T 细胞,临床已用于心、肝、肾移植时发生的急性排斥反应;在骨髓移植时,还用于消除骨髓中的成熟 T 细胞,防止移植物抗宿主病的发生;抗人 CD20 单抗可选择性破坏 B 细胞,已用于治疗恶性 B 细胞淋巴瘤。近年来,随着免疫检查点(immune checkpoint)的发现,针对免疫检查点的单克隆抗体相继问世,肿瘤的免疫治疗取得突破性进展。目前,CTLA-4、PD-1/PD-L1 的单克隆抗体获得确切疗效,免疫疗法在肿瘤的综合治疗中占重要地位,在晚期黑色素瘤、非小细胞肺癌、头颈鳞状细胞癌等实体瘤治疗方面有显著效果。

(2)抗细胞因子的单抗:IL-1 和 TNF-α 是重要的炎症介质,在类风湿关节炎等炎性疾病的发生和发展中起重要作用。因此,抗 IL-1 或抗 TNF-α 单抗能中和相应细胞因子的活性,从而减轻炎症反应,已成功用于治疗类风湿关节炎等慢性炎症性疾病。

（3）抗体靶向治疗:抗体靶向治疗以肿瘤特异性单抗为载体,将化疗药物、毒素、放射性核素、酪氨酸激酶抑制剂等细胞毒性物质与其交联,单抗可携带毒性物质到达肿瘤特定部位,从而达到特异性杀伤肿瘤细胞的目的,而对正常细胞的损伤较轻。目前常用的化疗药物有卡利奇霉素（calicheamicin）、格尔德霉素（geldanamycin）;常用的毒素包括植物毒素（蓖麻毒素、相思子毒素、苦瓜毒素等）和细菌毒素（白喉毒素、绿脓杆菌外毒素等）,通常将单抗与毒素的结合物称为免疫毒素。单抗交联物导向治疗方法在动物实验中取得较好疗效。抗体靶向药物在临床 B 细胞性非霍奇金淋巴瘤和急性髓系白血病的治疗中已得到应用,并取得一定疗效（见表 10-4）。但由于目前人类肿瘤特异性抗原的数目极少,以及所用的单抗多为鼠源单抗,应用到人体后,不仅会诱导较强的免疫应答,还可能引起超敏反应等一系列不良反应,这限制了它的疗效与临床应用。为了解决上述问题,人们通过基因工程的方法制备免疫原性低、特异性高、穿透力强的基因工程抗体,为抗体靶向药物治疗的进一步发展奠定了基础。

表 10-4　美国 FDA 已批准生产和临床使用的单克隆抗体（2023 年 1 月）

治疗性抗体靶点（单抗名）	适应证
1.肿瘤	
CD20（rituximab, ibritumomab, tositumomab, ofatumumab）	非霍奇金淋巴瘤、慢性淋巴细胞白血病
CD22（inotuzumab, lumiliximab）	急性淋巴细胞白血病、毛细胞白血病
HER2/CD340（trastuzumab, margetuximab-cmkb）	转移性乳腺癌
CD33（gemtuzumab）	急性髓样细胞白血病
CD33（brentuximab）	霍奇金淋巴瘤、系统性间变大细胞淋巴瘤
CD52（alemtuzumab）	B 细胞白血病、T 细胞白血病和 T 细胞淋巴瘤
EGFR（cetuximab, panitumumab, necitumumab）	转移性结肠直肠癌和头颈部肿瘤、非小细胞肺癌
RANKL（denosumab）	预防已经转移并损害骨质的肿瘤患者的骨骼相关事件（多发性骨髓瘤）
PD-1（pembrolizumab, nivolumab, dostarlimab）	黑色素瘤、非小细胞肺癌、头颈鳞状细胞癌、子宫内膜癌等
PD-L1（atezolizumab）	膀胱癌、非小细胞肺癌
CTLA-4（ipilimumab, tremelimumab）	晚期黑色素瘤、非小细胞肺癌、肝癌
LAG-3（relatlimab, favezelimab）	黑色素瘤

续表

治疗性抗体靶点（单抗名）	适应证
CD38（isatuximab，daratumumab）	多发性骨髓瘤
BCMA（belantamab mafodotin）	多发性骨髓瘤
VEGF/VEGF-A（bevacizumab，faricimab-svoa）	结直肠癌、黄斑变性等视网膜疾病
TROP-2（sacituzumab govitecan）	三阴性乳腺癌
CD19（tafasitamab，loncastuximab）	弥漫性大细胞淋巴瘤、视神经脊髓炎谱系疾病
CD79b（polatuzumab vedotin）	弥漫性大细胞淋巴瘤
GD2（(naxitamab-gqgk)）	高危神经母细胞瘤和难治性骨病
EGFR，cMET（amivantamab）	EGFR 外显子 20 插入突变的非小细胞肺癌

2.感染性疾病

炭疽杆菌 PA 抗原（obiltoxaximab，raxibacumab）	治疗吸入性炭疽
CD4（ibalizumab）	HIV 感染
艰难梭菌毒素 B（bezlotoxumab）	预防复发性艰难梭菌感染
埃博拉病毒糖蛋白（atoltivimab、maftivimab、odesivimab）	埃博拉病毒感染
RSV（nirsevimab-alip）	呼吸道合胞病毒感染

3.急性移植排斥反应

CD3（teplizumab）	肾移植后急性排斥反应、延缓 1 型糖尿病的发作
CD25（daclizumab，basiliximab）	肾移植后急性排斥反应
IL-2R（daclizumab）	预防肾移植排斥反应

4.自身免疫病和过敏性疾病

TNF-α（infliximab，adalimumab，bolimumab）	克罗恩（Crohn）病、类风湿关节炎、银屑病性关节炎、溃疡性结肠炎、强直性脊柱炎
BlyS（belimumab）	系统性红斑狼疮
IFNAR1（anifrolumab-fnia）	系统性红斑狼疮
C1s（sutimlimab-jome）	冷凝集素病
CD62（aka P-selectin）（crizanlizumab）	镰状细胞贫血
IgE（omalizumab）	持续性哮喘
CD11a（efalizumab）	斑状牛皮癣

续表

治疗性抗体靶点（单抗名）	适应证
IL-5/IL-5Rα（reslizumab,mepolizumab,benralizumab）	哮喘
α4 整合素（natalizumab）	多发性硬化症
CD20（ocrelizumab,ublituximab）	多发性硬化症
VEGF（ranibizumab）	年龄相关性黄斑病变、糖尿病视网膜病变
IL-6R（sarilumab,tocilizumab）	类风湿关节炎
IL-1β（canakinumab）	自身炎症性疾病
IL-12/IL-23（ustekinumab,risankizumab）	中度至严重的斑块性银屑病和活动性银屑病关节炎成年患者、中度至重度克罗恩病成年患者
IL-13（tralokinumab,lebrikizumab）	特应性皮炎
IL-17a/IL-17R（ixekizumab,secukinumab,brodalumab）	银屑病
IL-36R（spesolimab）	泛发性脓疱性银屑病
人源型抗 C5（eculizumab,ravulizumab）	阵发性睡眠性血红蛋白尿症
IGF-1R（teprotumumab）	甲状腺眼病
5.其他	
gpⅡb/Ⅲa（abciximab）	预防冠状动脉血管成形术中发生血栓
PCSK9（alirocumab,evolocumab）	高胆固醇
CGRP（eptinezumab,fremanezumab,galcanezumab-gnlm）	预防偏头疼
呼吸道合胞病毒（palivizumab）	预防儿童在高危期呼吸道合胞病毒感染
凝血因子Ⅷ（emicizumab）	血友病 A
PSMA（Indium-111（111 In）capromab-pendetide）	前列腺患者复发评估、分期
CEA（CEA-Scan）	检测原发性结直肠癌转移、乳腺癌淋巴转移
SCLC 抗体片段-NR-LU-10-Fab（Tc-99m nofetumomab merpentan）	诊断常规检查方法无法发现的小细胞肺癌
CD15（fanolesomab）	用于阑尾炎疑似患者的鉴别诊断

3.基因工程抗体 基因工程抗体既保留了抗体的特异性和主要生物学活性,又除去或减少了无关的结构,使免疫原性大大降低,且增强了对各种水解酶的抵抗能力。随着各种基因工程抗体技术的日趋成熟,以抗体为基础的免疫治疗在肿瘤、移植排斥反应、自身免疫病、炎症性疾病等的治疗中显示出更广阔的应用前景。目前已成功构建的基因工程抗体有如下几类:

(1)嵌合抗体(chimeric antibody):是用 DNA 重组技术,将鼠源性抗体的可变区与人抗体的恒定区融合而成的抗体。其原理是根据需要克隆人抗体的恒定区基因,将小鼠可变区基因与人恒定区基因连接成嵌合基因插入载体,然后在真核细胞或原核细胞表达嵌合抗体(见图 10-2)。这种人-鼠嵌合抗体既可减轻鼠源性抗体诱发的免疫应答反应,减少由此所产生的免疫原性,又保留了鼠源性抗体的特异性和亲和力;同时还可对抗体的不同亚类进行转换,产生相同的特异性,但可介导不同效应的抗体分子。

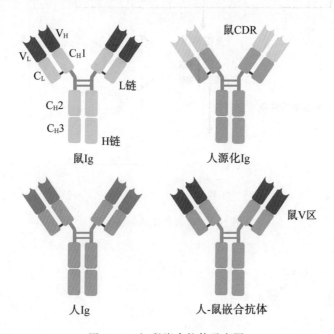

图 10-2 人-鼠嵌合抗体示意图

(2)人源化抗体(humanized antibody):将鼠源性抗体 V 区中的 CDR 序列移植到人抗体 V 区框架中,产生的抗体又称为 CDR 移植抗体(CDR-grafted antibody),即人源化抗体(见图 10-3)。CDR 是抗体识别抗原的区域,直接介导抗体与抗原的结合。人源化抗体分子中的鼠源性成分很少,其免疫原性比嵌合抗体显著减弱。

(3)完全人源抗体:通过基因转染、基因缺失及杂交等一系列技术,将小鼠免疫球蛋白基因敲除,以人免疫球蛋白编码基因置换之,用抗原刺激后,在小鼠体内产生的抗体与人体内产生的抗体相同,再经杂交瘤技术,产生大量完全人源抗体(见图 10-4)。

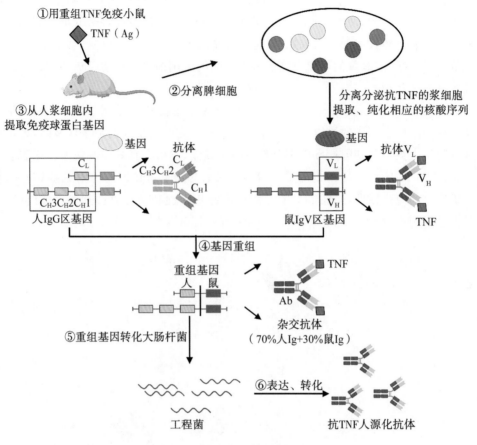

图 10-3　人源化抗体制备流程

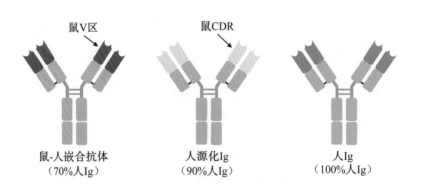

图 10-4　完全人源化抗体示意图

目前已进行改造、构建的基因工程抗体除以上介绍的三种外，还有小分子抗体、双功能抗体（又称双特异性抗体）、胞内抗体和噬菌体抗体等。

(三)以细胞因子及其拮抗剂为基础的治疗

细胞因子具有广泛的生物学功能,不仅在机体免疫应答中具有重要作用,而且具有调节基本生命活动的作用。细胞因子疗法(cytokine therapy)即应用重组细胞因子作为药物,用于治疗疾病的方法。细胞因子疗法分为细胞因子补充和添加疗法、细胞因子阻断和拮抗疗法、细胞因子基因疗法三大类。

1.细胞因子补充和添加疗法 肿瘤、感染或造血功能障碍患者体内某些细胞因子合成不足,导致免疫细胞活性降低时,通过输入外源性细胞因子纠正其平衡,恢复其免疫学功能,以达到防御和治疗疾病的目的。

(1)抗肿瘤细胞因子:许多细胞因子具有直接或间接的抗肿瘤效应,包括 IL-2、IL-4、IL-6、IFN、TNF-α 等。IL-2 是机体免疫网络中最重要的起调节作用的细胞因子,能促进 T 细胞增殖,活化诱导 NK 及 CTL 等细胞毒性效应细胞,激活 LAK 和 TIL 细胞,促进 B 细胞的增殖、分化及抗体形成。IL-2 是最早被批准用于肾细胞癌、黑色素瘤治疗的细胞因子。IL-2 与 IFN-α、化疗药物合用治疗恶性肿瘤的疗效已经明确。

(2)干扰素:IFN-α、IFN-β、IFN-γ 各有其独特的性质和生物学活性,其临床适应证及疗效也有所不同。IFN-α 主要用于治疗病毒性感染和肿瘤,对于乙型肝炎、丙型肝炎、带状疱疹、疱疹性角膜炎、慢性宫颈炎等治疗效果较好,对于血液系统肿瘤如毛细胞白血病疗效较显著。IFN-β 可延缓多发性硬化症的病情进展,已经成为治疗复发-缓解型多发性硬化症的首选药物之一。靶向 IFN-γ 的单克隆抗体已经被 FDA 授予突破性疗法资格,用于治疗原发性噬血细胞型淋巴组织细胞增多症。

(3)促造血的细胞因子:主要应用粒细胞-巨噬细胞集落刺激因子(GM-CSF)和粒细胞集落刺激因子(G-CSF)治疗各种粒细胞低下患者,降低化疗后粒细胞减少程度,能提高机体对化疗药物的耐受剂量,提高治疗肿瘤的效果;在骨髓移植中,可使中性粒细胞等尽快恢复,降低感染率;对再生障碍性贫血和 AIDS 亦有确切疗效。IL-11 用于治疗因放射和化疗,造成的血小板减少,对于减轻放疗和化疗造成胃肠出血等不良反应,提高患者对化疗和放疗的耐受剂量具有重要作用。此外,应用红细胞生成素(erythropoietin,EPO)治疗肾性贫血疗效显著。

2.细胞因子阻断和拮抗疗法 细胞因子阻断和拮抗疗法是通过阻断细胞因子与相应受体的结合及信号转导,使细胞因子的病理性作用难以发挥,从而达到治疗疾病的目的(见图 10-5)。该疗法适用于自身免疫病、移植排斥反应、感染性休克等的治疗。重组可溶性Ⅱ型 TGF-β 受体(soluble TGF-β Ⅱ receptor,sTGF-βRⅡ)能阻断 TGF-β 介导的免疫抑制和致纤维化作用,在抗肿瘤和抗纤维化实验中有较好的疗效。TNF 单抗可以减轻或阻断感染性休克的发生。IL-1 受体拮抗剂(interleukin-1 receptor antagonist,IL-1RA)对于自身免疫病、炎症有较好疗效。

3.细胞因子基因疗法 细胞因子在体内半衰期短,需要给患者大剂量反复多次注射才有一定疗效,往往出现严重不良反应。因此,人们建立了细胞因子基因疗法(cytokine gene therapy),根据治疗的目的不同,将细胞因子或其受体基因转染至相应细胞内,使表达细胞因子的细胞在体内持续自分泌细胞因子并发挥生物学效应。目前,已有多项细胞因子基因疗法被尝试用于自身免疫病、感染和恶性肿瘤等疾病的治疗。

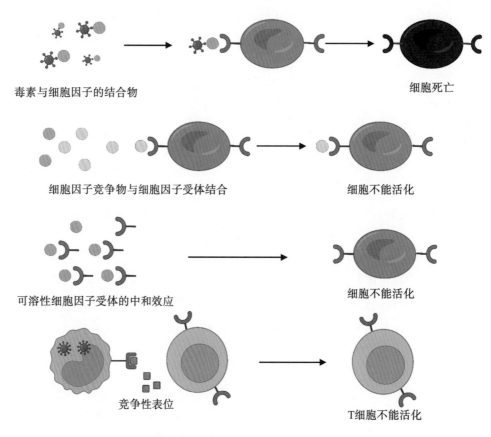

毒素与细胞因子的结合物　　　　　　　　　　　　　　细胞死亡

细胞因子竞争物与细胞因子受体结合　　　　　细胞不能活化

可溶性细胞因子受体的中和效应　　　　　　　　细胞不能活化

竞争性表位　　　　　　　　　　　　　　　　T细胞不能活化

图 10-5　细胞因子阻断和拮抗疗法示意图

三、免疫细胞水平的治疗

细胞治疗是指经过特殊处理使特定细胞具有激活或增强机体的特异性免疫应答、靶向杀死病原体和有害细胞、促进组织器官再生和机体康复等功能,经体外扩增后回输至患者体内,利用功能性细胞达到治疗疾病目的的一种治疗手段。细胞治疗是未来疾病治疗的重要发展方向,发展迅速,应用前景广阔。目前已经在癌症、遗传病、感染性疾病、自身免疫性疾病等各类疾病中进行探索,并取得突破性进展。然而,细胞治疗监管面临诸多挑战,我国在生物治疗疗法监管和批准上市应用方面尚有很大的提升、完善和创新的空间。

(一)干细胞移植

干细胞是具有多种分化潜能和自我更新能力的免疫细胞,在适当条件下可被诱导分化为特定的组织和细胞。

1.造血干细胞移植 造血干细胞移植是指对患者进行全身照射、化疗和免疫抑制等预处理后,将正常供体或者自体的多能干细胞(骨髓、外周血或胎儿脐带血)静脉输注入患者体内,使之重建正常的造血和免疫功能,达到治愈疾病的目的。目前,造血干细胞移植已经成为癌症、造血系统疾病(如再生障碍性贫血、阵发性睡眠性血红蛋白尿症)、自身免疫性疾病和遗传代谢性疾病等的重要治疗手段。造血干细胞移植按照造血细胞取自健康供体还是患者本身,分为异体造血干细胞移植和自体造血干细胞移植,其中异体造血干细胞移植又分为异基因移植和同基因移植;按照造血干细胞取自骨髓、外周血或者脐带血,又可分为骨髓移植、外周血干细胞移植和脐带血干细胞移植。

(1)骨髓移植:骨髓移植是取患者自体或健康人的骨髓细胞,经处理后回输给患者,重建机体的造血系统和免疫系统。此法可用于治疗免疫缺陷病、再生障碍性贫血和白血病等。自体骨髓移植前,必须尽可能杀死所有残留白血病细胞,或者分离 $CD34^+$ 造血干细胞回输。异体骨髓移植必须供者与受者组织相容性抗原(HLA)配型相同,否则会发生排斥反应。

(2)外周血干细胞移植:外周血干细胞(peripheral blood stem cell,PBSC)是通过外周静脉通路进行血液分离获得的,是同种异体干细胞的最常见来源。PBSC 的特征性表面标记是 $CD34^+CD38^-$,不表达髓样或淋巴谱系特异性标志物。外周血干细胞便于采集,但数量极少($CD34^+$ 细胞仅占 $0.01\%\sim0.09\%$),同时存在 HLA 配型困难的问题。

(3)脐血干细胞移植:人脐带血(human umbilical cord blood,HUCB)是天然细胞的丰富来源,并且是多能细胞,包括约 40% 单核细胞(巨噬细胞前体)、40% 淋巴细胞、10% 中性粒细胞和其他白细胞,以及 10% 干细胞和祖细胞。干细胞和祖细胞由脐带血来源的 $CD34^+$ 造血干细胞(UCB-HSCs)、 $CD90^+$ 脐带血来源的间充质干细胞(UCB-MSCs)、脐带血来源的内皮干细胞(UCB-ESCs)和 $CD34^-CD45^+$ 脐带血来源的多能干细胞(UCB-SCs)组成。目前,脐带血已被证明是缺乏合适相关或不相关供体的患者移植的造血干细胞(HSC)的宝贵替代来源。脐血中干细胞含量与骨髓相似($CD34^+$ 细胞达 2.4%),脐血干细胞的增殖能力强,免疫原性弱,容易达到免疫重建的目的。此细胞来源方便,可以部分代替同种异体骨髓移植。

2.间充质干细胞移植 间充质干细胞(MSC)是一类中胚层来源的具有高度自我更新能力、强大增殖能力和多向分化潜能的多能干细胞,广泛存在于全身多种组织中,可在体外培养扩增,并能在特定条件下分化为神经细胞、成骨细胞、软骨细胞、肌肉细胞、脂肪细胞等,已被广泛应用于神经系统疾病、肺功能障碍、代谢/内分泌相关疾病、生殖障碍、皮肤烧伤和心血管疾病的治疗等方面。MSC 来源广泛,主要包括骨髓、脂肪、脐带、胎盘、牙髓等。其中,脐带来源的间充质干细胞(umbilical cord mesenchymal stem cells,UC-MSCs)因取材方便、来源广泛及免疫原性低等特性,被认为是移植治疗多种疾病的最理想的来源之一。骨髓间充质干细胞(BM-MSC)具有较高的促血管生成活性及无伦理学争议等特性,但对于特殊危急重症患者的骨髓采集,仍面临采集困难及细胞活性差等问题,这限制了其临床应用。脂肪来源间充质干细胞(adipose-derived mesenchymal stem cells,ADMSC)具备较其他干细胞更强的免疫调节特性,已被广泛应用于免疫系统疾病的研究及临床应用。与其他干细胞相比,MSC 在具有多项分化潜能的同时,几乎没有成瘤性和致瘤性;同时还不存在伦理问题,容易从多种组织获取分离。

(二)免疫效应细胞过继性免疫治疗

过继性免疫细胞治疗(adoptive cellular immunotherapy,ACI/AIT)是指自体或异体淋巴细胞经体外激活增殖后回输患者,直接杀伤肿瘤或激发机体抗肿瘤免疫效应,基于适应性免疫应答理论的被动免疫疗法。1986 年,美国科学家罗森伯格(Ronsenberg)发明的淋巴因子激活的杀伤细胞(lymphokine-activated killer cell,LAK 细胞)是最早应用于临床的免疫细胞疗法。LAK 细胞疗法之后,免疫细胞疗法经历了不断的尝试和发展,先后出现了 CD3AK、TIL、CIK、NK、DC、CAR-T/NK/Mφ 等多种免疫细胞治疗产品,已在临床试验上显现出可喜效应,其中,针对白血病抗原 CD19 分子的 CAR-T 治疗已经被批准应用于临床。表 10-5 列举了目前全球已上市的部分免疫细胞治疗产品。

根据治疗的特异性,免疫细胞治疗可分为特异性免疫细胞治疗和非特异性免疫细胞治疗。其中,特异性免疫细胞治疗包括 T 细胞受体工程化 T 细胞(T cell receptor engineered T cell,TCR-T)治疗、肿瘤浸润淋巴细胞(tumor infiltrating lymphocyte,TIL)治疗、嵌合抗原受体 T 细胞(chimeric antigen receptor T cell,CAR-T)治疗、嵌合抗原受体自然杀伤细胞(chimeric antigen receptor natural killer cell,CAR-NK)治疗、树突状细胞(dendritic cell,DC)与细胞因子诱导的杀伤细胞(cytokine induced killer cell,CIK)联合治疗(即 DC-CIK 细胞治疗)、调节性 T 细胞(regulatory T cell,Treg)治疗等;非特异性免疫细胞治疗包括 LAK 细胞治疗和 CIK 细胞治疗等。图 10-6 列举了四种过继性免疫细胞疗法。

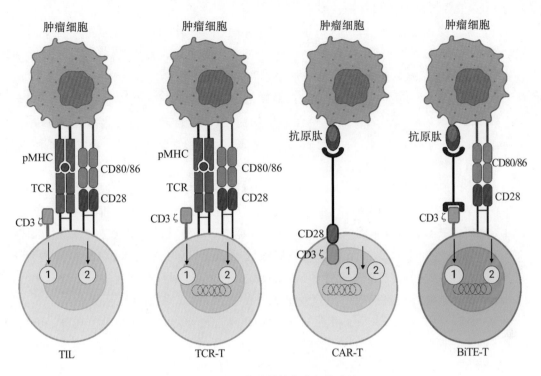

图 10-6 4 种过继性免疫细胞疗法

1.淋巴因子激活的杀伤(LAK)细胞治疗 LAK 细胞是外周血淋巴细胞在体外经 IL-2 培养后诱导产生的一类新型杀伤细胞,其杀伤肿瘤细胞不需要抗原致敏,且无 MHC 限制性,临床应用于肿瘤和慢性病毒感染的免疫治疗。LAK 细胞主要由 NK 细胞和 T 淋巴细胞混合而成,具有自然杀伤能力和抗体依赖性细胞介导的细胞毒性(ADCC)能力, 可以识别并杀伤多种肿瘤细胞。LAK 细胞也可以分泌多种细胞因子,如 IL-2、IFN-γ、 TNF-α 等,对免疫调节和抗肿瘤反应的调节具有重要作用。然而,治疗肿瘤的疗效受多 种因素影响,如 LAK 细胞来源、制备方法、治疗方案等,导致临床疗效不稳定,因此需要 加强临床研究和优化治疗方案。

2.肿瘤浸润淋巴(TIL)细胞治疗 TIL 细胞治疗是指分离患者肿瘤组织中的淋巴细 胞,经体外不同细胞因子刺激,以培养扩增大量抗肿瘤活性 T 细胞,再回输给患者治疗肿 瘤。TIL 细胞具有以下特点:①TIL 细胞可以识别和杀伤肿瘤细胞,但对正常细胞没有 杀伤作用。②TIL 细胞在体外培养中可以扩增到较高浓度,以提高其治疗效果。③TIL 细胞可以通过释放细胞因子等方式调节免疫反应,增强抗肿瘤免疫力。④TIL 细胞只能 识别和杀伤特定类型的肿瘤细胞,不同种类的肿瘤需要采用不同的 TIL 细胞。尽管 TIL 疗法在治疗某些肿瘤中表现出良好效果,但它引起的不良反应也不容小觑,如自身免疫 性疾病和移植物抗宿主病等。近年来,研究者开始探索将 TIL 疗法与其他免疫疗法联合 应用,以提高疗效。例如,TIL 与 CAR-T 联合使用可以加强肿瘤特异性杀伤作用,同时避免了 CAR-T 疗法可能出现的长期不良反应。

3.T 细胞受体工程化 T 细胞(TCR-T)治疗　TCR-T 治疗是指通过基因工程技术,用已识别特定肿瘤抗原的 TCR 修饰 T 细胞,可使 T 细胞拥有预设抗原特异性,再将改造后的 T 细胞回输至患者体内,使其特异性识别和杀伤表达预设抗原的肿瘤细胞,从而达到治疗肿瘤的目的。但是,由于功能性 TCR-T 过继转输体内后可能会通过各种胸腺耐受机制被清除或失能,现有的一个策略是鉴定功能性 T 细胞克隆,进而克隆其异二聚体 TCR,将其表达于异种来源 T 细胞表面,使之既可识别自身 TCR 又可识别外源转入 TCR。

4.嵌合抗原受体 T 细胞(CAR-T)治疗　CAR-T 治疗是直接将可以识别肿瘤抗原的抗体片段基因与 T 细胞活化所需信号分子胞内段(包括 CD3ζ 链、CD28 和 4-1BB 等共刺激分子)基因结合,构建成嵌合抗原受体(CAR),通过基因转导的方式导入 T 细胞,赋予 CAR-T 识别肿瘤抗原并迅速活化杀伤肿瘤细胞的能力,同时又规避了 MHC 限制性。CAR-T 细胞疗法相较于传统的化疗和放疗,具有多个优点,如具有高度的特异性和选择性、可持续的细胞活性和长期的治疗效果等。目前,CAR-T 细胞疗法已经获得了多国 FDA 的批准,可用于治疗多种血液系统肿瘤,如急性淋巴细胞白血病和淋巴瘤等,并且,临床试验正在探索其在其他类型的肿瘤治疗中的应用。

5.嵌合抗原受体自然杀伤细胞(CAR-NK)治疗　NK 细胞是人体固有免疫系统中的一类淋巴样细胞,主要负责杀伤病原体感染的细胞和肿瘤细胞。相对于其他免疫细胞,NK 细胞有突出优点:①异体 NK 细胞不会引起移植物抗宿主反应(GVHD),这已经在许多临床试验中得到证实;②NK 细胞不分泌引起细胞因子释放综合征的炎症因子,如 IL-1、IL-6 等;③CAR-NK 细胞除了 CAR 介导的靶向杀伤之外,还可以通过 NK 细胞自身抗肿瘤的特性,识别并杀伤 CAR 靶标下调或缺失的肿瘤细胞,提高免疫治疗效果;④异体 NK 细胞的来源广泛,包括外周血、NK 细胞系、脐带血、诱导多能干细胞(iPSC)等。但 NK 细胞在人体内寿命短、细胞毒作用低、包含不同功能特性的细胞亚群,其临床疗效可能受到限制。

6.细胞因子诱导的杀伤(CIK)细胞治疗　CIK 细胞是外周血单个核细胞体外经抗 CD3 单克隆抗体加 IL-2、IFN-γ、TNF-α 等细胞因子诱导获得的 CD3$^+$、CD56$^+$ 表型的杀伤性细胞。CIK 细胞同时表达 T 细胞和自然杀伤细胞的标记物,具有双重杀伤功能,即通过 T 细胞受体和自然杀伤受体识别和杀伤肿瘤细胞,对肿瘤细胞的杀伤不依赖于 HLA 分子的特异性,具有一定的广谱抗癌能力;可以通过直接细胞接触和释放细胞因子等方式杀伤肿瘤细胞,且对多种肿瘤具有杀伤作用。CIK 细胞可用于治疗多种实体瘤和血液系统恶性肿瘤,例如胃癌、肝癌、肺癌、乳腺癌、白血病等。其应用通常是通过采集患者外周血,体外扩增 CIK 细胞,再将其通过输注等方式给予患者治疗。CIK 细胞治疗可以单独使用,也可以与其他治疗方法联合使用,如化疗、放疗和手术等。

7.双特异性 T 细胞衔接子(BiTE)治疗　BiTE 是利用 DNA 重组技术制备由两个不同的单链抗体(CD3 和 CD19)构成的双特异性抗体,该抗体既可以在低剂量情况下与肿瘤细胞表面的 CD19 抗原结合,有效地定向清除肿瘤细胞;还可以与细胞表面的 CD3 受体结合,形成复合物,进一步激活 T 细胞信号通路,T 细胞大量增殖并通过募集 CD8$^+$ CTL 发挥溶解肿瘤细胞的效应。其已获批用于费城染色体阴性(Ph$^-$)复发性或难治性前体 B 细胞急性淋巴细胞白血病(ALL)成人患者的治疗。

(三)细胞疫苗

1.肿瘤细胞疫苗 肿瘤疫苗(tumor vaccine)是将肿瘤抗原、编码肿瘤抗原的基因、免疫细胞及分子等导入体内,激活非特异性免疫应答杀灭肿瘤的方法。肿瘤细胞产生的抗原可以分为肿瘤特异性抗原(TSA)和肿瘤非特异性抗原(TAA)。抗原递呈细胞(APC)主要是树突状细胞(DC)和巨噬细胞,APCs 通过主要组织相容性复合体 MHC-Ⅱ类分子将抗原递呈到细胞膜,激活 CD4$^+$T 细胞,发生体液免疫应答,或者抗原逃逸至细胞质中,被 MHC-Ⅰ类分子提呈给 CD8$^+$T 细胞,激活细胞免疫,清除肿瘤细胞。根据功能不同,肿瘤疫苗可分为治疗性疫苗和预防性疫苗。灭活瘤苗是用自体或同种肿瘤细胞经射线、抗代谢药物等理化方法处理,抑制其生长能力,保留其免疫原性。异构瘤苗则将肿瘤细胞用过碘乙酸盐或神经氨酸酶处理,以增强肿瘤细胞的免疫原性。

2.基因修饰的瘤苗 将肿瘤细胞用基因修饰方法改变遗传性状,降低致瘤性,增强免疫原性。例如,将编码 HLA 分子、共刺激分子(如 CD80/CD86)、细胞因子(如 IL-2、IFN-γ、GM-CSF)的基因转染肿瘤细胞,注入体内的瘤苗将表达这些免疫分子,从而增强抗肿瘤效应。

3.树突状细胞疫苗 树突状细胞能直接摄取、加工和提呈抗原,刺激体内初始 T 细胞活化;通过直接或间接的方式促进 B 细胞增殖活化,调节体液免疫应答;刺激记忆性 T 细胞活化,诱导再次免疫应答。肿瘤细胞免疫原性弱,难以激活机体免疫系统,发挥抗肿瘤作用,可将患者外周血分离的单个核细胞在体外经 IL-4、GM-CSF 等诱导扩增,成为具有强大抗原提呈能力的 DC,用肿瘤抗原、肿瘤抗原多肽冲击载荷于 DC,然后再回输至患者体内,从而诱导患者机体产生大量具有特异性细胞毒功能的 T 细胞,对肿瘤细胞起杀伤作用。目前,该疫苗在临床上已被用于前列腺癌、黑色素瘤、软组织肉瘤、脑瘤、肺癌、胶质母细胞瘤、乳腺癌、肾细胞癌和胃肠间质瘤等的治疗。

四、生物反应调节剂与免疫抑制剂

(一)生物反应调节剂

生物反应调节剂(biological response modifier,BRM)又称生物应答调节剂,是指具有促进或调节免疫功能的制剂,通常对免疫功能正常者无影响,而对免疫功能异常,特别是免疫功能低下者有促进作用。自 1975 年研究者提出 BRM 的概念以来,BRM 的研究发展迅速,在免疫治疗中占有重要地位,已广泛应用于肿瘤、感染、自身免疫病、免疫缺陷病等的治疗。制剂包括:①增强、调节和恢复机体免疫应答的非特异性成分,如灭活病毒或细菌、细菌脂多糖等;②干扰素或干扰素诱生剂;③胸腺激素、胸腺因子;④淋巴因子和细胞因子;⑤单克隆抗体及其交联物;⑥重新被激活的免疫活性细胞;⑦肿瘤抗原及其疫苗等(见表 10-5)。

表 10-5　主要生物应答调节剂

种类	举例	主要作用
细菌产物	卡介苗、短小棒状杆菌、二霉菌酸脂海藻糖	活化巨噬细胞、NK 细胞
合成性分子	吡喃共聚物、马来酐二乙烯醚(MEV)、嘧啶、聚肌胞甘酸	诱导产生 IFN
细胞因子	IFN-α、IFN-β、IFN-γ、IL-2	活化巨噬细胞、NK 细胞
激素	胸腺素、胸腺生成素	调节胸腺功能

1.微生物制剂　微生物制剂包括卡介苗(BCG)、短小棒状杆菌、丙酸杆菌、链球菌低毒菌株、金葡菌肠毒素超抗原、伤寒杆菌脂多糖等,具有佐剂作用或免疫促进作用。例如,卡介苗主要用于预防结核杆菌感染,同时具有很强的非特异性免疫刺激作用。卡介苗可诱导细胞免疫应答,活化巨噬细胞并促进 IL-1、IL-2、IL-4、TNF 等多种细胞因子产生,增强 NK 细胞和 T 细胞的活性。目前,卡介苗已用于多种肿瘤的免疫治疗。短小棒状杆菌是灭活的革兰阳性厌氧杆菌制剂,可以非特异地增强机体免疫功能,活化巨噬细胞,增强 NK 细胞活性,促进 IL-1、IL-4、IL-12、IFN-γ 等细胞因子的产生,临床上用于肝癌、肺癌、淋巴癌、黑色素瘤的辅助治疗。革兰氏阳性菌细胞壁成分脂磷壁酸、食用菌香菇以及灵芝多糖可促进淋巴细胞的分裂增殖,促进细胞因子的产生,已作为传染病和肿瘤的辅助治疗药物。

2.免疫分子　免疫分子是指包括细胞因子在内的具有传递免疫信号与调节免疫效应功能的蛋白分子。转移因子(transfer factor)是用致敏的淋巴细胞经反复冻融或超滤获得的低分子量混合产物,因其能介导迟发型超敏反应的转移而被称为转移因子。它的特点是分子量小、无抗原性、不良反应少,且无种属特异性;其主要功能是将供者的特异性细胞免疫活性传递给受者,从而提高患者的细胞免疫应答水平。目前,免疫分子已用于治疗一些细胞免疫功能低下的疾病,如防治某些病毒、真菌及细胞内寄生的病原菌感染、恶性肿瘤的辅助治疗以及免疫缺陷病等。

免疫核糖核酸(immune RNA,iRNA)是先将抗原(肿瘤细胞或某些病毒)免疫动物,然后摘取免疫动物的脾和淋巴结,分离淋巴细胞,再提取淋巴细胞中的核糖核酸。免疫核糖核酸可使未致敏的淋巴细胞转变为免疫活性细胞,后者与肿瘤细胞直接接触或通过细胞介导的免疫损伤肿瘤细胞胞膜,致使肿瘤细胞死亡。免疫核糖核酸在体内亦可产生特异性抗肿瘤 IgG 抗体,后者与肿瘤细胞表面抗原结合后进一步激活杀伤细胞,从而杀伤肿瘤细胞。目前,iRNA 主要用于肾癌、肺癌、消化道癌及神经母细胞瘤和骨肉瘤等恶性肿瘤和乙型肝炎的辅助治疗。胸腺肽(thymopeptide)是从动物(小牛或猪)胸腺中提取的可溶性多肽混合物,包括胸腺素、胸腺生成素等,可促进胸腺内前 T 细胞转化为 T 细胞,并进一步分化为多功能 T 细胞亚群。因其无种属特异性及无明显不良反应,常用于治疗各种原发性或继发性 T 细胞缺陷病、自身免疫性疾病、细胞免疫功能低下的疾病及肿瘤的辅助治疗。临床上主要应用胸腺五肽和胸腺素 α_1。

3.化学合成药物　一些化学合成药物具有明显的免疫刺激作用,如左旋咪唑(levomisole)能活化吞噬细胞,促进 T 细胞分泌 IL-2 等细胞因子,增强 NK 细胞的活性。西咪替丁(cimetidine)和异丙肌苷(isoprinosine)等也可增强机体免疫功能,后者可用于抗病毒的免疫治疗。

4.中药制剂　多数补益类中药及其提取成分都有免疫增强或免疫调节作用。黄芪、人参、当归、灵芝等多种药材已被证明具有明显的免疫刺激作用,从中提取的多糖类化合物具有刺激淋巴细胞分裂增殖,活化单核吞噬细胞等多种生物活性,已作为传染病、肿瘤等疾病的辅助治疗药物。

（二）免疫抑制剂

免疫抑制剂是对机体的免疫反应具有抑制作用的药物,能抑制与免疫反应有关的细胞(T 细胞和 B 细胞等巨噬细胞)的增殖和功能,能降低抗体免疫反应。免疫抑制剂主要用于预防器官移植排斥反应,治疗超敏反应和自身免疫病如类风湿关节炎、红斑狼疮、皮肤真菌病、膜性肾小球肾炎、炎性肠病和自身免疫性溶血性贫血等。

1.化学合成药物　用于免疫治疗的化学合成药有烷化剂、抗代谢类药和糖皮质激素,常用于感染、免疫缺陷、自身免疫性疾病和肿瘤等疾病的治疗。

（1）烷化剂:临床常用的烷化剂包括环磷酰胺、氮芥、马利兰、环己亚硝脲和苯丁酸氮芥等。其中,环磷酰胺是临床中应用最多的烷化剂,其作用是抑制 DNA 复制及蛋白质合成,终止细胞增殖分裂。淋巴细胞被抗原活化后进入增殖分化阶段,对烷化剂敏感,特别是 B 细胞,因而对体液免疫作用更强。烷化剂在临床上主要用于治疗自身免疫病、移植排斥反应和肿瘤。

（2）抗代谢类药物:是指能与体内代谢物发生特异性结合,从而影响或拮抗代谢功能的药物,主要有嘌呤和嘧啶类似物,以及叶酸拮抗剂两大类。抗代谢类药物可通过干扰 DNA 复制及蛋白质合成,阻止淋巴细胞增殖分化,对细胞和体液免疫均有抑制作用,临床上主要用于预防器官移植排斥反应。临床常用的抗代谢类抗肿瘤药物较多,主要包括甲氨蝶呤、氟尿嘧啶、阿糖胞苷和培美曲塞等。

（3）糖皮质激素:具有显著的抗炎和免疫抑制作用。糖皮质激素可直接作用于单核吞噬细胞、T 细胞、B 细胞,使其损伤或功能下降,对细胞免疫和体液免疫功能产生抑制作用;抑制 IL-1、IL-2 和 IFN-γ 的生成以及抑制前列腺素和白三烯的合成,从而抑制炎症反应。糖皮质激素广泛用于抗炎及超敏反应性疾病的治疗,也可与细胞毒药物合用,防治移植排斥反应。

2.微生物制剂

（1）环孢素 A(cyclosporine A,CsA):是从丝状真菌培养液中分离出的由 11 个氨基酸组成的环状多肽,目前已能化学合成。对细胞免疫和 TD-Ag 引起的体液免疫有较强的选择性抑制作用。它主要通过阻断 T 细胞内 IL-2 基因的转录,抑制 T 细胞早期的分化,阻断其激活,抑制 IL-1、IL-2 等细胞因子的产生。环孢素 A 是防治移植排斥反应的首选药物。

(2)他克莫司(tacrolimus,FK-506):来自真菌代谢产物中分离的大环内酯类抗生素。其作用机制与环孢素 A 类似,但其作用比环孢素 A 强且不良反应较少,主要用于器官移植排斥反应和自身免疫病。

(3)吗替麦考酚酸酯(mycophenolate mofetil,MMF):是一种强效、新型的免疫抑制剂。它是麦考酚酸(mycophenolic acid,MPA)的 2-吗啉基乙酯化产物。2-次黄嘌呤核苷单磷酸脱氢酶是淋巴细胞合成鸟嘌呤核苷酸过程中所需要的酶,因而为 DNA 合成和细胞增殖所必需。MMF 是此酶的非竞争性、可逆性抑制药。除其对淋巴细胞增殖作用有影响外,MMF 尚可抑制淋巴细胞和单核细胞中与黏附于内皮细胞有关的糖蛋白的糖基化。其可用于移植排斥反应和自身免疫病的治疗。

(4)西罗莫司(sirolimus):是一种新型大环内酯类免疫抑制剂,可能通过阻断 IL-2 诱导的 T 细胞增殖而选择性抑制 T 细胞,临床上用于器官移植的抗排斥反应和自身免疫性疾病的治疗。

3.传统中药　一些中药具有不同程度的免疫抑制作用,如雷公藤多苷,又称雷公藤总苷,具有较强的抗炎及免疫抑制作用。雷公藤多苷能明显降低小鼠的细胞免疫和体液免疫功能,能延长皮肤、心、肾等移植物的存活时间,在骨髓移植中能降低移植物抗宿主反应的强度,在临床上可用于治疗肾炎、系统性红斑狼疮、类风湿关节炎等疾病。

本章小结

用人工免疫的方法使机体获得适应性免疫应答,常用的制剂是疫苗。理想疫苗既诱导体液免疫,又诱导细胞免疫,甚至诱导黏膜免疫。作为非特异性免疫增强剂,佐剂可有效诱导和增强疫苗接种后的免疫应答。计划免疫能充分发挥疫苗的效果,有效控制传染病的流行。免疫治疗是通过调整机体的免疫功能,达到治疗目的所采取的措施,它包括免疫分子治疗、免疫细胞治疗、使用生物应答调节剂和免疫抑制剂等。

(王颖　刘永萍)

参考文献

[1]中国医师协会血液科医师分会,中华医学会血液学分会.中国多发性骨髓瘤诊治指南(2022年修订)[M].中华内科杂志,2022,61(5):480-487.

[2]中国抗癌协会血液肿瘤专业委员会,中华医学会血液学分会,中国华氏巨球蛋白血症工作组.淋巴浆细胞淋巴瘤/华氏巨球蛋白血症诊断与治疗中国指南(2022年版)[M].中华血液学杂志,2022,43(8):624-630

[3]中国系统性轻链型淀粉样变性协作组,国家肾脏疾病临床医学研究中心,国家血液系统疾病临床医学研究中心.系统性轻链型淀粉样变性诊断和治疗指南(2021年修订)[M].中华医学杂志,2021,101(22):1646-1656.

[4]曹雪涛.医学免疫学[M].北京:人民卫生出版社,2018.

[5]李金明,刘辉.临床免疫学检验技术[M].北京:人民卫生出版社,2015.

[6]国家卫生健康委办公厅.原发性肺癌诊疗指南(2022年版)[J].协和医学杂志,2022,13(4):549-570.

[7]赫捷,陈万青,李兆申,等.中国胃癌筛查与早诊早治指南(2022,北京)[J].中国肿瘤,2022,31(7):488-527.

[8]国家癌症中心中国结直肠癌筛查与早诊早治指南制定专家组.中国结直肠癌筛查与早诊早治指南(2020,北京)[J].中国肿瘤,2021,30(1):1-28.

[9]中国抗癌协会,中国抗癌协会大肠癌专业委员会.中国恶性肿瘤整合诊治指南-直肠癌部分[J].中华结直肠疾病电子杂志,2022,11(2):89-103.

[10]中华人民共和国国家卫生健康委员会.乳腺癌诊疗指南(2022年版)[J].中国合理用药探索,2022,10(19):1-26.

[11]李双,孔北华.人乳头瘤病毒疫苗临床应用中国专家共识(2021年版)解读[J].实用妇产科杂志,2022,38(11):827-831.

[12]SHARMA P, GOSWAMI S, RAYCHAUDHURI D, et al. Immune checkpoint therapy-current perspectives and future directions[J]. Cell, 2023, 186(8):1652-1669.

[13]MEDZHITOV R, IWASAKI A. Exploring new perspectives in immunology

[J]. Cell，2024，187(9):2079-2094.

[14]CARPENTER S，O'NEILL L A J. From periphery to center stage：50 years of advancements in innate immunity[J]. Cell，2024，187(9):2030-2051.

[15]GINHOUX F，YALIN A，DUTERTRE C A，et al. Single-cell immunology：Past，present，and future. Immunity[J]，2022，55(3):393-404.

[16]BONAGURO L，SCHULTE-SCHREPPING J，ULAS T，et al. A guide to systems-level immunomics[J]. Nat Immunol，2022，23(10):1412-1423.

[17]DURHAM S R，SHAMJI M H. Allergen immunotherapy：Past，present and future[J]. Nat Rev Immunol，2023，23(5):317-328.

[18]KHAN D A，BANERJI A，BLUMENTHAL K G，et al. Drug allergy：A 2022 practice parameter update[J]. J Allergy Clin Immunol，2022，150(6):1333-1393.

[19]UDEMGBA C，SARKARIA S K，GLEESON P，et al. New considerations of health disparities within allergy and immunology[J]. J Allergy Clin Immunol，2023，151(2):314-323.

[20]WALDRON J L，SCHWORER S A，KWAN M，et al. Hypersensitivity and Immune-related Adverse Events in Biologic Therapy[J]. Clin Rev Allergy Immunol，2022，62(3):413-431.

[21]AKDIS C A，AKDIS M，BOYD S D，et al. Allergy：Mechanistic insights into new methods of prevention and therapy[J]. Sci Transl Med，2023，15(679):eadd2563.

[22]WANG F，HAN R，CHEN S. An overlooked and underrated endemic mycosis-talaromycosis and the pathogenic fungus talaromyces marneffei［J］. Clin Microbiol Rev，2023，36(1):e0005122.

[23]DONALD K，FINLAY B B. Early-life interactions between the microbiota and immune system：impact on immune system development and atopic disease[J]. Nat Rev Immunol，2023，23(11):735-748.

[24]HUITING E，CAO X，REN J，et al. Bacteriophages inhibit and evade cGAS-like immune function in bacteria[J]. Cell，2023，186(4):864-876.e21.

[25]PINHO-RIBEIRO F A，DENG L，NEEL D V，et al. Bacteria hijack a meningeal neuroimmune axis to facilitate brain invasion[J]. Nature，2023，615(7952):472-481.

[26]METTELMAN R C，ALLEN E K，THOMAS P G. Mucosal immune responses to infection and vaccination in the respiratory tract[J]. Immunity，2022，55(5):749-780

[27]LANGEL S N，BLASI M，PERMAR S R. Maternal immune protection against infectious diseases[J]. Cell Host Microbe，2022，30(5):660-674.

[28]ROUSSEAU M，LACERDA MARIANO L，CANTON T，et al. Tissue-resident memory T cells mediate mucosal immunity to recurrent urinary tract infection［J］. Sci

Immunol，2023，8(83)：eabn4332.

［29］NAZ F，PETRI W A. Host Immunity and immunization strategies for clostridioides difficile infection［J］. Clin Microbiol Rev，2023，36(2)：e0015722.

［30］ROSENBERG G，RIQUELME S，PRINCE A，et al. Immunometabolic crosstalk during bacterial infection［J］. Nat Microbiol，2022，7(4)：497-507.

［31］HOU K，WU Z X，CHEN X Y，et al. Microbiota in health and diseases［J］. Signal Transduct Target Ther，2022，7(1)：135.

［32］ORZALLI M H，PARAMESWARAN P. Effector-triggered immunity in mammalian antiviral defense［J］. Trends Immunol，2022，43(12)：1006-1017.

［33］TANGYE S G，AL-HERZ W，BOUSFIHA A，et al. Human Inborn Errors of Immunity：2022 Update on the Classification from the International Union of Immunological Societies Expert Committee［J］. J Clin Immunol，2022，42(7)：1473-1507.

［34］BOUSFIHA A，MOUNDIR A，TANGYE S G，et al. The 2022 Update of IUIS Phenotypical Classification for Human Inborn Errors of Immunity［J］. J Clin Immunol，2022，42(7)：1508-1520.

［35］DVORAK C C，HADDAD E，HEIMALL J，et al. The diagnosis of severe combined immunodeficiency (SCID)：The Primary Immune Deficiency Treatment Consortium (PIDTC) 2022 Definitions［J］. J Allergy Clin Immunol，2023，151(2)：539-546.

［36］FISCHER A. Gene therapy for inborn errors of immunity：Past，present and future［J］. Nat Rev Immunol，2023，23(6)：397-408.

［37］OTANI I M，LEHMAN H K，JONGCO A M，et al. Practical guidance for the diagnosis and management of secondary hypogammaglobulinemia：A Work Group Report of the AAAAI Primary Immunodeficiency and Altered Immune Response Committees［J］. J Allergy Clin Immunol，2022，149(5)：1525-1560.

［38］PISETSKY D S. Pathogenesis of autoimmune disease［J］. Nat Rev Nephrol，2023，19(8)：509-524.

［39］CONRAD N，MISRA S，VERBAKEL J Y，et al. Incidence，prevalence，and co-occurrence of autoimmune disorders over time and by age，sex，and socioeconomic status：A population-based cohort study of 22 million individuals in the UK［J］. Lancet，2023，401(10391)：1878-1890.

［40］HARROUD A，HAFLER D A. Common genetic factors among autoimmune diseases［J］. Science，2023，380(6644)：485-490.

［41］HOWARD J F JR，VU T，MOZAFFAR T. CAR T-Cell Therapy in Autoimmune Disease［J］. N Engl J Med，2024 May 2；390(17)：1629-1631.

［42］WEN X，LI B. A population-based study on autoimmune disease［J］. Lancet，2023，401(10391)：1829-1831.

［43］SYKES M，SACHS D H. Progress in xenotransplantation：overcoming immune barriers［J］. Nat Rev Nephrol，2022，18(12)：745-761.

［44］DUNETON C，WINTERBERG P D，FORD M L. Activation and regulation of alloreactive T cell immunity in solid organ transplantation［J］. Nat Rev Nephrol，2022，18(10)：663-676.

［45］HEEGER P S，HARO M C，JORDAN S. Translating B cell immunology to the treatment of antibody-mediated allograft rejection［J］. Nat Rev Nephrol，2024，20(4)：218-232.

［46］PIROZZOLO I，SEPULVEDA M，CHEN L，et al. Host-versus-commensal immune responses participate in the rejection of colonized solid organ transplants［J］. J Clin Invest，2022，132(17)：e153403.

［47］TAMBUR A R，BESTARD O，CAMPBELL P，et al. Sensitization in transplantation：Assessment of Risk 2022 Working Group Meeting Report［J］. Am J Transplant，2023，23(1)：133-149.

［48］LIU G，MA N，CHENG K，et al. Bacteria-derived nanovesicles enhance tumour vaccination by trained immunity［J］. Nat Nanotechnol，2024，19(3)：387-398.

［49］KURAOKA M，YEH C H，BAJIC G，et al. Recall of B cell memory depends on relative locations of prime and boost immunization［J］. Sci Immunol，2022，7(71)：eabn5311.

［50］LABANIEH L，MACKALL C L. CAR immune cells：Design principles，resistance and the next generation［J］. Nature，2023，614(7949)：635-648.

［51］CHOW A，PERICA K，KLEBANOFF C A，et al. Clinical implications of T cell exhaustion for cancer immunotherapy［J］. Nat Rev Clin Oncol，2022，19(12)：775-790.

［52］BERRIEN-ELLIOTT M M，JACOBS M T，FEHNIGER T A. Allogeneic natural killer cell therapy［J］. Blood，2023，141(8)：856-868.

［53］GALLUZZI L，ARYANKALAYIL M J，COLEMAN C N，et al. Emerging evidence for adapting radiotherapy to immunotherapy［J］. Nat Rev Clin Oncol，2023，20(8)：543-557.

［54］JEONG B，AKTER R，OH J，et al. Novel electrochemical PMI marker biosensor based on quantum dot dissolution using a double-label strategy［J］. Sci Rep，2022，12(1)：8815.

［55］STEPHENS A D，SONG Y，MCCLELLAN B L，et al. Miniaturized microarray-format digital ELISA enabled by lithographic protein patterning［J］. Biosens Bioelectron，2023，237：115536.

［56］FURUYA H，SAKATANI T，TANAKA S，et al. Bladder cancer risk stratification with the Oncuria 10-plex bead-based urinalysis assay using three different Luminex xMAP instrumentation platforms[J]. J Transl Med，2024，22(1):8.

[57]LI N，CHINTHALAPALLY M，HOLDEN V K，et al. Profiling Plasma Cytokines by A CRISPR-ELISA Assay for Early Detection of Lung Cancer[J]. J Clin Med，2022，11(23):6923.